肠道疑难病例多学科讨论

（第六辑）

主编　田　丰　曹晓沧　顾于蓓
　　　李　玥　梁　洁　沈　骏

ZHEJIANG UNIVERSITY PRESS
浙江大学出版社
·杭州·

图书在版编目（CIP）数据

肠道疑难病例多学科讨论. 第六辑 / 田丰等主编. --
杭州：浙江大学出版社，2025. 7. -- ISBN 978-7-308
-26193-7

Ⅰ. R574

中国国家版本馆 CIP 数据核字第 20252H7P86 号

肠道疑难病例多学科讨论（第六辑）

主编　田　丰　曹晓沧　顾于蓓
　　　李　玥　梁　洁　沈　骏

责任编辑	张　鸽　潘晶晶
责任校对	季　峥
封面设计	黄晓意
出版发行	浙江大学出版社
	（杭州市天目山路 148 号　邮政编码 310007）
	（网址：http://www.zjupress.com）
排　　版	杭州立飞图文制作有限公司
印　　刷	浙江省邮电印刷股份有限公司
开　　本	787mm×1092mm　1/16
印　　张	17
字　　数	287 千
版 印 次	2025 年 7 月第 1 版　2025 年 7 月第 1 次印刷
书　　号	ISBN 978-7-308-26193-7
定　　价	228.00 元

《肠道疑难病例多学科讨论（第六辑）》
编委会

主　编（排名不分先后）：

　　田　丰　中国医科大学附属盛京医院

　　曹晓沧　天津医科大学总医院

　　顾于蓓　上海交通大学医学院附属瑞金医院

　　李　玥　北京协和医院

　　梁　洁　空军军医大学附属西京医院

　　沈　骏　上海交通大学医学院附属仁济医院

副主编（按姓名拼音排序）：

　　冯　琦　上海交通大学医学院附属仁济医院

　　韩亚楠　西安市儿童医院

　　刘　炜　北京协和医院

　　由昭阳　云南省滇南中心医院

　　张晓琦　南京大学医学院附属鼓楼医院

　　周林妍　中国医科大学附属盛京医院

编　委（按姓名拼音排序）：

　　车天翼　上海交通大学医学院附属瑞金医院　消化内科

　　陈　迪　空军军医大学附属西京医院　消化内科

　　陈　玲　空军军医大学附属西京医院　病理科

　　陈　憩　上海交通大学医学院附属瑞金医院　放射科

　　陈　舒　上海交通大学医学院附属瑞金医院　消化内科

　　陈　洋　北京协和医院　消化内科

　　陈　叶　上海交通大学医学院附属仁济医院宝山分院　消化内科

　　陈易来　上海交通大学医学院附属瑞金医院　超声医学科

　　崔　喆　上海交通大学医学院附属仁济医院　普外科

　　达　雨　空军军医大学附属西京医院　消化内科

　　党旖旎　江苏省人民医院　消化内科

方亚琼　上海交通大学医学院附属仁济医院宝山分院　消化内科

方　莹　西安市儿童医院　消化内科

冯　琦　上海交通大学医学院附属仁济医院　放射科

高天骄　西安市儿童医院　消化内科

高维通　上海交通大学医学院附属瑞金医院　消化内科

高玉颖　中国医科大学附属盛京医院　放射科

龚淞楠　太仓市娄江新城医院（上海交通大学医学院附属瑞金医院太仓分院）　消化内科

顾于蓓　上海交通大学医学院附属瑞金医院　消化内科

韩　健　华中科技大学同济医学院附属同济医院　消化内科

韩亚楠　西安市儿童医院　消化内科

何锦丹　空军军医大学附属西京医院　消化内科

何　伟　空军军医大学附属西京医院　消化内科

何子锐　上海交通大学医学院附属瑞金医院　胃肠外科

洪理文　上海交通大学医学院附属瑞金医院　消化内科

姜剑巍　上海交通大学医学院附属仁济医院　检验科

蒋天宇　上海交通大学医学院附属瑞金医院　胃肠外科

蒋咏梅　上海交通大学医学院附属瑞金医院　临床营养科

李　卉　中国医科大学附属盛京医院　消化内科

李　强　南京大学医学院附属鼓楼医院　胃肠外科

李世森　空军军医大学附属西京医院　消化外科

李　玥　北京协和医院　消化内科

李增山　空军军医大学附属西京医院　病理科

刘　松　南京大学医学院附属鼓楼医院　影像科

刘　威　浙江大学医学院附属邵逸夫医院　普外科

刘　炜　北京协和医院　放射科

刘妍星　空军军医大学附属西京医院　消化内科

罗钦桓　清华大学医学院　学生

马晶晶　江苏省人民医院　消化内科

彭春艳　南京大学医学院附属鼓楼医院　消化内科

戚卫林　浙江大学医学院附属邵逸夫医院　普外科

任晓侠　西安市儿童医院　消化内科

沈　骏　上海交通大学医学院附属仁济医院　消化内科

沈　锐　上海交通大学医学院附属瑞金医院　消化内镜中心

施婷婷　南京大学医学院附属鼓楼医院　影像科

施咏梅　上海交通大学医学院附属瑞金医院　临床营养科

史倩芸　南京大学医学院附属鼓楼医院　病理科

舒　红　中国医科大学附属盛京医院　病理科

孙丽娜　西安市儿童医院　消化内科

孙　琦　南京大学医学院附属鼓楼医院　病理科

孙思慎　上海交通大学医学院附属瑞金医院　消化内科

孙云云　扬州大学附属医院　消化内科

谭　蓓　北京协和医院　消化内科

唐永华　上海交通大学医学院附属瑞金医院　放射科

陶凤来　上海交通大学医学院附属瑞金医院　消化内科

田博文　北京协和医学院　学生

田　丰　中国医科大学附属盛京医院　消化内科

王　晨　空军军医大学附属西京医院　消化内科

王风范　西安市儿童医院　消化内科

王　雷　南京大学医学院附属鼓楼医院　消化内科

王　婷　上海交通大学医学院附属瑞金医院　病理科

肖　芳　华中科技大学同济医学院附属同济医院　消化内科

肖秀英　上海交通大学医学院附属仁济医院　肿瘤科

解　莹　中国医科大学附属盛京医院　消化内科

谢　颖　南京大学医学院附属鼓楼医院　消化内科

徐　蕙　北京协和医院　消化内科

徐锡涛　上海交通大学医学院附属仁济医院　消化内科

许伟民　上海交通大学医学院附属新华医院　结直肠肛门外科

杨启迪　上海交通大学医学院附属瑞金医院　消化内科

杨欣慧　上海交通大学医学院附属瑞金医院　消化内科

叶　蕾　上海交通大学医学院附属瑞金医院　消化内科

由昭阳　云南省滇南中心医院　消化内科

于　潇　空军军医大学附属西京医院　消化内科

羽　思　北京协和医院　内科

张　晨　上海交通大学医学院附属瑞金医院　消化内科

张含花　西安市儿童医院　消化内科

张红杰　江苏省人民医院　消化内科

张　宏　中国医科大学附属盛京医院　结直肠肿瘤外科

张世瑜　上海交通大学医学院附属瑞金医院　消化内科

张硕文　上海交通大学医学院附属瑞金医院　消化内科

张天宇　上海交通大学医学院附属瑞金医院　消化内科

张潇月　中国医科大学附属盛京医院　超声科

张晓莉　中国医科大学附属盛京医院　风湿免疫科

张晓琦　南京大学医学院附属鼓楼医院　消化内科

张亚杰　中国医科大学附属盛京医院　消化内科

张　尧　上海交通大学医学院附属瑞金医院　消化内科

张子乐　上海交通大学医学院附属瑞金医院　消化内科

赵宏亮　空军军医大学附属西京医院　影像科

赵玲莹　上海交通大学医学院附属瑞金医院　消化内科

赵柳青　空军军医大学附属西京医院　消化内科

赵一舟　上海交通大学医学院附属瑞金医院　消化内科

赵子周　上海交通大学医学院附属仁济医院　放射科

郑　畅　南京大学医学院附属鼓楼医院　消化内科

周林妍　中国医科大学附属盛京医院　消化内科

周青杨　北京协和医院　内科

周　伟　浙江大学医学院附属邵逸夫医院　普外科

周玉平　北京协和医院　内科

周子月　北京协和医院　内科

朱明明　上海交通大学医学院附属仁济医院　消化内科

朱亚龙　北京协和医学院　学生

序

近 20 年来，随着我国城市化进程的加速，人口结构、生活方式和饮食习惯发生了巨大变化，肠道疾病的发病率和患病率也呈逐年上升趋势。这一趋势既映射社会经济转型对人群健康的复杂影响，亦突显我国在肠道疾病精准诊疗、多学科协作（multi-disciplinary team，MDT）体系构建等领域所面临的现实挑战。作为医疗工作者，我们深知，肠道疾病的复杂性不仅体现在其多样化的临床表现上，更体现在其诊断和治疗的跨学科性上。因此，如何提升肠道疑难疾病的诊疗水平，优化医疗资源配置，已成为当前消化系统疾病领域亟待解决的重要课题之一。

《肠道疑难病例多学科讨论（第六辑）》正是在该背景下应运而生的。本书由中国医科大学附属盛京医院田丰教授、天津医科大学总医院曹晓沧教授、上海交通大学医学院附属瑞金医院顾于蓓教授、北京协和医院李玥教授、空军军医大学附属西京医院梁洁教授、上海交通大学医学院附属仁济医院沈骏教授共同主编，他们组织了国内肠道疾病领域的顶尖专家团队共同编写。这些专家不仅在临床实践中积累了丰富的经验，而且在多学科诊疗模式的探索中取得了丰硕的成果。他们通过共同努力，使得本系列专著在学术性、实用性和可读性上都达到了极高的水准。

作为"肠道疑难疾病多学科讨论"系列的收官之作，本书的出版也为这一重要学术工程画上了圆满的句号。回顾整个系列的编写过程，工作量之巨大、内容之精良，令人叹为观止。本书六位主编均为国内肠道疾病领域的领军人物，他们在繁忙的临床、科研和教学工作之余，倾注了大量心血，以严谨的学术态度和无私的奉献精神，完成了该系列专著的编写工作。尤其是这最后一辑，不仅延续了前五辑的高标准，更在内容深度和广度上实现了新的突破，堪称集大成之作。

本书的独特之处在于，以多学科讨论为核心，围绕特定病例展开系统性分析；通过综合各学科专家的意见，为患者制定最佳的诊断和治疗方案。这种模式不仅有助于提升临床医生对肠道疑难疾病的认识，也为优化医疗资源配置提供了切实可行的路径。全书每个病例以疾病的时间线为轴展开讨论，抽丝剥茧、条理清晰、行文流畅、文笔连贯，结合翔实的图片资料，促使读者深入理解每一个病例的诊疗过程，从而吸取宝贵的实践经验。

作为一名长期在肠道疾病诊疗领域耕耘的医疗工作者，我深感本书出版的意义重大。它不仅为临床医生提供了宝贵的参考，也为我国肠道疾病的防治工作增添了新的活力。我深信，本书的问世必将受到广大医疗工作者的欢迎，并在推动我国肠道疾病诊疗水平的提升中发挥重要的作用。

最后，我谨向本书的编撰团队致以崇高的敬意，感谢他们为医学事业做出的卓越贡献。期望本书成为广大医疗工作者在肠道疾病诊疗道路上的"良师益友"，愿与广大医疗工作者共同为提升我国医疗水平、造福广大患者而不懈努力。

空军军医大学西京消化病医院　主任医师　教授
第十一届中华医学会消化病学分会炎症性肠病学组组长
2025 年 4 月于西安

CONTENTS 目 录

Case 1

难治性溃疡性结肠炎合并颌下水肿病例多学科讨论

消化科病史汇报

患者，女性，32岁，未婚未育。主诉反复解黏液脓血便3年余，再发2周。

2019年，患者因解黏液脓血便（2～3次/日）而就诊。肠镜检查提示溃疡性结肠炎（E1，活动期）。病理检查提示直肠管状腺瘤伴低级别上皮内瘤变。外院予以中药治疗（具体不详）1年余。

2021年5月，患者至上海交通大学医学院附属仁济医院就诊。复查肠镜（图1-1）提示溃疡性结肠炎（E2，活动期）。病理检查提示：中度活动性慢性肠炎伴糜烂、间质充血，隐窝炎和隐窝脓肿可见，隐窝结构尚可，黏膜深层淋巴细胞-浆细胞增多伴淋巴细胞聚集。

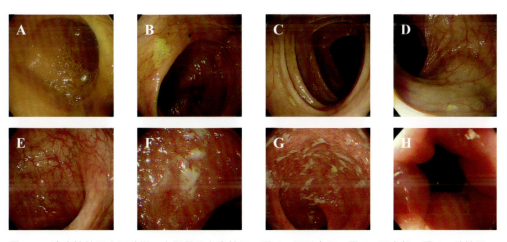

图1-1 溃疡性结肠炎活动期，主要累及左半结肠。图A：回肠末段；图B：回盲部；图C：升结肠；图D：横结肠；图E：降结肠；图F：乙状结肠；图G：直肠；图H：肛门

2021 年 6 月，CTE 检查（图 1-2）提示：乙状结肠和直肠改变符合炎症性肠病。

予口服泼尼松 30mg qd 治疗后，患者腹痛及贫血症状有所缓解，停药后再次发作。至 2021 年 12 月，腹泻 10 余次 / 日。肠镜检查提示溃疡性结肠炎（E3，Mayo 评分 3 分）。甲泼尼龙 40mg qd 诱导缓解，减量过程中腹泻再次加重。于是，排除禁忌后使用英夫利昔单抗 0.3g 加速诱导，效果不佳；随即使用他克莫司 2.5mg bid，腹泻明显好转，但出现头痛、肌肉酸痛，遂停用他克莫司。2022 年 2 月，换用托法替尼 10mg bid，症状部分缓解，仍有血便，

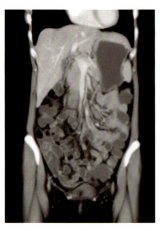

图 1-2　乙状结肠和直肠肠壁增厚

间歇加重。2022 年 3 月，托法替尼效果不佳，血便次数增多；换用维得利珠单抗 300mg，部分缓解，出院随访。2022 年 5 月，患者再次解黏液脓血便 2 天，4 ~ 6 次 / 日，遂入院评估病情。

消化科多学科讨论意见

复看患者 2021 年 12 月使用激素前的肠镜检查（图 1-3）：进镜至回肠末段，未见黏膜病变，回盲瓣呈唇形。直肠至回盲部广泛黏膜充血、水肿，伴糜烂，

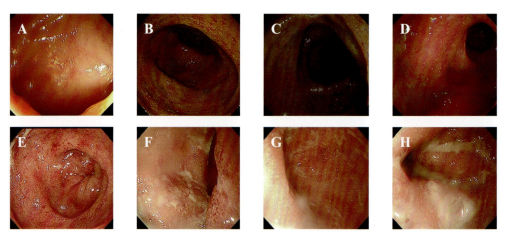

图 1-3　直肠至回盲部广泛黏膜充血、水肿，伴糜烂，黏膜脆性增加，覆盖大量脓性分泌物，以直肠、乙状结肠尤甚。图 A：回肠末段；图 B：回盲部；图 C：升结肠；图 D：横结肠；图 E：降结肠；图 F：乙状结肠；图 G、H：直肠

黏膜脆性增加，覆盖大量脓性分泌物，以直肠、乙状结肠尤甚。内镜诊断：溃疡性结肠炎（E3，Mayo 评分 3 分）。

2021 年 12 月，应用英夫利昔单抗加速治疗前的肠镜检查（图 1-4）提示：进镜至近乙状结肠（距肛门 20cm），黏膜充血、水肿明显，黏膜脆，触之易出血，可见鲜红色血痂，可见散在点状糜烂灶及浅溃疡，未见明显深凹溃疡、新生物及狭窄；可见血性粪液积聚，影响观察。内镜诊断：溃疡性结肠炎（Mayo 评分 3 分）。

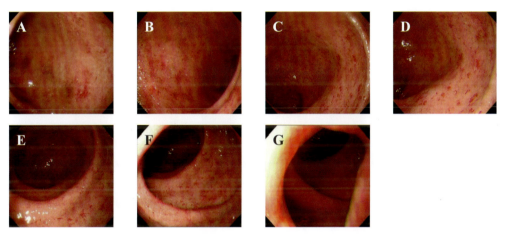

图 1-4　乙状结肠至肛门黏膜充血、水肿明显，黏膜脆，触之易出血。图 A、B：乙状结肠；图 C、D：直乙交界；图 E、F：直肠；图 G：肛门

英夫利昔单抗加速治疗 2 次后肠镜检查（图 1-5）提示：进镜至横结肠，所见结肠黏膜充血、水肿明显，黏膜脆，触之易出血；肠腔稍充气后，黏膜可见壁内出血点，未见明显深凹溃疡、新生物及狭窄。内镜诊断：溃疡性结肠炎（Mayo 评分 3 分）。

肠镜下表现提示英夫利昔单抗加速治疗无效。托法替尼治疗前肠镜检查（图 1-6）提示：进镜至乙状结肠（距肛门 20cm），因患者不能耐受而无法深入检查。所见结肠黏膜充血、水肿明显，较之前肠镜检查时略有好转，黏膜呈粗颗粒状，未见血管网，部分黏膜可见暗红色血凝块，黏膜脆，触之易出血。内镜诊断：溃疡性结肠炎（Mayo 评分 3 分）。

患者经多次内科治疗，效果不佳，建议手术。

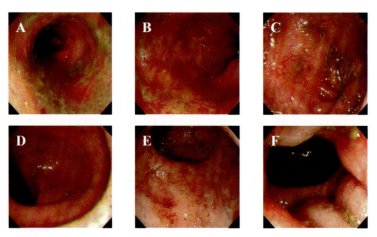

图1-5 结肠黏膜充血、水肿明显，黏膜脆，触之易出血。图A：横结肠；图B：降结肠；图C、D：乙状结肠；图E：直肠；图F：肛门

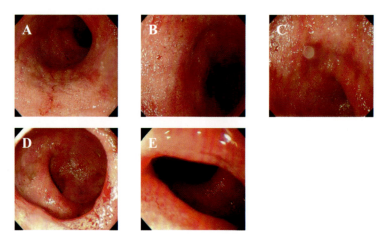

图1-6 所见结肠黏膜充血、水肿明显，较前肠镜检查时略有好转。图A、B：乙状结肠；图C：直乙交界；图D：直肠；图E：肛缘

▶ **入院后查体**

体温36.7℃，脉搏90次/分，呼吸18次/分，血压73/103mmHg。患者神清，对答切题。双肺呼吸音清，未闻及干湿啰音。心律齐，各瓣膜听诊区未闻及杂音。腹平坦，腹部软，脐周轻压痛，无反跳痛，移动性浊音阴性，肝脾肋下未及，全腹未及包块，肠鸣音稍活跃。双下肢无水肿。体重47kg，身高168cm，BMI 16.7kg/m^2。无口腔溃疡、肛周肿痛，无皮肤、关节、眼部等的异常表现。

▶ **既往史**

幼年时有血小板减少性紫癜（具体治疗不详）。

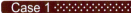

▶ 个人史、家族史

无殊。

辅助检查

▶ 实验室检查

C 反应蛋白 0.5mg/L；红细胞沉降率 33mm/h；降钙素原 0.035ng/mL；白细胞计数 7.14×10^9/L；血小板计数 331×10^9/L；血红蛋白 124g/L；肝肾功能（－）；白蛋白 41.1g/L；粪便钙卫蛋白 283.3μg/g；粪常规 OB ＋；尿常规（－）；RPR（－）；HIV（－）；乙肝五项（－）；HCV-Ab（－）；EBV、CMV（－）；T-SPOT（－）；粪涂片、粪培养（－）；粪寄生虫、CDI（－）；ANA 均质型，1：160；ENA 系列抗体（－）；ACL（－）；MPO-ANCA（－）；PR3-ANCA 8.93（＋）；p-ANCA（－）；c-ANCA（＋）；血 IgA、IgG、IgM、IgG_4 正常；抗 O、类风湿因子正常；dsDNA 正常；AFP、CEA、CA199、CA724、CA125（－）；血清蛋白电泳及免疫固定电泳（－）。

▶ 复查肠镜

复查肠镜提示：内镜插入至回盲部，回盲瓣正常，自回盲部至直肠黏膜充血明显，呈颗粒样改变，肠腔内可见脓性分泌物，肠壁广泛渗液，提示较前无明显缓解。

入院后续治疗

停用托法替尼，予头孢哌酮钠舒巴坦钠、甲硝唑、更昔洛韦抗感染，地塞米松 5mg ＋锡类散 1 支＋云南白药 1g 每天灌肠，效果不佳。

1 周后，使用维得利珠单抗治疗，仍间断解血便（6 ～ 8 次 / 日）。建议手术，患者及其家属表示拒绝。两周后，重启英夫利昔单抗治疗，症状明显缓解，大便 2 ～ 3 次 / 日。第二次英夫利昔单抗滴注过程中，患者出现胸闷，伴高热，最高体温（T_{max}）40℃，立即停用英夫利昔单抗，对症治疗后好转；换用维得利珠单抗治疗，便血好转，1 ～ 2 次 / 日。使用药物两天后，患者出现反复发热，嘴唇水肿，双侧颌下颈部肿大（图 1-7），患者咽喉部无压迫感。

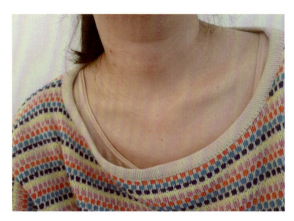

图1-7　患者双侧颌下颈部肿大

头颈外科多学科讨论意见

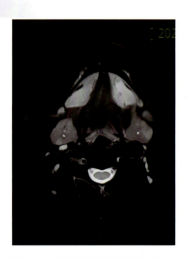

患者近期反复发热，T_{max} 38.2℃，嘴唇水肿，双侧颌下颈部肿大，B超、CT（图1-8）、增强MRI检查均提示两侧颌下腺水肿，周围筋膜渗出明显。

目前需要考虑多种因素，首先需要考虑药物因素，也不能排除溃疡性结肠炎相关肠外表现和感染因素，建议多个方面共同治疗，包括抗炎治疗、原发疾病治疗等；排除禁忌后可以使用激素先进行冲击治疗。

图1-8　患者双侧颌下颈部肿大

腹部外科多学科讨论意见

患者反复使用生物制剂、免疫抑制剂、激素类药物治疗，效果不佳，内科治疗明显无效，同时不能明确嘴唇水肿、双侧颌下颈部肿大是否与用药或者肠外表现相关，建议手术治疗，彻底治疗原发疾病。

后续腹部外科手术治疗

患者经过抗炎、抗组胺治疗，嘴唇水肿、双侧颌下颈部肿大逐步消失，未再进行激素冲击治疗。与患者家属沟通后，遂于腹腔镜下行全结肠切除术＋回肠直肠吻合术＋暂时性回肠造口术。术中见结肠壁水肿，部分肠管僵硬，直肠末段肠管色泽正常，肠壁柔软。术中剖开肠壁可见多发溃疡伴出血。手术后，患者情况稳定。

总　结

该患者为年轻女性，溃疡性结肠炎反复并且各种药物治疗效果不佳，常规治疗无效并难以控制。在这种情况下，已经采取更加积极和个体化的治疗方法，但是仍无法取得较好的效果，因此需要手术治疗。

患者的嘴唇水肿、双侧颌下颈部肿大主要考虑三个因素：药物相关、感染以及肠外表现。患者在手术治疗前多次应用生物制剂和免疫抑制剂，但难以阻止病情进展，以及防范与药物相关的感染或其他药物相关不良事件。为了避免基础疾病难以控制、出现肠外表现，及减少药物相关不良事件的发生，在积极沟通后予以手术治疗。溃疡性结肠炎患者在内科治疗无效或无法耐受的情况下，需要积极考虑手术治疗。

参考文献

[1] Slonovschi E, Kodela P, Okeke M, et al. Surgical treatment in ulcerative colitis, still topical: a narrative review[J]. Cureus, 2023, 15(7): e41962.

[2] Lee MJ, Folan AM, Baker DM, et al. A survey of patient informational preferences when choosing between medical and surgical therapy for ulcerative colitis: a sub-study from the DISCUSS project[J]. Colorectal Dis, 2023, 25(7): 1479-1488.

上海交通大学医学院附属仁济医院

徐锡涛　沈　骏　冯　琦

赵子周　崔　喆　姜剑巍

Case 2
难治性缺血性肠病病例多学科讨论

消化科病史汇报

患者，女性，72岁，因"大便次数增多伴里急后重感2个月"于2023年2月28日至上海交通大学医学院附属瑞金医院消化科就诊。

患者于2022年12月出现大便次数增多，4～6次/日，伴里急后重感，无黏液脓血便、水样便。外院予口服香连片、左氧氟沙星抗感染等治疗后，患者排便次数略减少，但仍有里急后重感。2023年1月，完善腹部增强CT检查，结果示：直肠及乙状结肠远段肠壁增厚水肿，伴周围直肠系膜密度增高，考虑炎性改变。肠镜检查（图2-1）示：直肠炎伴局部肠腔狭窄。病理示：（直肠）黏膜慢性炎症，间质内见少量中性粒细胞。结合上述症状和检查结果，考虑肠道缺血可能。2023年2月1日，进一步完善肠系膜血管CT检查，结果示：腹主动脉、髂动脉、肠系膜上动脉、腹腔干起始部管壁多发钙化灶。乙状结肠中

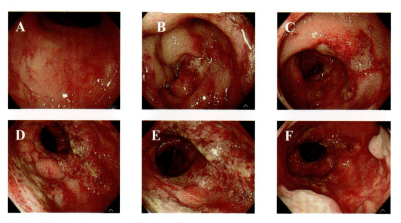

图2-1　外院结肠镜检查：直肠可见片状、地图样溃疡，上述病变延伸至直乙交界，局部肠腔狭窄。图A、B：直乙交界；图C～F：直肠

远段、直肠肠壁增厚水肿，周围多发渗出，乙状结肠远段条片状致密度影。外院予以地塞米松联合美沙拉秦灌肠、改善微循环、调节肠道菌群、营养支持等治疗，患者大便次数较前明显减少，里急后重感仍未见改善。

2023 年 2 月 28 日，收入瑞金医院消化科。

▶ **既往史**

高血压病史，平素口服降压药治疗，血压控制一般；脑卒中病史，下肢静脉血栓史，规律服用利伐沙班。

否认传染病史、疫水疫区接触史、输血史、过敏史。

▶ **体格检查**

身高 162cm，体重 72kg，BMI 27.43kg/m^2。体温 36.5℃，心率 77 次 / 分，呼吸 17 次 / 分，血压 118/77mmHg。神清，精神萎，查体配合。皮肤、巩膜未见黄染，无贫血貌。腹平坦，未见腹壁静脉曲张，无胃肠型蠕动波。腹软，腹部无压痛，无反跳痛，肝脾肋下未及，移动性浊音（－），墨菲征（－）。双下肢无水肿。神经系统症状未引出。

▶ **实验室检查**

血尿常规、肝肾功能、心肌蛋白、C 反应蛋白、红细胞沉降率、降钙素原未见明显异常；自身免疫抗体及消化道肿瘤标志物未见明显异常；T-SPOT、HBV、HCV、HIV、RPR、CMV、EBV、呼吸道病毒（－）；D- 二聚体定量 1.89mg/L（↑）；电解质：K^+ 3.2mmol/L；粪便常规：镜检见少量红细胞，OB（＋）；粪艰难梭菌、病原学（－）。

胸薄层 CT 检查示：两肺微、小结节，两肺少许条索影，双侧胸膜略增厚。

2023 年 2 月 28 日，腹盆增强 CT 检查示：乙状结肠及直肠全程肠壁增厚，增强扫描呈分层状强化，肠壁最厚处约为 2cm，肠壁强化减弱，部分黏膜连续性欠佳，肠管周围可见片状渗出影。

2023 年 3 月 2 日，结肠镜检查（图 2-2）提示：行非清洁肠镜，进镜至距离肛缘 20cm 处可见黏膜水肿，肠腔狭窄。肛缘 5 ～ 20cm 黏膜呈溃疡修复状态，溃疡周边黏膜呈水肿、增生。溃疡较前次复查有所好转。

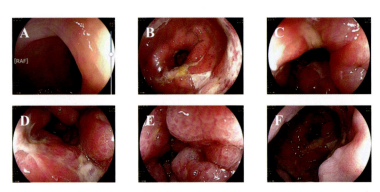

图 2-2　结肠镜检查。图 A：肛管未见异常；图 B、C：直肠黏膜可见地图状溃疡形成；图 D、E：可见直肠黏膜高度水肿，肠腔狭窄，但内镜尚可通过；图 F：于肛管处可见直肠黏膜水肿、溃疡伴狭窄

放射科多学科讨论意见

　　患者影像学检查示直肠、乙状结肠肠壁增厚水肿，周围脂肪间隙密度增高，肠壁均匀增厚，暂考虑炎性改变。

　　2023 年 1 月，外院腹部增强 CT 检查（图 2-3）示：直肠及乙状结肠远段肠壁增厚水肿，伴周围直肠系膜密度增高，考虑炎性改变。

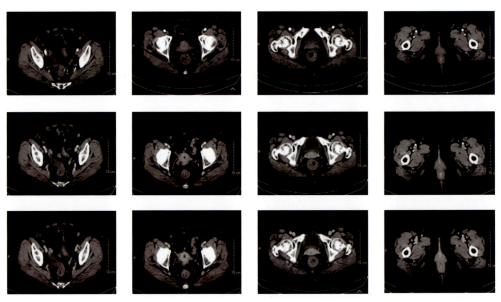

图 2-3　2023 年 1 月，外院腹部增强 CT：直肠及乙状结肠远段肠壁增厚水肿，伴周围直肠系膜密度增高

　　2023 年 2 月 28 日，腹盆增强 CT 检查（图 2-4）示：脂肪肝；胰头脂肪浸

润；乙状结肠及直肠全程肠壁增厚，增强扫描呈分层状强化，肠壁最厚处约为2cm，肠壁强化减弱，部分黏膜连续性欠佳，肠管周围可见片状渗出影，并可见小淋巴结。腹主动脉、肠系膜上动脉、两侧髂动脉壁钙化。肠系膜下动静脉相应分支走行扭曲。腹膜后未见异常增大的淋巴结影。结论：乙状结肠及直肠缺血性肠炎改变，肠管周围渗出；腹主动脉及两侧髂动脉壁钙化。

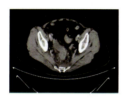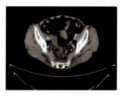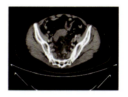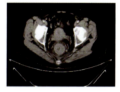

图 2-4　2023 年 2 月 28 日腹盆增强 CT 检查：乙状结肠及直肠缺血性肠炎改变，肠管周围渗出；腹主动脉及两侧髂动脉壁钙化

2023 年 3 月 6 日，腹部血管 CTA 检查（图 2-5）示：腹主动脉、腹腔干起始处、肠系膜上下动脉、双侧髂动脉具钙化斑块。

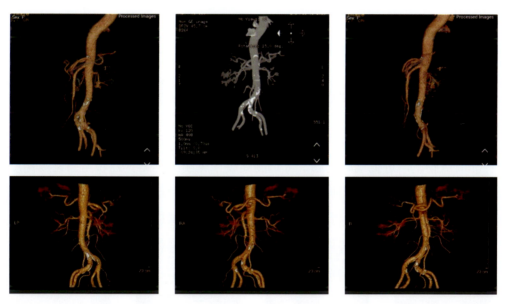

图 2-5　2023 年 3 月 6 日腹部血管 CTA 检查：腹主动脉、腹腔干起始处、肠系膜上下动脉、双侧髂动脉具钙化斑块

血液科多学科讨论意见

因患者既往有脑梗死和下肢静脉血栓史，建议排查易栓症各项指标。

消化科多学科讨论意见

建议扩血管、改善微循环，同时可辅以中医治疗，缓解炎症。必要时予以高压氧治疗，促进侧支循环建立。

胃肠外科多学科讨论意见

患者肠道黏膜病变较重，如感染进一步加重，出现缺血坏死，建议进一步手术干预。

诊断及治疗

诊断：①缺血性肠病；②高血压；③高脂血症；④脑梗死个人史；⑤下肢静脉血栓个人史。

住院期间予以单硝酸异山梨酯扩血管、他汀调脂、利伐沙班抗凝、前列地尔改善微循环、美沙拉秦抗炎、调节肠道菌群、解痉、营养支持等综合治疗。

后续随访和转归

经积极治疗，患者症状有所改善。2023年4月13日，肠镜复查（图2-6）示：行非清洁肠镜，进镜至降结肠，降结肠黏膜未见明显异常，乙状结肠黏膜高度水肿伴溃疡，直肠溃疡较前有所好转，直肠距离肛缘5cm处亦可见地图样溃疡，患者口服利伐沙班，故未活检。结论：结合病史，缺血性肠病首先考虑，较前

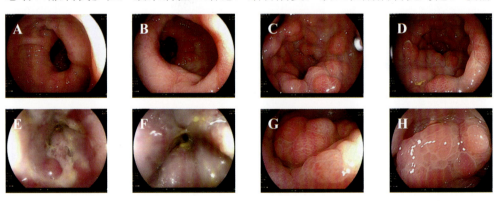

图2-6　结肠镜检查。图A～D：直肠溃疡较前明显好转；图E～H：乙状结肠黏膜高度水肿伴溃疡

次检查好转。

2024年1月，直肠 MRI 复查（图 2-7）示：直肠局部肠壁略增厚，厚薄均匀，未见异常信号影，DWI 未见弥散受限，增强扫描强化尚均匀，直肠、子宫、膀胱分界清晰。盆腔内肠管和肠壁未见异常增厚，肠腔未见异常扩张及异常气液平。

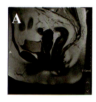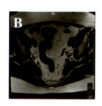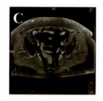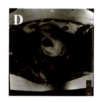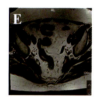

图 2-7　直肠局部肠壁略增厚，余未见明显异常表现

讨　论

缺血性肠病是指由各种原因引起的肠壁局部氧合及血供不足而导致肠道结构破坏和功能障碍的一类异质性疾病，在临床上通常分为急性肠系膜缺血、慢性肠系膜缺血和缺血性结肠炎。目前，缺血性肠病的流行病学数据尚不明确。在我国，90％以上的缺血性结肠炎患者为老年患者。国外有研究表明，急性肠系膜缺血的患病率约为 1/1000 名住院患者，慢性肠系膜缺血的患病率约为 1/10 万名住院患者。

结肠缺血的生理基础是结肠的"分水岭"区域侧支血流有限，例如 Griffiths 点、直肠乙状结肠交界处 -Sudeck 点和回盲区，故缺血性结肠炎易发生于左半结肠（降结肠和乙状结肠）。对于缺血，小肠黏膜比结肠黏膜更敏感，但小肠黏膜具有巨大的再生潜力。结肠黏膜不易被缺血损伤，但一旦损伤，恢复较为缓慢。本例患者的病变主要累及乙状结肠和直肠，在缺血性肠病中较为罕见，同时因病变集中于结肠黏膜，故病程恢复较长。

肠道缺血的病因有很多，导致血容量减少或血氧饱和度降低的因素都会引起肠道缺血。危险因素包括：人口特征因素，如高龄及女性；行为特征因素，如吸烟及饮酒；临床合并症因素，如 COPD、高脂血症、高血压、心房颤动、充血性心力衰竭、糖尿病、胰腺炎、恶性肿瘤等；药物因素，如 β 受体阻滞剂、地高辛、利尿剂、阿片类药物、避孕药、化疗药物等；医源性因素，包括腹部手术、血管手术等；遗传因素，包括易栓症等。

缺血性肠病缺少典型的特异性表现，通常表现为腹痛及消化道出血。急性肠系膜缺血可表现为剧烈上腹痛、频繁呕吐及腹泻，部分患者可见消化道出血、肠梗阻及穿孔等表现。慢性肠系膜缺血可表现为餐后腹痛、体重减轻，腹痛多为钝痛，多见于脐周及左下腹部。缺血性结肠炎可表现为腹痛及血便，疼痛多为突发性绞痛，多见于左下腹部，部分患者可见恶心、呕吐、厌食、低热等。本例患者主要症状表现为大便次数增多、里急后重感及肛门疼痛，疼痛部位及大便形状改变不符合急性或慢性肠系膜缺血表现，而缺血性结肠炎患者可见上述表现。

对于缺血性肠病的诊断，目前尚缺乏特异性的实验室检查，诊断主要依赖于影像学检查及内镜检查。对急性肠系膜缺血患者行 X 线检查可见指压痕征、黏膜下肌层或浆膜下气囊征。腹部超声对血管狭窄有较高的诊断价值，但易受肠道气体等因素的影响。腹部 CT 是诊断缺血性肠病的首选检查，其可表现为局灶性或节段性肠壁增厚，黏膜下水肿或出血，肠壁积气和门静脉积气等。通过 CTA 检查可评估肠壁血管，对于高度怀疑急性肠系膜缺血的患者，应及时完善腹部 CTA 检查。肠系膜血管造影是诊断肠系膜缺血的"金标准"。通过结肠镜检查可直接观察可疑病变肠段并获取组织标本。内镜下缺血肠段可见黏膜层及黏膜下层出血、水肿、充血，部分黏膜坏死脱落并形成溃疡灶。该患者腹部增强 CT 可见病变肠段明显增厚，肠镜下可见病变肠段黏膜大片糜烂水肿伴溃疡形成，结合病史及临床表现，缺血性结肠炎诊断明确，同时该患者存在下肢静脉血栓、蛋白 C 活性降低等表现，结合既往病史，考虑存在易栓症、高血脂等致病因素。

在明确急性肠系膜缺血诊断后，应及时给予补充氧气、液体复苏及抗凝治疗，以恢复组织器官的血流灌注，同时可给予血管扩张剂及抗感染治疗。高压氧治疗是治疗缺血性肠病的有效手段，可以改善患者症状、减轻炎症反应、促进溃疡愈合等。主要作用机制：改善肠黏膜的氧供和新陈代谢，刺激毛细血管生成，加速肠黏膜溃疡愈合及肠道功能恢复；促进肠壁组织建立侧支循环，进一步改善结肠黏膜血供，促进溃疡愈合；减少机体缺血再灌注损伤，抑制氧化应激反应，减轻组织损伤和患者临床症状。对慢性肠系膜缺血重症患者，可予禁食、肠外营养、血管扩张剂治疗等。对缺血性结肠炎患者，可予以禁食、肠外营养、抗感染、血管扩张剂治疗等。本例患者在明确缺血性结肠炎诊断后，立即接受扩血管、调脂、抗凝、改善微循环、抗炎等内科综合治疗，虽恢复较为缓慢，但最终在影像学、内镜及临床上均得到显著缓解，获得了较好的治疗效果，生存质量提高。对于存在明确血管阻塞且符合适应证的缺血性肠病患者，可考虑行血管介入治疗。轻症缺血性肠病患者经过内科治疗，往往能获得较好的疗效。若患者肠道缺血持续进展，出现腹膜炎体征、大出血、中毒性巨结肠、暴发性结肠炎、门静脉积气及肠壁积气等，则患者病死率明显增高，需尽早手术干预。早期诊断和治疗可以大大降低缺血性肠病患者的病死率。

综上所述，缺血性肠病的病因较为复杂，临床医生应与影像科医生、病理科医生充分沟通、交流和协作，综合考虑患者的临床、影像学、内镜和病理学特征，以提高诊断率，必要时可以通过多学科讨论选择合适的治疗策略与药物，以最终改善患者预后。

参考文献

[1] Ahmed M. Ischemic bowel disease in 2021[J]. World J Gastroenterol, 2021, 27(29): 4746-4762.

[2] Robinson JW, Mirkovitch V, Winistörfer B, et al. Response of the intestinal mucosa to ischaemia[J]. Gut, 1981, 22(6): 512-527.

[3] 胡崇晖，姜泊，蒋绚，等 . 缺血性肠病的危险因素及其诊治研究进展 [J]. 山东医药，2024，64（16）：102-105.

[4] Sreenarasimhaiah J. Diagnosis and management of intestinal ischaemic disorders[J]. BMJ, 2003, 326(7403): 1372-1376.

[5] 缺血性肠病诊治中国专家建议（2011）写作组，中华医学会老年医学分会，《中华老年医学杂志》编辑委员会 . 老年人缺血性肠病诊治中国专家建议（2011）[J]. 中华老年医学杂志，2011，30（1）：1-6.

太仓市娄江新城医院（上海交通大学医学院附属瑞金医院太仓分院）

龚淞楠

上海交通大学医学院附属瑞金医院

顾于蓓

Case 3

口腔、食管、肠道多发溃疡病例多学科讨论

消化科病史汇报

患者，女性，18岁，主诉"口腔溃疡1年，腹泻8个月，加重2个月"入院。

1年来，患者反复出现口腔溃疡，每月均有发生，口腔溃疡不易愈合。

8个月前，患者出现腹泻稀便，约3次/日，未系统治疗。此后，患者腹泻加重，偶有腹痛。外院化验C反应蛋白水平升高，腹部CT见肠系膜间隙、回盲部多发淋巴结肿大，未予特殊治疗。半年来反复发热，最高体温（T_{max}）37.5℃，间断口服对乙酰氨基酚治疗。2个月前，患者腹泻再次加重，排稀便4～5次/日。外院结肠镜提示结肠多发溃疡。4天前，患者咽部多发片状溃疡，发热，最高体温（T_{max}）38.8℃，肌肉酸痛，收入中国医科大学附属盛京医院消化内科。

患者病来反复关节疼痛，间断口服洛索洛芬钠。有口干，无眼干，无外阴溃疡，无光过敏，无肛门不适。病来体重减轻15kg。既往健康。

▶ 入院查体

体温38℃，脉搏91次/分，呼吸18次/分，血压118/70mmHg。咽赤，咽部多发片状溃疡，口腔多发溃疡。全腹平软，左下腹压痛，无反跳痛及肌紧张，未触及腹部包块，肠鸣音约4次/分。双下肢无水肿。

辅助检查

血常规：白细胞计数$15.97×10^9$/L，血红蛋白83g/L，平均红细胞体积（MCV）76fL，平均红细胞血红蛋白浓度（MCHC）296g/L，血小板计数$560×10^9$/L。

便常规：白细胞0～1/HP，红细胞0～1/HP，隐血阳性。肠道菌群：细

菌总数＜ 10/HP；优势菌：革兰阳性球菌。便培养：沙门菌志贺菌阴性；艰难梭菌阴性。粪便钙卫蛋白 143.5μg/g。

白蛋白 28g/L；C 反应蛋白 216.23mg/L。

结核相关：结核斑点试验阴性。粪便结核菌涂片阴性。粪便结核分枝杆菌 *rpoB* 基因阴性。粪便 PCR-TB 阴性。

免疫相关检查：ANCA 阴性；ANA 系列阴性；RF 阴性；IGG 16.53g/L；补体 C3 1.62g/L，补体 C4 0.53g/L。

贫血相关：促红细胞生成素 32.3mU/mL。铁蛋白 204.5ng/mL，叶酸 3.9ng/mL。血清铁 5μmol/L，未饱和铁结合力 22.4μmol/L，总铁结合力 27μmol/L，转铁蛋白饱和度 18.25%。

病毒相关：EBV 阴性，CMV 阴性。

2024 年 3 月，外院结肠镜检查（图 3-1）提示：全结肠散在表浅溃疡，回盲部及升结肠可见多发隆起型病变，表面破溃及糜烂，部分肠腔狭窄，质脆，触之易出血。活检病理会诊：回盲部黏膜轻度炎症，未见特殊改变。

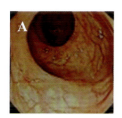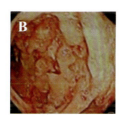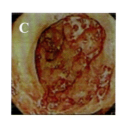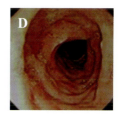

图 3-1　结肠镜检查（外院，2024 年 3 月）。图 A：直肠；图 B：升结肠；图 C：回盲部；图 D：横结肠

2024 年 3 月，胃镜检查（图 3-2）提示：距门齿 25cm 至贲门见数处卵圆形溃疡，形态规则，溃疡较浅，直径 0.4 ～ 0.6cm。病理：食管黏膜慢性炎症。

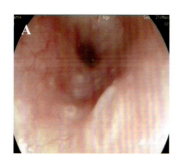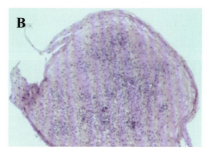

图 3-2　胃镜检查（2024 年 3 月）。图 A：食管多发溃疡；图 B：病理（HE 染色，×100）示食管黏膜慢性炎症

2024 年 3 月，外院结肠镜检查（图 3-3）提示：回盲部多发不规则深溃疡，直径 0.6～1.2cm，融合成片；升结肠、横结肠、降结肠、乙状结肠多发溃疡。病理：黏膜慢性炎症伴溃疡形成。

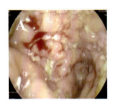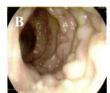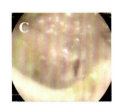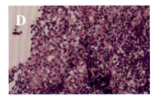

图 3-3　结肠镜检查（外院，2024 年 3 月）。图 A：回盲部；图 B：横结肠；图 C：降结肠；图 D：病理（HE 染色，×200）示黏膜腺体无异型，黏膜局部中断，见炎性肉芽组织、不典型肉芽肿，考虑异物肉芽肿

初步诊断

口腔、食管、结肠多发溃疡。

初步治疗

美沙拉秦 4g/d，口服；头孢美唑、吗啉硝唑、左氧氟沙星抗炎治疗以及支持对症治疗，输注白蛋白，补铁、补液等。

放射科多学科讨论意见

2024 年 3 月，腹部增强 CT（图 3-4）提示：回盲部肠管不规则增厚，较厚处 6mm，强化均匀（图 3-4A、B）；周围散在稍大淋巴结；直肠下段、肛管黏膜稍增厚，强化均匀（图 3-4C）；腹主动脉内膜增厚，肾动脉、肠系膜上动脉均有受累（图 3-4D）。建议消化科进一步完善其他检查。

2024 年 3 月，头颈部、胸主动脉 CTA（图 3-5）提示：主动脉弓、头臂干、双侧颈总动脉、双侧颈内外动脉、双侧锁骨下动脉、双侧椎动脉起始部管壁增厚，部分相应管腔纤细，左侧椎动脉起始处狭窄，符合大动脉炎改变（图 3-5A）；胸主动脉管壁略增厚、粗糙，管腔稍狭窄，符合大动脉炎改变（图 3-5B）。

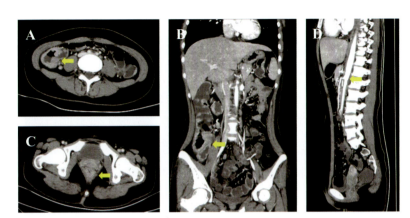

图 3-4　腹部增强 CT（2024 年 3 月）。图 A、B：回盲部肠壁增厚；图 C：直肠肠壁增厚；图 D：腹主动脉内膜增厚

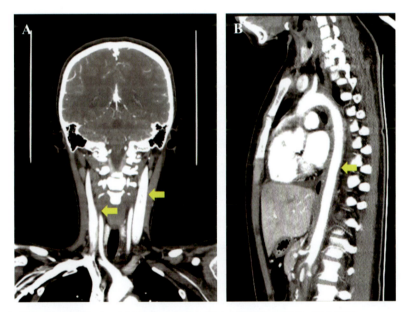

图 3-5　头颈部、胸主动脉 CTA（2024 年 3 月）。图 A：颈动脉；图 B：胸主动脉

消化科多学科讨论意见

消化科再次完善体检发现双侧颈动脉、锁骨下动脉、腹主动脉可闻及血管杂音。血压测量：左上肢 85/62mmHg，右上肢 75/59mmHg，左下肢 115/69mmHg，右下肢 136/67mmHg。

消化科汇总多学科讨论意见

该患者为青年女性，反复发作口腔溃疡、咽部溃疡、发热、腹泻等。胃镜提示食管溃疡，病理可见（食管）黏膜慢性炎症，无特异性改变。结肠镜检查提示全结肠多发溃疡，增生明显，结肠镜下溃疡改变不符合肠白塞病溃疡的特点。腹部增强 CT 检查可见腹主动脉内膜增厚，肾动脉、肠系膜上动脉均有受累，回盲部受累，回盲部肠壁明显增厚水肿，CT 影像学改变符合大动脉炎特点。患者双侧颈动脉、锁骨下动脉和腹主动脉可闻及血管杂音。建议进一步完善头部动脉、颈部动脉、胸主动脉 CTA，颈动脉血管超声及超声造影，双侧上肢及下肢动脉血管彩超，评估大动脉血管受累情况。结核专科会诊后不支持结核诊断。综合病情，符合多发性大动脉炎诊断，待完善检查后，可应用糖皮质激素联合硫唑嘌呤治疗。必要时可应用生物制剂治疗。

超声科多学科讨论意见

2024 年 3 月，颈部血管超声及超声造影（图 3-6）提示：左侧颈动脉管壁增厚，符合大动脉炎性病变，超声造影提示增厚管壁明显强化，符合 2 级，考虑活动期（图 3-6A）；右侧颈动脉管壁增厚，符合大动脉炎性病变，超声造影提示增厚管壁明显强化，符合 2 级，考虑活动期（图 3-6B）。

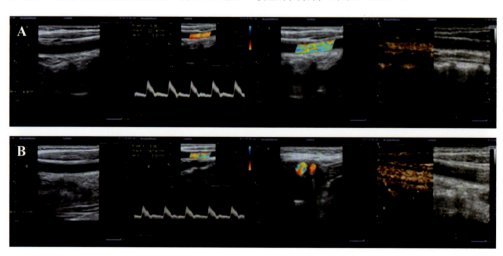

图 3-6　颈部血管超声及超声造影（2024 年 3 月）。图 A：左侧颈动脉；图 B：右侧颈动脉

2024 年 3 月，锁骨下血管超声及超声造影（图 3-7）提示：左侧锁骨下动

脉管壁增厚，符合大动脉炎性病变，超声造影提示增厚管壁明显强化，符合2级，考虑活动期，左侧锁骨下动脉近段中–重度狭窄（图3-7A）；右侧锁骨下动脉管壁增厚，符合大动脉炎性病变，超声造影提示增厚管壁明显强化，符合2级，考虑活动期，右侧锁骨下动脉远段局部重度狭窄（图3-7B）。

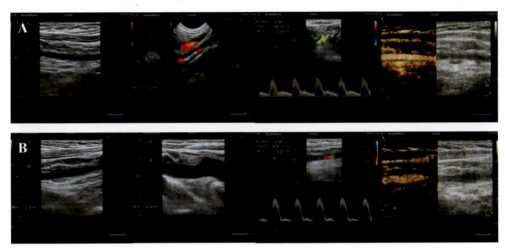

图3-7　锁骨下动脉血管超声及超声造影（2024年3月）。图A：左侧锁骨下动脉；图B：右侧锁骨下动脉

2024年3月，腹主动脉和肠系膜上动脉血管超声及超声造影（图3-8）提示：腹主动脉管壁增厚，符合大动脉炎性病变，超声造影提示增厚管壁明显强化，符合2级，考虑活动期（图3-8A）；肠系膜上动脉管壁增厚伴血流速度明显加快，符合大动脉炎性病变（图3-8B）。

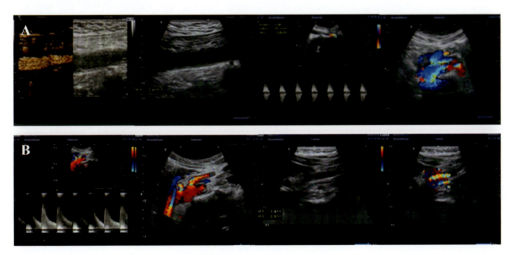

图3-8　腹主动脉和肠系膜上动脉血管超声及超声造影（2024年3月）。图A：腹主动脉；图B：肠系膜上动脉

2024 年 3 月，上肢动脉血管超声（图 3-9）提示：左上肢动脉管壁增厚，符合大动脉炎性病变（图 3-9A）；右上肢动脉频谱形态异常（图 3-9B）。

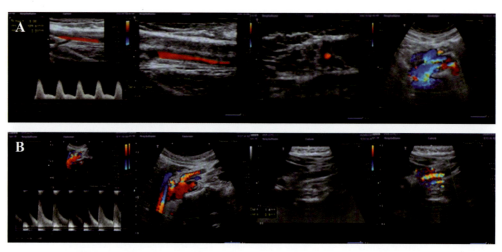

图 3-9　上肢动脉血管超声（2024 年 3 月）。图 A：左上肢动脉；图 B：右上肢动脉

2024 年 3 月，下肢动脉血管超声（图 3-10）提示：左髂外动脉远段至股动脉近段管壁增厚，符合大动脉炎性病变（图 3-10A）；右髂外动脉远段至股动脉近段管壁增厚，符合大动脉炎性病变（图 3-10B）。

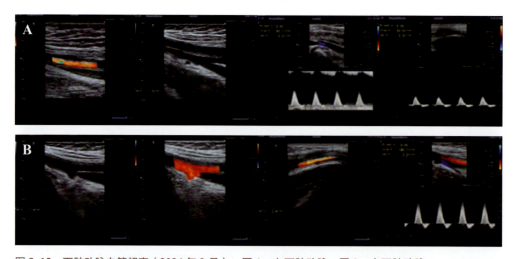

图 3-10　下肢动脉血管超声（2024 年 3 月）。图 A：左下肢动脉；图 B：右下肢动脉

后续治疗和随访

该患者最终诊断为多发性大动脉炎，使用糖皮质激素（甲泼尼龙，40mg/d）

静滴＋硫唑嘌呤（50mg/d）口服治疗。患者经甲泼尼龙 40mg/d 静滴 4 天后，体温正常，腹痛、腹泻缓解，口腔及咽部溃疡好转。

出院后，口服醋酸泼尼松 50mg/d，并逐渐减量；继续硫唑嘌呤 50mg/d 口服治疗。嘱 3 个月后全面复查。

出院后 3 个月，使用醋酸泼尼松 10mg/d 口服＋硫唑嘌呤 50mg/d 口服维持治疗。无发热，无腹痛，无腹泻，无口腔溃疡。2024 年 7 月复查血常规：白细胞计数 $9.95×10^9$/L，中性粒细胞百分数 78.4%，血红蛋白 112g/L，血小板计数 $441×10^9$/L，红细胞沉降率 74mm/h，C 反应蛋白 22.57mg/L，白蛋白 35.1g/L。免疫球蛋白正常。2024 年 7 月，复查胃镜（图 3-11）显示：食管溃疡愈合。

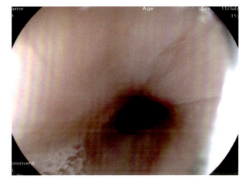

图 3-11　复查胃镜（2024 年 7 月）示食管未见异常

2024 年 7 月，结肠镜检查（图 3-12）提示：回盲部、升结肠多个息肉样隆起（图 3-12A），局部形成黏膜桥（图 3-12B），可见多个溃疡瘢痕及假憩室形成（图 3-12C）。病理：肠增生性息肉（图 3-12D）。

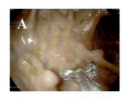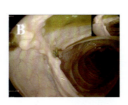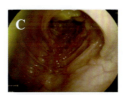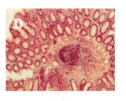

图 3-12　结肠镜检查（2024 年 7 月）。图 A：回盲部息肉样隆起；图 B：升结肠息肉样隆起，局部黏膜桥形成；图 C：升结肠溃疡瘢痕形成；图 D：病理（HE 染色，×200）：黏膜腺体略增生，无异型，间质内慢性炎症细胞浸润

放射科第二次多学科讨论意见

患者应用糖皮质激素联合硫唑嘌呤治疗 3 个月。复查 CT 显示主动脉全程受累，大动脉管壁增厚，大动脉多发溃疡未见明显好转。

2024 年 7 月，头颈部、胸、腹主动脉 CTA（图 3-13）提示：左侧椎动脉纤细，颅内段局部略狭窄（图 3-13A）；胸主动脉管壁略增厚、粗糙，符合大动脉炎改变（图 3-13B）；腹主动脉及其分支管壁略增厚、粗糙，管腔略狭窄（图 3-13C）。

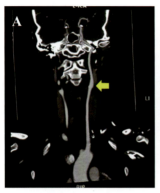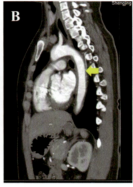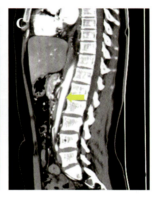

图 3-13　头颈部、胸、腹主动脉 CTA 检查（2024 年 7 月）。图 A：头颈动脉；图 B：胸主动脉；图 C：腹主动脉

2024 年 7 月，下腹增强 CT 检查（图 3-14）发现肛周新发病灶，直肠中下段左侧壁内液性包块，脓肿？

2024 年 7 月，肛周彩超检查（图 3-15）示直肠黏膜下 2.2cm×1.0cm 混合回声包块，考虑脓肿。

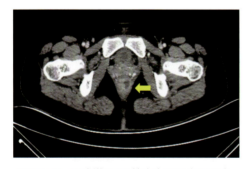

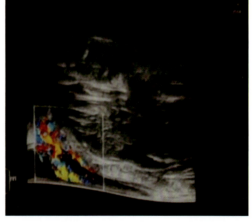

▲图 3-14　下腹增强 CT 检查（2024 年 7 月）提示直肠中下段左侧壁内液性包块

▶图 3-15　肛周彩超检查（2024 年 7 月）提示直肠黏膜下 2.2cm×1.0cm 混合回声包块

风湿免疫科多学科讨论意见

口腔及咽部溃疡好转，体温正常。食管溃疡愈合，全结肠多发溃疡愈合。但 CT 影像学显示主动脉全程受累，大动脉管壁增厚，大动脉多发溃疡未见明

显好转。针对大动脉炎，建议硫唑嘌呤加量或加用生物制剂（托珠单抗）治疗。但患者新发直肠左侧壁内液性包块，考虑脓肿可能，且未来有可能发生肛瘘。建议先抗感染治疗（甲硝唑庆大霉素栓剂局部肛塞）。暂不适合硫唑嘌呤加量或加用生物制剂。暂时维持醋酸泼尼松 10mg/d 口服＋硫唑嘌呤 50mg/d 口服治疗。

后续治疗、随访

后续，采用醋酸泼尼松 10mg/d 口服＋硫唑嘌呤 50mg/d 口服维持治疗。患者无发热，无腹痛，无腹泻，无口腔溃疡。

复查血常规（2024 年 8 月）：白细胞计数 $8.74×10^9$/L，中性粒细胞百分率 62.0%，血红蛋白 138g/L，血小板计数 $423×10^9$/L。C 反应蛋白 26.11mg/L，白蛋白 41.0g/L。

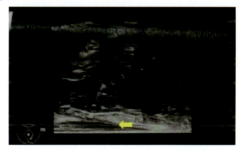

图 3-16　肛周彩超检查（2024 年 8 月）提示直肠黏膜下 1.9cm×0.2cm 混合回声包块

2024 年 8 月，肛周彩超检查（图 3-16）提示：直肠黏膜下 1.9cm×0.2cm 混合回声包块，未见血流，有纤维化趋势。

2024 年 8 月，复查左侧颈动脉、腹主动脉血管超声及超声造影（图 3-17）：左侧颈动脉管壁增厚伴血流速度明显加快，超声造影提示增厚管壁少许强化，符合 2 级，考虑活动期（图 3-17A）；腹主动脉管壁增厚，符合大动脉炎性病变，超声造影提示增厚管壁无强化，符合 1 级，考虑非活动期（图 3-17B）。

肛周彩超发现直肠仍有脓肿，但较前缩小且有纤维化趋势。动脉超声造影结果提示大动脉炎活动性不强。因此，暂不加生物制剂。醋酸泼尼松 10mg/d 口服，硫唑嘌呤加量至 100mg/d 口服。3 个月后复查肛周彩超及动脉超声造影。

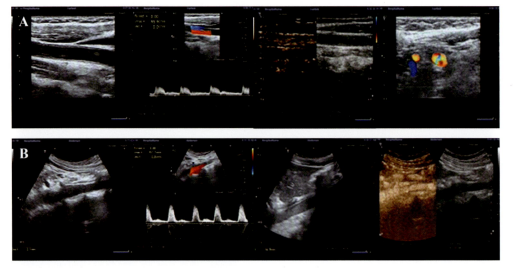

图 3-17　左侧颈动脉、腹主动脉血管超声及超声造影（2024 年 8 月）。图 A：左侧颈动脉；图 B：腹主动脉

总　结

　　大动脉炎是一种主要累及主动脉及其主要分支的慢性炎性疾病。男女比例为 1 :（8 ～ 9）。发病年龄在 5 ～ 45 岁，30 岁以前发病占 90%。根据受累动脉的不同，大动脉炎共分五型：Ⅰ型，累及主动脉弓的三个分支——颈动脉、椎动脉及锁骨下动脉；Ⅱ型，累及升主动脉、降主动脉及主动脉弓的三个分支；Ⅲ型，累及降主动脉、腹主动脉和（或）肾动脉；Ⅳ型，仅累及腹主动脉和（或）双肾动脉；Ⅴ型，累及主动脉全程及其一级分支。

　　本例患者主动脉全程受累，因此属于Ⅴ型。大动脉炎血管狭窄病变最常见，血管造影可见腹腔干（18% ～ 37%）、肠系膜上动脉（18% ～ 41%）、肠系膜下动脉（0% ～ 9%）及其他肠系膜分支血管狭窄或闭塞。回顾性研究显示，血管炎累及肠道时，内镜可表现为肠道糜烂、瘀点、出血、结节样变和溃疡等，其中糜烂及多发性、不规则性、不均一性溃疡是其典型特征。本例患者因首发表现为发热，以及口腔、咽部、食管、全结肠多发形态不规则溃疡，需注意与白塞病鉴别。但患者内镜下溃疡不符合典型白塞病的溃疡改变，并且腹部增强 CT 检查显示腹主动脉及其分支管壁增厚、管腔狭窄，注意患者是否为大动脉炎合并消化道受累。进一步查体可闻及典型动脉血管杂音，后续动脉 CTA 及超声造影均显示大动脉全程及其分支有不同程度管壁增厚、管腔狭窄，因此本例患者最终诊断为大动脉炎。

在大动脉炎治疗方面，根据《中国大动脉炎诊疗指南（2023）》，激素是大动脉炎诱导缓解的基础用药。对于初发活动性大动脉炎，推荐口服泼尼松 40～60mg/d（或等效剂量的其他激素），联合使用传统合成改善病情抗风湿药进行诱导缓解治疗（包括甲氨蝶呤、霉酚酸酯、来氟米特、硫唑嘌呤、环磷酰胺、环孢菌素 A、他克莫司等）。对于经传统治疗复发的或难治性大动脉炎，可考虑使用托珠单抗、TNF 抑制剂等；托法替布或利妥昔单抗可作为托珠单抗和 TNF 抑制剂治疗失败后的二线或三线生物靶向治疗药物。

本例患者应用激素联合硫唑嘌呤治疗后，消化道溃疡均愈合，尽管 CTA 仍显示大动脉管壁增厚，但超声造影检查显示大动脉炎活动性降低，评估治疗有效，且患者存在直肠脓肿，因此未加用生物制剂治疗。

参考文献

[1] Koster MJ, Warrington KJ, Matteson EL. Morbidity and mortality of large-vessel vasculitides. Curr Rheumatol Rep, 2020, 22(12): 86.

[2] Gong EJ, Kim do H, Chun JH, et al. Endoscopic findings of upper gastrointestinal involvement in primary vasculitis. Gut Liver, 2016, 10(4): 542-548.

[3] 国家皮肤与免疫疾病临床医学研究中心（北京协和医院），中国医师协会风湿免疫专科医师分会血管炎学组，海峡两岸医药卫生交流协会风湿免疫病学专业委员会血管炎学组，等. 中国大动脉炎诊疗指南（2023）[J]. 中华内科杂志，2024，63（2）：132-152.

中国医科大学附属盛京医院

解　莹　张晓莉　田　丰

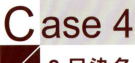

Case 4

8号染色体三体嵌合体合并难治性肠白塞病病例多学科讨论

消化科病史汇报

患者，男性，23岁，因"反复脐周疼痛半年，加重1个月"入院。

▶ 现病史

患者于半年前在无明显诱因下出现阵发性脐周疼痛，疼痛时有便意，排气后疼痛可好转，未予特殊处理。近1个月，患者感腹痛发作频繁，疼痛程度加重，伴乏力、食欲不佳、大便不成形，无呕吐，无黏液脓血便，无发热，无关节痛，来同济医院门诊就诊，以"腹痛待查"收入院。患者起病以来精神、饮食差睡眠欠佳，大便如上所述，小便正常，体力明显下降，体重近1个月减轻5kg。

▶ 既往史

患者既往有复发性口腔溃疡病史10余年，每年发作1～2次，每次溃疡发作持续1～3个月方可自行好转。2019年11月在华中科技大学同济医学院附属同济医院因"回肠穿孔＋急性阑尾炎＋急性腹膜炎"行小肠部分切除＋阑尾切除＋肠粘连松解＋剖腹探查术。

▶ 体格检查

体温36.6℃，脉搏134次/分，呼吸20次/分，血压81/68mmHg，体形消瘦。心率134次/分，律齐。口腔内可见大面积溃疡。腹软，无压痛、反跳痛。肠鸣音正常。

辅助检查

▶ 实验室检查

血常规：血红蛋白89.0g/L。肝肾功能未见明显异常。炎症指标：红细胞沉降率 66mm/h，超敏 C 反应蛋白 87.3mg/L，铁蛋白 452μg/L，IL-1β 9.4pg/mL，IL-6 37.97pg/mL，TNF-α 9.8pg/mL。抗核抗体谱阴性。ANCA 阴性。IgG$_4$ 2.69g/L。结核 T-SPOT 阴性。

▶ **肠镜**

肠镜检查（图 4-1）发现：（回肠—吻合口）进镜约 60cm 见吻合口，其上不规则大溃疡，基底凹凸不平，吻合口近端回肠可见嵴样结构，两处输出袢狭窄，其中一处普通肠镜勉强通过，通过后在近端回肠可见一不规则大溃疡；另一处因狭窄，普通肠镜无法通过。残余结肠：降结肠散在点状阿弗他溃疡，病灶间黏膜光滑。直肠：黏膜多发点状充血。考虑肠白塞病或克罗恩病可能。

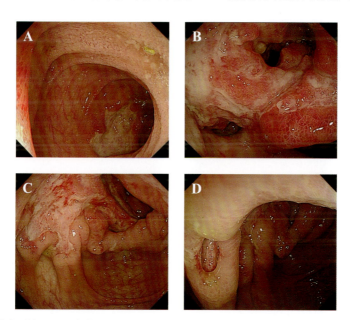

图 4-1　肠镜检查到达回肠—吻合口。图 A、B：回肠；图 C、D：吻合口

放射科多学科讨论意见

入院后进行 CTE 检查（图 4-2）：阑尾及小肠部分切除术后改变；升结肠及回肠末段、吻合口周围回肠肠壁增厚强化，肠系膜淋巴结增多、部分增大，结合病史，考虑炎症性肠病，请结合临床。

肠道 MRE（图 4-3）显示：阑尾及小肠部分切除术后改变；盲肠、回肠末段至回肠远段吻合口处水肿伴弥散受限，肠系膜淋巴结增多，吻合口宽大变形，考虑炎性病变所致，建议结合临床，治疗后复查。

肛周 MRI：可见盆腔小肠壁增厚水肿，肠系膜淋巴结增多稍大，考虑炎症性肠病，但未见明显肛瘘或肛周脓肿征象。

患者体形消瘦，回盲瓣形态失常，盲肠、回肠末段至回肠远段吻合口处水肿伴弥散受限，肠系膜淋巴结增多，吻合口宽大变形，吻合口处可见两处肠腔沟通，黏膜结构存在，局部似见盲端，宽大变形，建议结合临床及术中情况。综上所见，回盲部及回肠末段炎性改变，建议结合临床，治疗后复查。

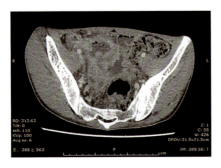
图 4-2　CTE 检查

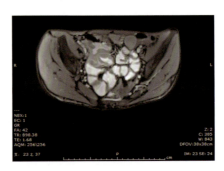
图 4-3　肠道 MRE 检查

病理科多学科讨论意见

肠镜病理检查（图 4-4）示：（回肠、吻合口）活动性肠炎伴溃疡形成，镜下未见肉芽肿及干酪样坏死，吻合口可见慢性炎症累及黏膜下神经丛，伴神经节细胞增多，请结合临床；（降结肠、直肠）黏膜可见散在慢性炎症细胞浸润，未见其他。免疫组化、特殊染色及分子检测：CMV（－），抗酸染色（－），EBER（－），TB-PCR（－）。

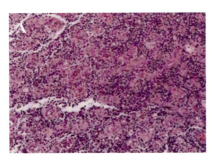
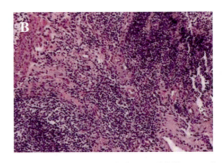

图 4-4　肠镜病理：（回肠、吻合口）活动性肠炎伴溃疡形成，镜下未见肉芽肿及干酪样坏死，吻合口可见慢性炎症累及黏膜下神经丛，伴神经节细胞增多，请结合临床；（降结肠、直肠）黏膜可见散在慢性炎症细胞浸润，未见其他

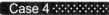

风湿免疫科多学科讨论意见

患者 IgG_4 升高（2.69g/L），但未见器官显著肿胀，肠道手术病理 IgG_4（－），现 IgG_4 相关疾病依据不足。患者口腔内大面积溃疡，既往口腔溃疡病史 10 余年，每年发作 1 ～ 2 次，每次溃疡持续 1 ～ 3 个月方可自行好转，需警惕是否有白塞病、血管炎以及其他相关遗传性疾病可能。

消化内科多学科讨论意见

患者为年轻男性，因"反复脐周疼痛半年，加重 1 个月"入院；既往有复发性口腔溃疡病史 10 余年，2019 年 11 月在华中科技大学同济医学院附属同济医院因"回肠穿孔＋急性阑尾炎＋急性腹膜炎"行小肠部分切除＋阑尾切除＋肠粘连松解＋剖腹探查术。手术病理提示：回肠末段溃疡性病变，溃疡深达深肌层，部分呈裂隙样溃疡，但未见肉芽肿性病变，溃疡周围黏膜未见慢性肠病改变。肠系膜淋巴结 6 枚反应性增生；送检阑尾呈慢性炎症改变，浆膜面可见脓性渗出物附着，未见其他。结核分枝杆菌 PCR 检测及 IgG_4 免疫组化结果均为阴性。

入院后红细胞沉降率及 C 反应蛋白等炎症指标高，血 IgG_4 轻度升高，病原体感染指标未见异常，结核 T-SPOT 阴性。影像学检查提示回肠、吻合口、回盲瓣、盲肠、升结肠等非连续性多节段性炎性病变。肠镜检查提示回肠及吻合口多发不规则大溃疡。肠镜病理可见慢性活动性炎症伴溃疡，慢性炎症累及黏膜下神经丛，伴神经节细胞增多，但未见肉芽肿及干酪样坏死，CMV、EBV、结核检测均为阴性。患者肠道多发溃疡，肠道病变主要分布在回盲部及其邻近肠段，有长期复发性口腔溃疡病史，炎症指标高，内镜下肠道可见多发不规则大溃疡，部分呈卵圆形且边界清晰，有回肠穿孔病史，以上表现均可用白塞病解释。但患者无生殖器溃疡，无皮肤损害，无眼部受累，无血管病变，病理未见典型血管炎表现。

患者口腔溃疡发病年龄小，查血炎症指标显著升高，口腔、小肠、阑尾、盲肠、结肠、直肠、肠系膜淋巴结多发炎症性病变，不能除外自身炎症性疾病，需进一步完善基因检测，首选全外显子组测序＋染色体数目异常及拷贝数变异检测。

后续检查和治疗

全外显子组检测：未检出与受检者临床表型相关的致病变异、疑似致病变异，以及与其遗传模式相符的临床意义未明变异。染色体数目异常及拷贝数变异检测：样本存在非整倍体变异，为 8 号染色体三体嵌合体（图 4-5）。

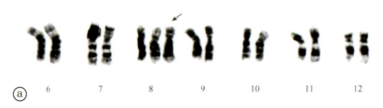

图 4-5　8 号染色体三体

患者最终诊断为 8 号染色体三体嵌合体合并白塞病。2021 年 1 月 16 日开始口服糖皮质激素 [泼尼松 1mg/（kg·d）] 并逐渐减停，同时予以全肠内营养（鼻饲肠内营养混悬液 1500mL/d）。口服糖皮质激素后，患者红细胞沉降率及 C 反应蛋白进行性下降。患者后未规律复诊。

2022 年，患者因症状再发前往外院就诊，予以泼尼松＋沙利度胺治疗，但因出现周围神经病变（双下肢麻木）停用沙利度胺，改用阿达木单抗治疗，泼尼松逐渐减量。

2023 年 7 月，泼尼松减量至 20mg/d，症状再发，来华中科技大学同济医学院附属同济医院复诊。入院后，查抗核抗体谱提示抗双链 DNA 抗体阳性，考虑阿达木单抗引起类狼疮反应，遂停用阿达木单抗，泼尼松剂量增加至 30mg/d，加用硫唑嘌呤 50mg qd ＋英夫利昔单抗规律使用，逐渐减停泼尼松。

2023 年 10 月，患者复诊评估病情，抗双链 DNA 抗体转阴，肠镜检查提示吻合口巨大溃疡，考虑硫唑嘌呤＋英夫利昔单抗（AZA ＋ IFX）未控制病情，请风湿免疫科会诊。建议予以环磷酰胺治疗，患者拒绝，要求继续应用 AZA ＋ IFX 治疗。

2024 年 6 月，患者脐部流出肠内容物，考虑肠皮瘘。6 月 18 日，患者来同济医院急诊行 CT 检查：脐水平至膀胱上方水平可见肠内容物及气体影，与部分小肠、前腹壁及膀胱分界不清，考虑小肠瘘；下腹部部分小肠肠壁增厚，肠间隙显示不清，伴小肠梗阻；膀胱壁增厚。考虑应用 AZA ＋ IFX 控制原发病效果不佳导致小肠梗阻伴小肠瘘，在予以全肠内营养（鼻饲肠内营养混悬液 2000mL/d）的同时，自 7 月 12 日开始换用乌帕替尼 45mg/d 控制原发病。后续在随访治疗中。

总　结

该患者临床表现符合白塞病（Behcet's disease，BD），包括复发性口腔溃疡、肠道多发溃疡，血液中炎症指标高，内镜下肠道溃疡部分呈卵圆形且边界清晰，影像学检查提示受累肠段主要为回盲部，有回肠穿孔病史。

白塞病是一种多系统炎症性疾病，通常表现为复发性口腔和生殖器溃疡，以及复发性葡萄膜炎。白塞病的病变核心是血管炎，可累及所有血管，包括大、中、小动脉和静脉，表现为系统性疾病，主要表现为反复口腔溃疡、生殖器溃疡、眼炎、皮肤损害，也可累及神经系统、消化道、关节、肺、肾、附睾等，其特征为病灶迁延不愈，伤口不易愈合，可出现坏死及无菌性脓肿等。

白塞病的肠道溃疡多出现于口腔溃疡发生 4～6 年，溃疡可累及全消化道，多在回盲部及其附近，病情严重者可发生双溃疡，即在回盲部可见巨大深溃疡，在距离大溃疡较近的回肠处可见较小而浅的溃疡。内镜下缺乏鹅卵石征及阿弗他溃疡等表现。典型的肠道白塞病溃疡主要有以下特征：数量≤5 个，位于回盲部，呈卵圆形，深且边界清晰，不融合。

白塞病在活动期可引起程度不等的贫血，此时临床医生不仅要考虑患者处于白塞病活动期，还要考虑其合并血液系统疾病的可能。骨髓增生异常综合征（myelodysplastic syndrome，MDS）是起源于造血干细胞的一组异质性髓系克隆性疾病，常见于 50 岁以上男性，特点是髓系细胞（粒细胞、红细胞、巨核细胞）分化及发育异常，表现为无效造血、难治性血细胞减少、造血功能衰竭，有向急性髓系白血病转化的高风险。患者在早期通常没有任何症状，之后的症状可能包括感觉疲劳、呼吸急促、容易出血或频繁感染等。骨髓增生异常综合征可发生于白塞病确诊之前或之后。另外，白塞病还可合并急性白血病、恶性淋巴瘤、恶性组织细胞病等血液系统疾病。另外，如果骨髓增生异常综合征患者反复出现口腔溃疡、外阴溃疡、消化道溃疡，应警惕白塞病发生的可能。文献报道，在白塞病－骨髓增生异常综合征（BD-MDS）患者和部分肠道白塞病患者中检测出 8 号染色体三体。完全 8 号染色体三体通常是一种早期致死性疾病，会对发育中的胎儿造成严重影响，并可能导致流产。而 8 号染色体三体嵌合体并不那么严重，核型异常细胞比例低的个体可能表现出相对轻微的生理异常和发育迟缓。症状的类型和严重程度取决于 8 号染色体三体细胞与正常细胞的类型和比例。8 号染色体三体在 BD-MDS 患者中很常见。肠道溃疡在 BD-MDS 患者中很常见。BD-MDS 患者的回盲部溃疡比没有骨髓增生异常综合征的白塞病患者更常见。BD-MDS 患者中，女性和老年人的比例更高；出现发热和肠道病变；白细胞计数、血红蛋白、血小板计数较低；并且 C 反应蛋白和红细胞沉降率比没有骨髓增生异常综合征的白塞病患者高。文献报道，8 号染色体三体可能是白塞病合并骨髓增生异常综合征尤其是出现消化道症状患者的有特殊意义的遗传学背景。8 号染色体三体的白塞病患者常合并肠道广泛多发溃疡，早期内镜下表现为边界清晰、基底平坦干净的类圆形溃疡，形态学较为典型，具有诊断价值。

细胞遗传异常，特别是 8 号染色体三体，可能在 BD-MDS 患者肠道病变的发病机制中发挥作用。白塞病合并 8 号染色体三体的骨髓增生异常综合征患者易发生肠道病变，常规药物疗效欠佳，易反复发生穿孔等严重并发症。8 号染色体上有多种涉及免疫和炎症反应（如 IL-6、IL-7、IL-10、TGF-β 及其受体，TNF 受体超家族以及 TRAIL 受体 2 等）的基因，这些基因编码促炎性细胞因子的过度表达，引起组织损伤。文献报道，糖皮质激素、沙利度胺、环孢素、抗 TNF-α 单抗、造血干细胞移植等可以同时缓解肠道 BD-MDS 患者的血液学异常和肠道溃疡。

总而言之，在临床表现不能用常见病解释的情况下，需要考虑罕见病的可能，必要时行基因检测及染色体检测。对罕见病例应进行详细的体格检查并追问病史，找出可能的诊断方向；并且应与相关科室密切合作，发现易忽略的诊断重点，排除其他可能诊断，从而制定最佳的治疗方案。

参考文献

[1] Shen Y, Ma HF, Luo D, et al. High incidence of gastrointestinal ulceration and cytogenetic aberration of trisomy 8 as typical features of Behçet's disease

associated with myelodysplastic syndrome: a series of 16 consecutive Chinese patients from the Shanghai Behçet's disease database and comparison with the literature [J]. Biomed Res Int, 2018, 2018: 8535091.

[2] Toyonaga T, Nakase H, Matsuura M, et al. Refractoriness of intestinal Behçet's disease with myelodysplastic syndrome involving trisomy 8 to medical therapies – our case experience and review of the literature [J]. Digestion, 2013, 88(4): 217-221.

[3] Esatoglu SN, Hatemi G, Salihoglu A, et al. A reappraisal of the association between Behçet's disease, myelodysplastic syndrome and the presence of trisomy 8: a systematic literature review [J]. Clin Exp Rheumatol, 2015, 33(6 Suppl 94): S145-S151.

[4] Kimura M, Tsuji Y, Iwai M, et al. Usefulness of adalimumab for treating a case of intestinal Behçet's disease with trisomy 8 myelodysplastic syndrome [J]. Intest Res, 2015, 13(2): 166-169.

[5] Yilmaz U, Ar MC, Esatoglu SN, et al. How to treat myelodysplastic syndrome with clinical features resembling Behçet syndrome: a case-based systematic review [J]. Ann Hematol, 2020, 99(6): 1193-1203.

华中科技大学同济医学院附属同济医院

韩　健　肖　芳

Case 5

IL-10RA 基因变异溃疡性结肠炎病例多学科讨论

儿科病史汇报

患儿，男性，10 岁 3 个月因"便血、腹痛 2 个月，发热 5 天"入院。

入院前 2 个月（2019 年 2 月），患儿出现便血，表现为黄色糊状便，带少许血液，偶有黏液，1 ～ 2 次 / 日，严重时增至 5 ～ 7 次 / 日；伴有阵发性腹痛，以脐周及下腹部为著，程度不剧，无发热。当地医院对症治疗效果不佳。入院前 5 天，患儿出现发热，体温波动于 38.0 ～ 39.2℃。发病近 2 个月来，患儿体重下降 4kg。无肛周脓肿，无反复口腔溃疡，无皮疹，无关节肿。为进一步治疗入院。

▶ 体格检查

体温 38.4℃，脉搏 100 次 / 分，呼吸 24 次 / 分，血压 100/70mmHg，体重 21kg。神志清晰，精神欠佳，面色苍白，中度贫血貌，皮肤黏膜正常，口腔黏膜可见浅溃疡，咽部充血，扁桃体 I° 肿大。心肺未见明显异常。腹壁柔软，剑突下及下腹部压痛阳性，无反跳痛，无肝脾大，肠鸣音 5 次 / 分。

▶ 辅助检查

血常规：白细胞计数 13.59×10^9/L，中性粒细胞百分率 61.1%，淋巴细胞百分率 22.4%，血红蛋白浓度 81g/L，血小板计数 722×10^9/L，C 反应蛋白 109.74mg/L，超敏 C 反应蛋白 > 10mg/L，红细胞沉降率 132mm/h，白蛋白 27.4g/L。粪常规：白细胞（＋＋＋），红细胞（＋＋＋），隐血（＋）。抗中性粒细胞胞浆抗体：甲醛敏感型 pANCA（＋）。粪艰难梭菌毒素检测（＋）。多次粪培养（－）。

CT 检查：（腹部）升结肠、回盲部、回肠末段肠壁增厚水肿；胸部未见异常。

结肠镜检查（图 5-1）提示：全结肠弥漫性黏膜水肿，可见广泛大小不一的黏膜缺损，上覆白苔，取材质脆。肠黏膜组织活检病理：（回盲部）黏膜活动性炎；（横结肠、乙状结肠、直肠）黏膜慢性炎症急性活动伴糜烂。免疫组化结果显示：CMV（—），EBER 原位杂交（—），抗酸染色（—）。

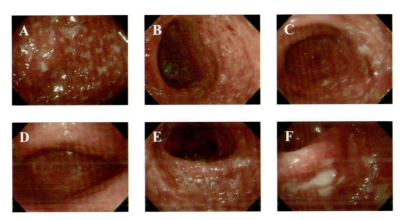

图 5-1　全结肠弥漫性黏膜水肿，可见糜烂，上覆白苔。图 A：阑尾内口；图 B：升结肠；图 C：横结肠；图 D：降结肠；图 E：乙状结肠；图 F：直肠

儿科多学科讨论意见

患儿起病年龄较小，需要完善全外显子组检测。后续基因检测：*IL-10RA*（IL-10 受体 α 亚基）基因上存在 *c.301C > T（p.R101W）* 和 *c.502G > A（p.E168K）* 复合杂合变异，来源于母亲（图 5-2）。

A. *IL 10RA* 基因 *c.301C > T（p.R101W）* 杂合变异，母源：

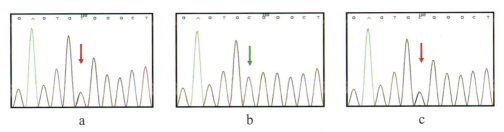

| a | b | c |

受检者 *IL 10RA* 基因 *c.301C > T* 突变 Sanger 测序家系验证结果。a. 受检者；b. 受检者父亲；c. 受检者母亲

图 5-2　*IL-10RA* 基因上杂合变异，来源于母亲

B. *IL 10RA* 基因 *c.502G ＞ A*（*p.E168K*）杂合变异，父源：

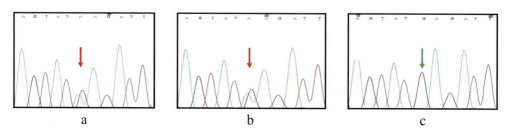

受检者 *IL 10RA* 基因 *c.502G ＞ A* 突变 Sanger 测序家系验证结果。a. 受检者；b. 受检者父亲；c. 受检者母亲

图 5-2（续）

消化科多学科讨论汇总意见

　　患儿主要表现为反复发热、便血、腹痛，病程中有肛周病变、口腔溃疡；夜间症状明显；贫血，血小板计数明显升高；结肠镜检查提示全结肠广泛溃疡形成；发病年龄 10 岁余，基因检测提示 *IL-10RA* 可疑致病突变。排除其他感染性疾病（如肠结核等）后，考虑诊断 *IL-10RA* 基因变异溃疡性结肠炎。

　　本病例需要鉴别诊断以下情况。

　　（1）肠道感染性疾病：患儿以腹痛、黏液血便、发热为主要表现，需考虑肠道感染性疾病的可能；但患儿有肛周病变、口腔溃疡，反复查粪培养阴性，抗感染治疗欠佳，故不支持。

　　（2）克罗恩病：患儿有肛周病变、口腔溃疡，胶囊内镜检查提示回肠末段浅溃疡，结肠镜示纵形裂隙状深大溃疡，需考虑克罗恩病可能；但患儿结肠镜检查所示仍以广泛结肠病变为主，且纵形深大溃疡之间的黏膜仍有异常，故考虑重型溃疡性结肠炎所致，且黏膜病理未见典型非干酪样肉芽肿等，故不支持克罗恩病诊断。

最终诊断

　　IL-10RA 基因变异相关溃疡性结肠炎。

后续治疗和随访

予以肠内营养及美沙拉秦（0.5g bid）治疗 12 天，病情渐加重。静脉滴注甲泼尼龙琥珀酸钠（1mg/kg），治疗 1 周仍未见明显好转。复查结肠镜提示乙状结肠广泛大小不一的纵形裂隙状深大黏膜缺损，上覆白苔。2019 年 5 月，予以英夫利昔单抗 100mg（5mg/kg）治疗，因英夫利昔单抗药物浓度低，故第 4 次英夫利昔单抗加量至 200mg（9.5mg/kg）维持治疗。英夫利昔单抗维持治疗 1 年余期间，患儿症状反复，予以缩短治疗周期等调整后，病情仍有反复，考虑继发性失应答。2020 年 9 月，予以阿达木单抗 80mg 皮下注射；2 周后，皮下注射 40mg；之后，皮下注射 20mg 维持，每 2 周 1 次按序治疗；后因疗效欠佳调整为 40mg 维持治疗，每 2 周 1 次。2021 年 4 月，在阿达木单抗治疗 7 个月后随访，患儿体温正常，排稀糊样便 3 ～ 4 次 / 日，偶有少量血丝，复查结肠镜提示结肠溃疡性病变较前好转，但患儿病情仍有反复。2021 年 4 月 25 日，换用乌司奴单抗 130mg 静脉滴注治疗；2 个月后，予以乌司奴单抗 90mg 皮下注射，每 2 月 1 次维持治疗。乌司奴单抗治疗 6 个月随访，大便黄色稀糊样，3 ～ 5 次 / 日，偶有血丝，体重上升 9kg，但炎症指标仍高，且内镜下仍有溃疡存在，于 2021 年 12 月联用托法替布 1 年后停药。后乌司奴单抗维持治疗至今。末次随访时间 2024 年 6 月，复查肠镜黏膜愈合，大便成形，炎症指标正常。

讨　论

该患儿为学龄期男孩，病程中以反复腹痛、黏液血便、发热为主要表现。患儿发病年龄小，病程中炎症性肠病分型困难、治疗效果欠佳，完善相关基因检测提示 *IL-10RA* 可疑致病突变。*IL-10RA* 突变的溃疡性结肠炎病例最早是由 Glocker 等报道的。目前，国内外已有许多关于 IL-10 或 IL-10RA 等基因突变引起的溃疡性结肠炎病例的报道。该类疾病的特点有发病年龄小（年龄＜ 6 岁），病变广泛，更易合并感染及肛周病变，治疗效果及预后较差等。因此，当患儿溃疡性结肠炎临床表现不典型、分型困难、治疗效果欠佳时，完善基因检测或可帮助诊断。同时，在炎症性肠病病程中，尤其是生物制剂使用过程中，应动态监测病情变化及生物制剂药物浓度，以指导治疗，并及时调整治疗方案、合理转换治疗。目前，阿达木单抗、乌司奴单抗、托法替布仍无儿童溃疡性结肠炎治疗的适应证，在治疗前应与家长充分沟通并签署知情同意书。未来，这些药物在儿童溃疡性结肠炎治疗中的应用仍需高质量临床研究并积累更多的经验。

参考文献

[1] Glocker EO, Kotlarz D, Boztug K, et al. Inflammatory bowel disease and mutations affecting the interleukin-10 receptor [J]. N Engl J Med, 2009, 361(21): 2033-2045.

[2] 陈丹，陈洋，章里西，等 . 白细胞介素 10 受体 A 基因变异相关炎症性肠病合并感染性肠炎 [J]. 中华消化杂志，2018，38（11）：783-786.

空军军医大学附属西京医院

梁　洁

西安市儿童医院

王风范　韩亚楠

Case 6

回盲部溃疡伴腹部包块病例多学科讨论

消化科病史汇报

患者，女性，52岁，因"右下腹不适2年余，右肋下包块3个月"于2024年4月30日入院。

2021年年底，患者在无明显诱因下出现右下腹不适，进食后明显，平躺半小时可缓解，未诊治。

2022年12月，患者右下腹部不适加重，伴盗汗，至外院就诊。查血常规：白细胞计数$6.8×10^9$/L，血红蛋白62g/L，血小板计数$431×10^9$/L。血生化：白蛋白25.9g/L，超敏C反应蛋白112.53mg/L，红细胞沉降率31mm/h，余大致正常。凝血功能：D-二聚体5mg/L，活化部分凝血活酶时间31.8s。自身抗体：抗核抗体（ANA）（＋），抗SSA抗体（＋），抗JO-1抗体（＋）。肿瘤标志物正常。胸部CT检查示：右下肺门增粗，双侧胸腔积液及腹腔积液。行胸腔穿刺置管引流出1200mL黄色液体，胸水李凡他试验（＋），细胞数1525个/L，单核细胞89%，总蛋白48g/L，白蛋白20.3g/L。结肠镜：盲肠、升结肠见直径3cm溃疡病灶，周边黏膜增生。病理：（升结肠）黏膜慢性炎症，伴少量炎性肉芽及坏死组织。予以对症治疗，症状无好转。

2023年3月23日，患者至外院就诊。查血常规，血红蛋白89g/L。结核感染T细胞斑点试验（T-SPOT.TB）、结核菌素（PPD）试验（＋）。免疫：C4 0.45g/L，IgG 17.74g/L，ANA核颗粒型1∶320，抗SSA抗体、抗Ro-52抗体均为阳性。腹增强CT检查：盲肠、升结肠肠壁局限性增厚及腹腔积液。结肠镜检查：进镜70cm至肝曲示溃疡型病变，肠腔狭窄，无法继续进镜。病理活检：黏膜慢性炎伴坏死，见少量肉芽肿及多核巨细胞，结核分枝杆菌PCR

（＋），分枝杆菌菌种鉴定（结核分枝杆菌复合群 MTC ＋）。诊断为肠结核、结核性胸膜炎、腹膜炎。于 2023 年 4 月开始给予抗结核治疗（利福平 0.45g qd、异烟肼 0.3g qd、乙胺丁醇 0.75g qd、吡嗪酰胺 0.5g tid、左氧氟沙星 0.5g qd），其间出现不完全性肠梗阻，经禁食补液治疗后好转，后继续抗结核治疗。后因肠梗阻复发住院，多次调整抗结核方案。2023 年 7 月，予利福喷汀 0.45g w2d、异烟肼 0.3g qd、乙胺丁醇 0.75g qd、左氧氟沙星 0.5g qd。2024 年 1 月，停用左氧氟沙星，维持其余药物治疗至本次入院。

2024 年 2 月，患者在无明显诱因下发现右上腹部可触及直径约 2cm 的包块，后逐渐增大至 10cm，伴间断性疼痛（NRS 评分 8 ～ 9 分），与体位及活动有关，咳嗽时加重。为明确病因，收入我院。病程中，患者精神、睡眠、食欲尚可，大便 1 次 / 日，解黄色成形软便；体重在抗结核治疗前下降 5kg，近 1 年增加 3kg。

▶ **既往史**

贫血 10 余年，血红蛋白低至 60 ～ 70g/L，曾输血治疗。否认结核接触史。

▶ **体格检查**

生命体征平稳，BMI 17.67kg/m²，浅表淋巴结未触及，右侧肋下、锁骨中线处可及一包块（图 6-1），直径约 10cm，有波动感，表面皮肤不红，皮温不高，有轻压痛，其余部位无压痛、反跳痛及肌紧张。

▶ **入院后辅助检查**

血常规：白细胞计数 $5.38×10^9$/L，中性粒细胞百分率 72.6%，血红蛋白 96g/L。凝血功能：凝血酶原时间

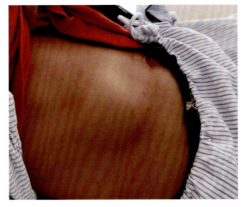

图 6-1 患者入院查体显示右上腹包块（2024 年 4 月 30 日）

12.7s，纤维蛋白原 5.02g/L，活化部分凝血活酶时间 45.3s。炎症指标：超敏 C 反应蛋白 29.19mg/L，红细胞沉降率 104mm/h。ANA（＋）H 1 ∶ 320，抗 SSA 抗体（＋），抗 rRNP 抗体（＋），抗 Ro52 抗体（＋）。血清蛋白电泳：M 蛋白（＋）。

腹盆增强 CT 检查（图 6-2）提示：肝外缘囊性灶，考虑包裹性积液，双

肾多发囊肿，盆腔少量积液及回盲部结肠肠壁增厚。

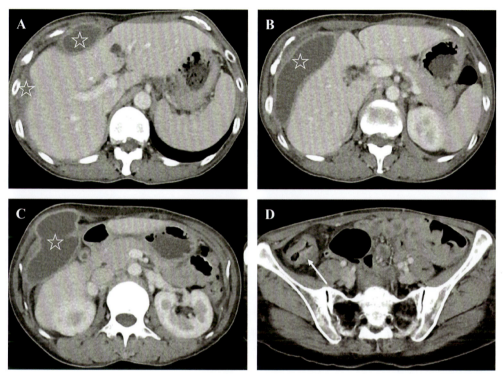

图 6-2　腹盆增强 CT 检查（2024 年 4 月 30 日）。图 A～C：右侧膈下、腹壁下囊性病变（☆），形态不规则，最大截面约为 102mm×45mm，囊内容物 CT 值约为 25HU，壁厚约 2mm，中度强化，未见明显分隔或壁结节，病变局部穿透右前下腹壁达皮下脂肪层。图 D：回盲部肠壁增厚（箭头所示），轻度强化，回盲瓣略狭窄

　　结肠镜检查（图 6-3）提示：盲肠挛缩伴白色瘢痕改变，偶见炎性息肉，阑尾开口显示不清。回盲瓣口变形伴狭窄，内镜难以通过，瓣口处可见 1 枚炎性息肉。

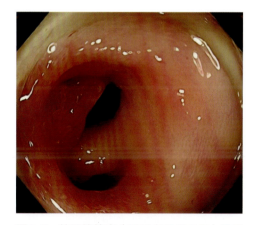

图 6-3　结肠镜检查（2024 年 5 月 8 日）显示回盲瓣变形伴狭窄，瓣口处可见炎性息肉

▶ 诊疗经过

行腹部包块穿刺引流术，可见黄色脓性液体（图6-4）。引流液抗酸染色、细菌涂片、细菌培养、药敏、真菌涂片、真菌培养、药敏、奴卡氏菌涂片（-）；引流液 Xpert 结核分枝杆菌复合群（+）；结核/非结核分枝杆菌核酸测定：结核分枝杆菌（+）。考虑结核冷脓肿。

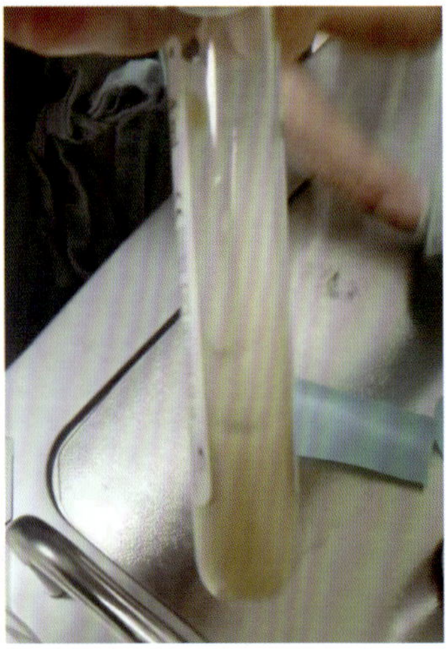

图 6-4　腹部包块穿刺液呈黄色脓性液体

放射科多学科讨论意见

患者腹盆增强 CT 检查（图 6-2）可见右侧膈肌下方及腹壁下病变呈囊性，形态不规则，各囊内容物相通，病变无明显分隔或壁结节，囊壁厚薄均匀，中度强化，考虑膈下、右侧腹壁下脓肿可能性大，脓肿内无明显分隔，且接近体表，可穿刺抽取脓液进行培养。回盲部肠壁增厚，范围较局限，与腹壁下病变不相连，病变节段短，用一元论解释倾向于感染性病变。此例不考虑克罗恩病。克罗恩病多为多节段病变，病变节段长度较长，脓肿通常与肠瘘相关，且少有巨大囊性包裹，此例不符。

病理科多学科讨论意见

2024 年 5 月 8 日，患者在北京协和医院接受结肠镜下回肠末段黏膜活检，病理提示小肠黏膜显急性及慢性炎，隐窝结构不规则，伴炎性渗出及肉芽组织形成。特殊染色：抗酸 -TB（-），弱抗酸染色（-）。从组织病理学看，病变呈慢性炎症表现，但具体病因难以确定，需结合临床与感染、炎症性肠病等相鉴别。

感染科多学科讨论意见

患者以腹部不适伴盗汗起病，回盲部、升结肠溃疡，并有胸腔积液、腹腔积液。起病时，结肠镜活检病理支持结核病，抗结核治疗规范。本次入院时，患者已经抗结核治疗 1 年，肠镜下溃疡愈合，回盲部呈瘢痕改变，提示抗结核治疗有效，进一步确定肠结核诊断。因此，从一元论角度，首先考虑腹部包块与结核病相关，需考虑结核冷脓肿。穿刺引流留取病原学证据有助于明确诊断。另需考虑其他病因所致肠瘘、腹腔脓肿，如克罗恩病等，但影像学证据不支持。穿刺引流液为脓性液体，结核分枝杆菌核酸检测（Xpert）：结核分枝杆菌复合群（＋）；结核/非结核分枝杆菌核酸测定：结核分枝杆菌（＋）。考虑结核冷脓肿诊断明确。建议在充分引流的基础上，应用利福喷汀 0.45g w2d、异烟肼 0.3g qd、乙胺丁醇 0.75g qd、吡嗪酰胺 0.5g tid 抗结核治疗，必要时考虑进行清创手术以促进脓腔清除和愈合。

风湿免疫科多学科讨论意见

患者多次查自身免疫性抗体呈阳性，包括 ANA、抗 SSA 抗体等，但患者缺乏典型的多系统受累临床表现，诊断系统性结缔组织病的证据不足，不除外感染、药物或其他因素诱发的免疫反应及自身抗体产生。建议继续随诊观察。

血液科多学科讨论意见

患者实验室检查提示活化部分凝血活酶时间延长，M 蛋白呈阳性。可行凝血功能血浆纠正试验；如不能纠正，需考虑存在非特异性凝血因子抑制物的可能。根据现有病史及检查结果，考虑 M 蛋白相关的凝血异常可能。M 蛋白可能为结核感染相关的单克隆免疫球蛋白血症，目前无浆细胞病相关证据。患者 M 蛋白处于低水平，暂无须额外治疗或干预，可在治疗中定期监测凝血功能、M 蛋白水平等。

最终诊断及后续治疗

结核感染，右上腹壁结核冷脓肿，肠结核，回盲部狭窄，结核性浆膜炎。

患者出院后 3 个月随诊，体重增加 2kg，病情稳定，未再发腹部包块，继续维持抗结核治疗。

总 结

该患者为中年女性，以右下腹部不适起病，伴盗汗，双侧胸腔积液，回盲部溃疡在外院病理活检提示结核分枝杆菌阳性。诊断结核病，抗结核治疗后内镜下溃疡愈合，新发腹部进行性增大囊性包块。穿刺引流见黄色脓性液体，结核分枝杆菌核酸测定阳性，最终诊断结核冷脓肿。经抗结核四联治疗，包块明显减小。

结核冷脓肿（tuberculous cold abscess）是结核分枝杆菌导致且未伴随急性炎症反应（如红肿、发热等）的脓肿，通常表现为缓慢发展的脓液积聚。这类脓肿的形成机制主要与结核感染以及局部血液循环障碍有关。结核感染时，结核分枝杆菌引发的炎症反应通常较为轻微，因此局部反应较为缓慢，表现为冷脓肿。结核冷脓肿常见于骨与骨结合处，尤其是脊柱等部位，通常伴随大量脓液、结核性肉芽组织、坏死组织（如干酪样物质）积聚等。其独特之处在于，其不像典型脓肿那样伴有急性炎症表现，而是逐渐累积脓液并形成薄包膜，影响周围组织。这些脓肿通常生长缓慢，且不伴有蛋白酶等分解酶的释放，而是通过韧带扩展，尤其在脊柱旁的组织中常见。

在抗结核治疗过程中，冷脓肿的发生被视为一种悖论性反应。尽管抗结核药物能够清除结核分枝杆菌，但结核分枝杆菌在死亡过程中所释放的细胞壁成分、菌体蛋白和其他代谢产物仍然可能引发局部免疫反应。特别是在免疫功能低下的患者中，由于免疫系统无法迅速有效地清除这些细菌残留物，导致它们在局部组织中积聚，引发轻度的免疫反应，并形成结核冷脓肿。

因此，结核冷脓肿的发生不仅与结核本身的慢性、低度炎症反应有关，还与抗结核治疗过程中细菌死亡后释放的免疫刺激物质密切相关。在抗结核治疗过程中，临床上需要密切监测结核冷脓肿的发生，并根据患者的免疫状态及时调整治疗方案。

参考文献

[1] Jackson R, Stephens L, Kelly AP. Cold subcutaneous abscesses [J]. J Natl Med Asso, 1990, 82: 733-736.

[2]　Garg RK, Somvanshi DS. Spinal tuberculosis: a review [J]. J Spinal Cord Med, 2011, 34: 440-454.

[3]　Shetty A, Kanna RM, Rajasekaran S. TB spine—Current aspects on clinical presentation, diagnosis, and management options [J]. Semin Spine Surg, 2016, 28.3: 150-162.

[4]　夏照华，宁新忠，王海江，等．胸壁结核性冷脓肿的外科治疗 [J]．临床肺科杂志，2015，20（3）：429-431.

北京协和医院

李　玥

清华大学医学院

罗钦桓

Case 7

溃疡性结肠炎合并肠道外皮肤表现病例多学科讨论

消化科病史汇报

患者，男性，24岁，主诉"反复解黏液脓血便4年余"。

2018年3月初，患者在无明显诱因下出现腹泻，多时达10余次/日，便前隐痛、便后缓解，伴黏液血便，有间断肛周肿痛。无发热，无恶心、呕吐。先后使用左氧氟沙星、头孢替安及止泻药等治疗，效果不佳。当地查粪常规示有大量白细胞及红细胞。2018年3月中旬，外院肠镜检查（图7-1）提示：进镜至乙状结肠－降结肠交界处，所见肠道黏膜脆性增加，弥漫性充血及糜烂，血管纹理消失。镜下诊断：溃疡性结肠炎？病理示乙状结肠慢性炎并急性炎，个别腺体见隐窝脓肿形成，部分腺体呈腺瘤样增生并轻度不典型增生。肛周B超示肛周低回声区，考虑肛周脓肿。2018年3月底，行肛周脓肿切开引流术。术后伤口愈合良好。2018年4月，患者来上海交通大学医学院附属仁济医院就诊入院。

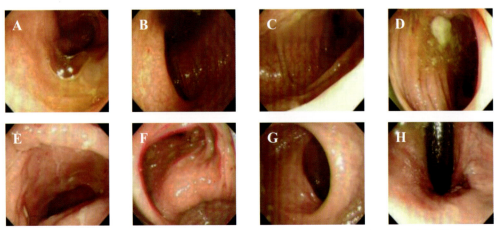

图7-1 结肠充血糜烂，以乙状结肠近段至横结肠中段为主。图A：回肠末段；图B：回盲部；图C：升结肠；图D：横结肠；图E：降结肠；图F：乙状结肠；图G：直肠；图H：反看肛门

▶ **入院查体**

体温 36.7℃，脉搏 70 次 / 分，呼吸 16 次 / 分，血压 69/101mmHg。

▶ **实验室检查**

白细胞计数 $14.58 \times 10^9/L$，嗜中性粒细胞百分率 74.9%，淋巴细胞百分率 15.8%，总蛋白 58.5g/L，白蛋白 29.4g/L，前白蛋白 180.10mg/L，肌酐 99.0μmol/L，胰淀粉酶 126U/L，淀粉酶 172U/L，脂肪酶 261U/L。糖类抗原 CA19-9 47.40U/mL，糖类抗原 CA125 14.60U/mL。粪便常规：红细胞 10～15/HP，白细胞 3～5/HP，粪隐血试验（＋），粪转铁蛋白（＋）。粪培养（－），艰难梭菌抗原（－），艰难梭菌毒素（－）。IgG 20.60g/L（↑），IgA 3.26g/L，IgM 0.59g/L，IgG_4 1.350g/L。自身免疫性抗体：ANA 均质 1 ∶ 320（＋）↑，抗线粒体抗体（AMA）（－），抗平滑肌抗体（ASMA）（－），抗 SSA-Ro52（－），可溶性肝抗原 / 肝胰抗原（SLA/LP）（－），肝溶质抗 1 型抗原（LC-1）（－），抗肝肾微粒体抗体（LKM-1）（－），糖蛋白 210（gp210）（－），早幼粒细胞白血病蛋白（PML）（－），斑点蛋白（Sp100）（－），2- 丙酮酸脱氢酶（M2-3E）（－），抗线粒体 -M2 型抗体（－），F-Actin 12.0U。抗心磷脂抗体：抗心磷脂抗体 IgA 1.62APL/mL，抗心磷脂抗体 IgM 0.85MPL/mL，抗心磷脂抗体 IgG 1.87GPL/mL。ENA 系列：抗 Sm（－），抗 U1RNP（－），抗 SSA-Ro52（－），抗 SSA-Ro60（－），抗 SSB/La（－），抗 Jo-1（－），抗 scl-70（－），抗核糖体 P- 蛋白抗体（－），抗组蛋白抗体（－），抗着丝点蛋白 B 抗体（－），抗 PM-ScI 抗体（－），抗增殖细胞核抗原抗体（－），抗 ds-DNA 正常，抗核小体抗体正常。

放射科多学科讨论意见

2018 年 4 月，肠道 CT 检查（图 7-2）提示：未见明显器质性异常，胰腺饱满伴强化欠均匀，请结合临床进一步检查，建议做上腹部 MR 增强检查。

上腹部 MR 增强及腹部 MRCP：胰腺饱满、胰腺实质不均匀强化及弥散受限，胰周少许渗出；胆道系统器质性病变影像学依据暂不充分。

放射科意见：建议行胰腺超声内镜检查排除自身免疫性胰腺炎。

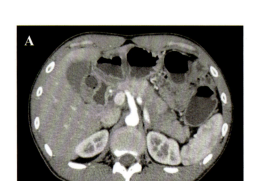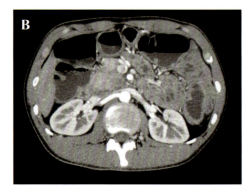

图 7-2　肠道 CT 检查。图 A：未见明显器质性异常；图 B：胰腺饱满伴强化欠均匀

后续治疗及随访

进一步至外院行超声胃镜：胰腺肿大（自身免疫性胰腺炎？）；肛瘘 MRI 显示括约肌间型肛瘘（内口位于截石位约 6 点钟方向）。综合多学科意见诊断为溃疡性结肠炎（全结肠型，活动期），自身免疫性胰腺炎，括约肌间型肛瘘。给予甲泼尼龙琥珀酸钠 40mg qd 静滴治疗 1 周后，改为泼尼松 35mg 口服治疗，并以 2 周减 5mg 规律减量，患者黏液脓血便明显好转。

约 6 个月后，患者泼尼松减至 5mg qd 时，出现反复中上腹痛伴大便带血，再次入院。肠镜检查（图 7-3）显示：全结肠弥漫性充血、水肿伴有糜烂，黏膜脆性增加，表面有脓性分泌物，提示溃疡性结肠炎（全结肠型，活动期）。

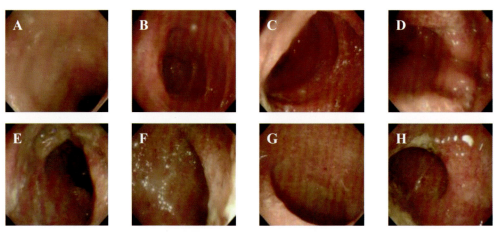

图 7-3　全结肠弥漫性充血、糜烂，黏膜脆性增加，溃疡性结肠炎重度。图 A：回肠末段；图 B：回盲部；图 C：升结肠；图 D：横结肠；图 E：降结肠；图 F：乙状结肠；图 G、H：直肠

腹部 CT 平扫提示直肠、乙状结肠及降结肠肠壁略增厚；胰腺形态稍饱满，周围脂肪间隙欠清；盆腔积液。尿淀粉酶 233U/L（↑）；胰淀粉酶三项：胰淀粉酶 102U/L（↑），血淀粉酶 132U/L（↑），脂肪酶 261U/L（↑）。考虑溃疡性结肠炎复发，自身免疫性胰腺炎活动。由于患者激素依赖，将泼尼松加量至 20mg qd 并加用英夫利昔单抗 0.3g 治疗。治疗后，患者血便次数明显减少。

患者使用英夫利昔单抗治疗后唇炎加重，请皮肤科开展多学科讨论。

皮肤科多学科讨论意见

目前，患者唇炎（图 7-4）要考虑是与溃疡性结肠炎疾病本身相关，还是与英夫利昔单抗治疗相关。由于患者治疗后肠道症状明显好转，需要确定唇炎是否与英夫利昔单抗使用相关，建议首先考虑换药。

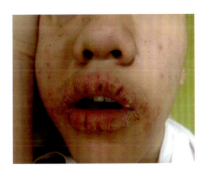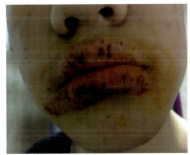

图 7-4 唇炎，均为用英夫利昔单抗后，并且对比有加重

调整用药治疗及随访

停用英夫利昔单抗，改用阿达木单抗，患者唇炎稳定，无腹痛及便血症状。1 年后复查肠镜（图 7-5），患者外院肠镜显示已经接近缓解。

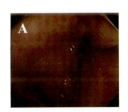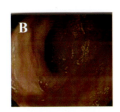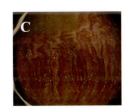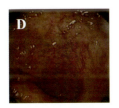

图 7-5 回肠末段未见异常，仅直肠可见点状糜烂和充血

总　结

该病例的诊治过程较为曲折，其中溃疡性结肠炎合并自身免疫性胰腺炎。自身免疫性胰腺炎由免疫系统对自身组织产生异常反应导致。自身免疫性胰腺炎的治疗目标是减轻炎症、缓解疼痛、改善胰腺功能，并防止并发症的发生。类固醇药物（如甲泼尼龙和泼尼松）通常被用来抑制免疫系统的过度反应，减轻炎症和疼痛。此外，其他免疫抑制剂（如硫唑嘌呤、环孢菌素等）也可以用于严重的病例。

在本例患者，英夫利昔单抗也可能部分有效。英夫利昔单抗是一种生物制剂，被用于治疗克罗恩病和溃疡性结肠炎等疾病。尽管它被认为是相对安全和有效的药物，但仍然存在发生一些不良事件的风险。英夫利昔单抗可以影响免疫系统，因此可能引起免疫相关的不良反应，如感染、发热、咳嗽、咽喉痛等。有报道称，使用英夫利昔单抗后可能出现皮肤反应，包括红肿、瘙痒、皮疹等。在罕见的情况下，可能会发生严重的过敏反应或皮肤溃疡。在这种情况下，建议转换治疗，可以选择同种 TNF 单抗的转换或者不同信号途径药物的转换，理论上，不同信号途径药物转换的安全性更高。

参考文献

[1] Yu ZQ, Bai XY, Ruan GC, et al. Autoimmune pancreatitis associated with inflammatory bowel diseases: a retrospectively bidirectional case-control study in China [J]. J Dig Dis, 2023, 24(8-9): 452-460.

[2] Fréling E, Baumann C, Cuny JF, et al. Cumulative incidence of, risk factors for, and outcome of dermatological complications of anti-TNF therapy in inflammatory bowel disease: a 14-year experience. Am J Gastroenterol, 2015, 110(8): 1186-1196.

上海交通大学医学院附属仁济医院

朱明明　沈　骏　冯　琦

赵子周　崔　喆　姜剑巍

Case 8

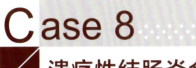

溃疡性结肠炎合并缺血性结肠炎病例多学科讨论

患者，女性，61 岁，因"间断腹痛、腹泻伴黏液脓血便 4 年，腹痛、便血加重半个月"来院就诊。

▶ **现病史**

2020 年开始，患者间断解黄色稀便，病情严重时 6～10 次/日，未系统诊治。2021 年 10 月，患者病情加重伴黏液血便，完善结肠镜检查（图 8-1）示：全大肠见黏膜充血、水肿，血管纹理不清，散在黏膜糜烂。病理检查示：肠黏膜慢性炎症、重度活动。明确诊断为溃疡性结肠炎。口服美沙拉秦及五味苦参肠溶胶囊治疗，腹泻及黏液血便缓解后停药。病情反复时，间断口服五味苦参胶囊及静脉滴注抗菌药物。

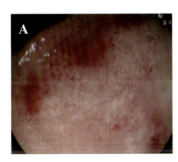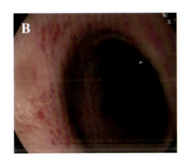

图 8-1　肠镜检查（2021 年 10 月）。图 A：直肠黏膜充血、水肿；图 B：乙状结肠充血、水肿，可见糜烂

2024 年 10 月 13 日（入院前半个月），患者突然出现下腹部绞痛，便新鲜血，便血后腹痛缓解，腹痛、便血反复发作，伴恶心、呕吐，无呕血，乏力，无发热，无周身关节痛，小便正常。近半个月，患者体重减轻 3kg。

▶ **体格检查**

体温 36.4℃，脉搏 80 次 / 分，呼吸 20 次 / 分，血压 110/70mmHg，全腹软，左下腹压痛阳性，无反跳痛及肌紧张，肠鸣音活跃。

▶ **实验室检查**

白常规：白细胞计数 $12.5×10^9/L$，中性粒细胞 $11.9×10^9/L$，血红蛋白 152g/L，白蛋白 41g/L，钾 3.6mmol/L，C 反应蛋白 10.58mg/L，D- 二聚体 1302μg/L。便常规：血便，白细胞（－），红细胞 6～8/HP；便培养（－）。粪便钙卫蛋白 57.3μg/g。CMV、EBV、结核斑点试验（－）。补体、免疫球蛋白及抗核抗体系列均正常。

2024 年 10 月，结肠镜检查（图 8-2）示：全大肠黏膜充血、水肿明显，以横结肠、乙状结肠、直肠为重，肝曲、横结肠散在点状糜烂及灶状溃疡形成，局部较深。

该患者诊断：①溃疡性结肠炎（慢性复发型、活动期轻度、广泛型）；②缺血性结肠炎可能性大。治疗：美沙拉秦 2.0g bid 口服，低分子量肝素抗凝，静脉营养支持治疗。

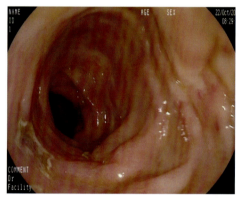

图 8-2 肠镜检查（2024 年 10 月）示结肠肝曲散在点状糜烂及灶状溃疡形成，局部溃疡较深

放射科多学科讨论意见

腹部 CT 阅片：横结肠肠壁增厚，肠管周围多发渗出，结肠肝曲最为严重，肠壁明显增厚，强化不明显，以水肿为主，符合缺血性结肠炎特点。直肠肠壁增厚，黏膜强化明显，符合溃疡性结肠炎特点。

2024 年 10 月，行 CT 检查。胸部 CT 检查未见异常。腹部 CT 检查（图 8-3）示：结肠、直肠多发肠壁增厚水肿，以结肠肝曲增厚为著，较厚处约为 1.0cm，黏膜无强化，伴周围渗出，直肠黏膜明显强化。

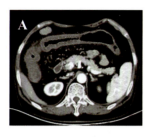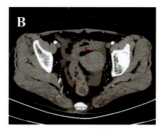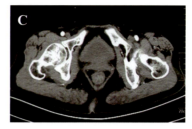

图 8-3　腹部 CT（2024 年 10 月）。图 A：横结肠肠壁增厚水肿，以结肠肝曲增厚为著，较厚处约为 1.0cm，黏膜无强化，伴周围渗出；图 B：乙状结肠肠壁增厚水肿（▲），直肠上段黏膜明显强化（→）；图 C：直肠肠壁增厚水肿，黏膜层强化

病理科多学科讨论意见

肠镜病理（图 8-4）可见局灶隐窝分支，见隐窝炎，间质淋巴细胞、浆细胞、中性粒细胞浸润。支持溃疡性结肠炎诊断。

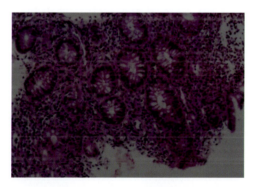

图 8-4　病理（HE 染色，×100）：隐窝不规则，可见隐窝炎，固有层较多淋巴细胞、浆细胞及中性粒细胞浸润

消化科多学科讨论意见

考虑该患者在溃疡性结肠炎的基础上合并缺血性结肠炎。依据：本次突发下腹部绞痛伴便新鲜血，便后腹痛迅速缓解，无溃疡性结肠炎典型的黏液脓血便；腹部 CT 提示横结肠肝曲高度增厚水肿但黏膜强化不明显，而溃疡性结肠炎本应最重的部位——直肠和乙状结肠仅轻度增厚水肿，黏膜强化明显。以上特点支持在溃疡性结肠炎的基础上合并缺血性结肠炎的诊断。

建议补液抗凝治疗，短期内复查腹部增强 CT 及结肠镜，如横结肠肝曲病变迅速缓解就支持缺血性结肠炎的诊断。

后续治疗及随访

治疗 1 周，患者腹痛、便血缓解，要求出院，拒绝复查 CT。出院后未遵医嘱用药。

2024 年 11 月 4 日，患者间断下腹部疼痛，排鲜血便 1 次，便后腹痛减轻，再次入院。

▶ 体格检查

体温 36.5℃，脉搏 86 次 / 分，呼吸 16 次 / 分，血压 120/70mmHg，全腹软，左下腹及右下腹压痛阳性，无反跳痛及肌紧张，肠鸣音活跃。

▶ 实验室检查

血常规：白细胞计数 $9.2×10^9$/L，中性粒细胞 $8.01×10^9$/L，血红蛋白 138g/L，白蛋白 40.4g/L，钾 3.2mmol/L，C 反应蛋白＜ 5mg/L。D- 二聚体 288μg/L。便常规：血便，白细胞（－），红细胞 4 ～ 6/HP；便培养（－）。

▶ 辅助检查

2024 年 11 月，结肠镜检查（图 8-5）示：全结肠充血、水肿明显，以横结肠、乙状结肠、直肠为重，结肠肝曲、横结肠散在斑片状发红、点状糜烂及浅溃疡。

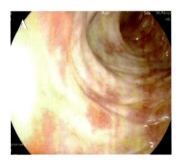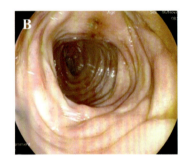

图 8-5　肠镜检查（2024 年 11 月）。图 A：横结肠散在斑片状发红、点状糜烂及浅溃疡；图 B：结肠肝曲散在斑片状发红、点状糜烂及浅溃疡

2024 年 11 月，腹部 CT 检查（图 8-6）示：结肠、直肠多发肠壁增厚水肿基本同前，以结肠肝曲增厚为著，较厚处约为 1.0cm，黏膜无明显强化，周围渗出较前略减少，肠周多发增大淋巴结。

美沙拉秦 2.0g bid 口服，低分子量肝素抗凝，静脉营养支持治疗，患者腹痛、便血迅速缓解。出院后，继续美沙拉秦及五味苦参胶囊口服，保持大便通畅。出院后电话随访，患者病情平稳，无腹痛、便血，拒绝复查腹部 CT 及结肠镜。

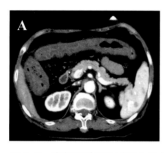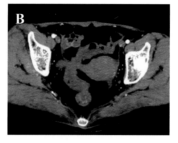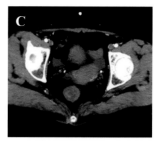

图 8-6　腹部 CT（2024 年 11 月）。图 A：横结肠肠壁增厚水肿同前；图 B：乙状结肠肠壁增厚水肿（▲），直肠上段黏膜明显强化（→）；图 C：直肠肠壁增厚水肿，黏膜强化

讨　论

　　溃疡性结肠炎与缺血性结肠炎临床表现相似，均可表现为腹痛、腹泻、便血、肠壁水肿等，常需要相互鉴别。缺血性结肠炎是由于某段结肠短暂性供血减少而出现黏膜溃疡、出血等。缺血性结肠炎常见的伴发疾病有冠心病、高脂血症、糖尿病、脑梗死等。以上疾病患者当出现有效血容量不足、肠道内压力增加或处于高凝状态等情况时，极易发生肠道供血不足而诱发缺血性结肠炎。不同于溃疡性结肠炎反复发作的缓慢病程，缺血性结肠炎常常急性起病，呈痉挛性腹痛，伴强烈便意，随后出现腹泻或血便，出血量不大。多数结肠缺血性病变是可逆的，大部分患者在就诊前已经停止便血，临床症状在数天内缓解，肠壁水肿、肠黏膜糜烂和溃疡在治疗数周后恢复正常。建议在发病后 2～4 周复查 CT 或者肠镜，与溃疡性结肠炎相鉴别。

　　本例患者存在溃疡性结肠炎基础疾病，在解黏液脓血便等症状长期得到很好控制的情况下突然出现下腹部反复绞痛，便新鲜血，无黏液脓血便；结肠镜检查以结肠肝曲表现最重且与结肠其他部位分界清楚，而直肠、乙状结肠仅表现为轻度水肿，经过抗凝等对症治疗后，腹痛、便血迅速缓解。故考虑本例患者溃疡性结肠炎和缺血性结肠炎并存。虽然相关病例报道很少，但是这种情况在临床上并不少见，尤其多见于中老年女性，需要医生提高警惕。可以关注以下几点：①患者的症状是腹痛、解黏液血便，还是腹部绞痛、便新鲜血？②内镜下表现最为严重的部位是直肠还是其他节段？病变最重处是否与邻近肠管有明显界限？③腹痛、便血症状是否迅速缓解，腹部 CT 和结肠镜复查病变是否迅速改善？如上述回答是肯定的，要注意缺血性结肠炎的可能。炎症性肠病专科医生需要关注：溃疡性结肠炎患者有高凝状态背景，当出现便秘、用力排便导致肠腔压力增高时，很易继发缺血性结肠炎。

参考文献

[1] 中华医学会消化病学分会老年消化协作组，国家老年疾病临床医学研究中心（解放军总医院），吴本俨，等.老年人结肠缺血诊治中国专家指导意见[J].中华内科杂志，2023，62（6）：639-646.

[2] 卜庆恩，陈欣.溃疡性结肠炎合并缺血性肠病1例[J].临床消化病杂志，2014，26（2）：128.

中国医科大学附属盛京医院

周林妍　田　丰

Case 9
慢性腹泻病例多学科讨论

患者，男性，42 岁，因"腹泻半年"于 2024 年 4 月 26 日入院。

2023 年 10 月底，患者服用中药及受凉后出现腹泻，解大便 2～3 次 / 日，糊状便，无黏液脓血，予益生菌治疗后无缓解。

2023 年 11 月至外院就诊，查血常规大致正常；血生化：白蛋白 33g/L，尿酸 560μmol/L，乳酸脱氢酶 272U/L，余正常；炎症指标、肿瘤标志物正常；尿常规：隐血（＋），尿蛋白（＋）；便常规：OB（＋）；便培养（－）；粪便钙卫蛋白 474.42μg/g。腹部 CT 及 MRCP 提示：胆囊增大，胰头部胰管结石伴远端胰管扩张，十二指肠降段憩室，胰腺脂肪浸润。胃镜检查提示：多发胃息肉，十二指肠大弯侧见大小约 1.0cm×0.8cm 的溃疡。予内镜下息肉切除，病理结果示胃底腺息肉。结肠镜：横结肠、降结肠、乙状结肠可见点片状充血，未见溃疡及肿物。予对症治疗，腹泻无缓解，解糊状便 6～7 次 / 日，其中约 1/3 带油滴，伴食欲减低、厌油腻。

2024 年 1 月至外院就诊，考虑慢性胰腺炎，行 ERCP 取石及胰管支架置入。术后加用胰酶肠溶胶囊，患者仍有腹泻，解糊状便或水样便 6～7 次 / 日，每次约 400mL。查血常规：白细胞计数 $9.77×10^9$/L，中性粒细胞百分率 49%，血红蛋白 152g/L，逐步下降，最低 101g/L，血小板计数 $425×10^9$/L；血生化：白蛋白 25g/L，γ- 谷氨酰转肽酶 71U/L，余大致正常；抗核抗体（ANA）均质斑点型 1 : 100，补体 C3 0.576g/L，IgG_4 正常；尿常规：尿蛋白（＋），隐血（－）；便常规：OB（＋）；便培养＋药敏、艰难梭菌毒素 A/B 检测（－）。腹增强 CT 检查：胆囊泥沙样结石、胆汁淤积、胆囊炎；胰腺脂肪化、胰管扩张。

外院予抗菌药物、美沙拉秦，治疗效果不佳。2024年3月，给予地塞米松5mg qd iv 6天后，患者食欲改善，腹泻次数减少至3～4次/日，解糊状便。继续服用甲泼尼龙8mg bid 半月，减量至4mg bid，腹泻明显好转，解黄色成形软便1～2次/日。为明确病因及进一步诊治，收入北京协和医院。病程中，患者精神、睡眠尚可，近期食欲恢复，大便如上述，小便如常，体重自80kg降至最低50kg，近期恢复至60kg。

▶ 既往史

甲状腺功能减低5年，长期口服左甲状腺素钠片（优甲乐）100μg qd；胃食管反流病史3年，长期口服抑酸药物，现口服兰索拉唑15mg qd。7年前因右颌下腺结石行右颌下腺摘除手术。药敏：青霉素（＋）。无长期大量饮酒史。

▶ 体格检查

生命体征平稳，BMI 20.05kg/m^2。右侧颌下可见一条长约4cm的手术瘢痕。腹软，肝脾未及肿大，无压痛、反跳痛。

▶ 辅助检查

白细胞计数 11.83×10^9/L，中性粒细胞百分率 74.2%；便常规：OB（－），苏丹Ⅲ染色（＋）；炎症指标：超敏C反应蛋白 2.56mg/L，红细胞沉降率 14mm/h；免疫：IgA 8.09g/L；ANA（＋）H 1∶160；狼疮抗凝物（LA）、抗磷脂抗体谱均为（－）；麦胶性肠病自身抗体谱：去酰胺麦胶蛋白肽（DGP）IgA抗体 1180.4CU，组织谷氨酰胺转移酶（tTG）IgA抗体 20.5CU；HLA-DQ2（＋）。粪便病原：便细菌培养、真菌培养、抗酸染色、难辨梭菌培养、痢疾培养均为（－）；血 CMV-DNA、EBV-DNA、T-SPOT.TB（－）。

胃镜检查（图9-1）提示：食管裂孔功能障碍，慢性非萎缩性胃炎，十二指肠球后、降部绒毛稍短钝。

结肠镜检查：进镜至回肠末段15cm，所见小肠黏膜未见明显异常，绒毛无明显短钝表现；所见结直肠黏膜未见明显异常。

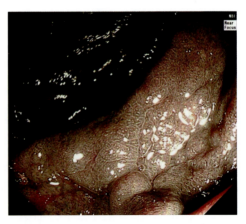

图9-1　胃镜检查（2024年4月29日）。NBI染色显示十二指肠球后、降部绒毛稍短钝

小肠镜检查（图 9-2）示：经口进镜至第 3 组小肠，所见十二指肠、空肠黏膜粗糙，绒毛略短钝，部分黏膜颗粒感。

病理：（十二指肠降部、球部）小肠黏膜呈中-重度活动性炎，绒毛低平，上皮内淋巴细胞增多，固有膜多量淋巴细胞、浆细胞浸润，杯状细胞存在，形态不除外乳糜泻；特殊染色结果：刚果红（-）。（十二指肠球部、第一组小肠、第二组小肠、第三组小肠）黏膜显轻-中度活动性炎，绒毛明显钝缩，部

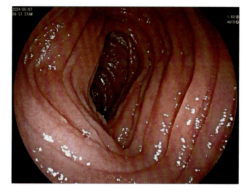

图 9-2　小肠镜检查（2024 年 5 月 7 日）显示空肠绒毛短钝

分低平，上皮内淋巴细胞增多，表面上皮损伤，固有膜淋巴细胞、浆细胞增多浸润，杯状细胞存在，形态不除外乳糜泻及感染等。（回肠末段）黏膜呈轻度活动性炎，绒毛中度钝缩，上皮内淋巴细胞增多，固有膜淋巴细胞、浆细胞增多浸润，杯状细胞存在，局灶淋巴管略扩张，形态不除外乳糜泻。

PET/CT：十二指肠、空肠、回肠、回盲部肠壁弥漫增厚，代谢增高，考虑炎性病变可能性大。

放射科多学科讨论意见

患者入院后，腹盆增强 CT ＋小肠重建（CTE）：回盲瓣-回肠末段黏膜面稍增厚、明显强化，炎性改变可能；十二指肠降段憩室影；胰腺重度脂肪浸润，胰头主胰管区结节状稍高密度影，远端胰管增宽（图 9-3）。

同时，MRCP 平扫检查（图 9-4）：主胰管近端结节样异常信号，主胰管远端明显扩张；胰腺脂肪浸润。

结合外院及我院腹部影像学检查，胰管结石、胰管扩张，符合慢性胰腺炎影像学表现。CTE 所见回盲瓣-回肠末段黏膜面稍增厚、明显强化；PET/CT 所见小肠弥漫性轻度增厚，代谢增高，均提示炎症性改变。影像学表现病变特征呈弥漫分布，未见节段性肠壁增厚，不支持克罗恩病。腹腔未见明显肿大淋巴结及占位性病变，目前亦无肿瘤证据。

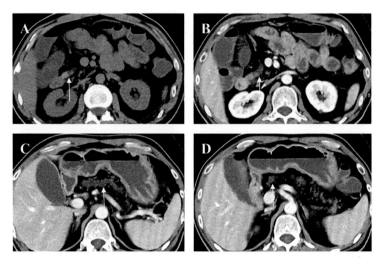

图 9-3　腹部 CT 平扫 + 增强。图 A：腹部平扫，可见胰头部主胰管增宽，其内稍高密度结节（箭头所示）；图 B ～ D：腹部增强门脉期，主胰管全程扩张（箭头所示），直径约 10mm，胰腺实质萎缩，弥漫脂肪浸润

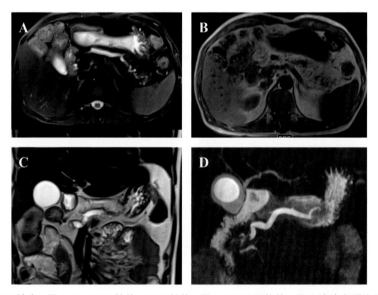

图 9-4　MRCP 检查。图 A、B：T_2WI 轴位、T_1WI 轴位；图 C：T_2WI 冠状位，显示胰腺实质弥漫脂肪浸润，胰管全程扩张；图 D：胰头段胰管显示不清，以远主胰管全程扩张，直径约 10mm，肝内胆管轻度扩张

病理科多学科讨论意见

患者于 2024 年 4 月 29 日和 5 月 7 日在北京协和医院分别进行胃镜、小肠镜和结肠镜下多点多部位黏膜活检（包括十二指肠、第一组小肠、第二组小肠、

第三组小肠和回肠末段），病理特征为小肠黏膜活动性炎，病变广泛，绒毛低平，上皮内淋巴细胞增多，固有膜淋巴细胞、浆细胞浸润，杯状细胞存在，病理符合小肠绒毛萎缩，结合上皮内淋巴细胞增多，首先考虑乳糜泻。

需与其他可能导致小肠绒毛萎缩的病因相鉴别，如感染、小肠细菌过度生长、寻常变异型免疫缺陷、淀粉样变、淋巴增殖性疾病等。需结合患者临床和其他实验室检查，进行进一步鉴别诊断和分析。

营养科多学科讨论意见

患者腹泻，考虑乳糜泻可能，建议去麦胶饮食、低脂饮食，并保证优质蛋白摄入。

最终诊断

慢性腹泻，乳糜泻可能性大，慢性胰腺炎，胰管结石伴远端胰管扩张，胰腺脂肪浸润。

治疗及随访

患者去麦胶饮食、低脂饮食，并继续口服甲泼尼龙每早 4mg 及每晚 2mg，2 周后减量至 4mg qd 治疗。患者出院后 1 个月随诊，其间未严格控制饮食，腹泻加重至 5～6 次/日，解糊状或水样便；甲泼尼龙加量至 24mg qd 服用 1 周及支持治疗后好转，解大便 3 次/日，糊状便。继续规律糖皮质激素减量治疗。

总　结

该患者为中年男性，以慢性腹泻为主要表现，解糊状便或水样便，便中带油滴；体重显著下降。影像学检查提示胰管内结石、胰管扩张，ERCP 支架置入、胰酶替代治疗腹泻无改善。糖皮质激素治疗有效。实验室检查显示，麦胶性肠病自身抗体（＋），HLA-DQ2（＋）。小肠黏膜活检病理显示绒毛钝缩，上皮内淋巴细胞增多。结合上述特点，最终诊断为乳糜泻、慢性胰腺炎。予去麦胶饮食、糖皮质激素治疗。

结合本例患者临床特点，考虑其慢性腹泻为渗透性腹泻。病因考虑以下几个方面。①胰腺外分泌功能不全：患者慢性胰腺炎诊断明确，胰腺外分泌功能不足可导致脂肪泻。患者病程中曾有大便带油滴为支持点，但 ERCP 植入支架、补充胰酶等治疗后，腹泻无明显好转，同时存在小肠绒毛萎缩等表现，难以完全用慢性胰腺炎所致的腹泻来解释。此外，患者慢性胰腺炎原因未明，既往无饮酒、胆石症、反复急性胰腺炎病史，亦无自身免疫性胰腺炎相关证据。患者曾行下颌下腺结石手术，原因不明，多发外分泌腺体受累，仍需进一步明确病因。②小肠绒毛萎缩相关疾病：其病因有很多，包括自身免疫性小肠炎、药物引起的小肠绒毛萎缩、小肠细菌过生、乳糜泻、寻常变异型免疫缺陷病、淋巴瘤等。鉴别诊断需综合病理及临床特征。本例患者小肠活检病理提示绒毛萎缩、上皮内淋巴细胞增多，结合血清抗体和 HLA-DQ2（＋），符合乳糜泻诊断。后续予去麦胶饮食，随访观察病情变化。

乳糜泻（celiac disease，CD）又称麦胶性肠病，是一种主要累及小肠的自身免疫性疾病。其遗传易感性与人类白细胞抗原（human leukocyte antigen，HLA）-DQ2 和 HLA-DQ8 密切相关，人群患病率可达 0.5%～2%，且女性发病率较男性高。麸质是存在于小麦及以小麦面粉为原料制成的食品中的一种蛋白质。携带易感基因的个体在食用麸质后可能出现症状，主要表现为腹泻（通常为油性大便）、腹胀等消化道症状。此外，由于肠道黏膜受损，可能引起肠道吸收功能障碍，进而出现贫血、体重下降等全身症状。乳糜泻与其他自身免疫性疾病密切相关，如 1 型糖尿病、桥本氏甲状腺炎和炎症性肠病（inflammatory bowel disease，IBD）等，乳糜泻患者发生其他自身免疫性疾病的风险显著增加。此外，正如本例患者所示，乳糜泻患者罹患慢性胰腺炎的风险显著升高。研究显示，乳糜泻患者中，慢性胰腺炎的患病率可达 0.17%～0.52%。这可能与多种机制相关，包括营养不良、十二指肠乳头狭窄和免疫异常等。乳糜泻患者因吸收功能存在障碍导致营养不良，严重的营养不良会影响胰腺外分泌功能，并可能继发胰腺萎缩；当肠道炎症累及十二指肠乳头区域时，可能引起乳头狭窄，进一步导致胰腺相关疾病的发生；此外，一些自身抗体可能在乳糜泻和慢性胰腺炎的发病中发挥重要的作用。

乳糜泻的诊断主要依赖于实验室检查（包括麦胶性肠病自身抗体谱、

HLA-DQ2 和 HLA-DQ8)、内镜检查及黏膜活检病理（通常表现为绒毛萎缩）等。在排除其他小肠绒毛萎缩性疾病后，可考虑诊断乳糜泻。治疗的核心是去麸质饮食，部分患者可能从益生菌的补充中获益。虽然益生菌能够改善部分患者的消化道症状，但仍需大规模的随机对照试验（randomized controlled trial，RCT）研究，进一步验证其在乳糜泻治疗中的有效性。

参考文献

[1]　Catassi C, Verdu EF, Bai JC, et al. Coeliac disease[J]. Lancet, 2022, 399(10344): 2413-2426.

[2]　Taczanowska A, Schwandt A, Amed S, et al. Celiac disease in children with Type 1 diabetes varies around the world: an international, cross-sectional study of 57375 patients from the SWEET registry[J]. Journal of Diabetes, 2021, 13(6): 448-457.

[3]　Elfström P, Montgomery S M, Kämpe O, et al. Risk of thyroid disease in individuals with celiac disease[J]. J Clin Endocrinol Metab, 2008, 93(10): 3915-3921.

[4]　Pinto-Sanchez MI, Seiler CL, Santesso N, et al. Association between inflammatory bowel diseases and celiac disease: a systematic review and meta-analysis[J]. Gastroenterology, 2020, 159(3): 884-903. e31.

[5]　Alkhayyat M, Saleh MA, Abureesh M, et al. The risk of acute and chronic pancreatitis in celiac disease[J]. Digest Dis Sci, 2021, 66: 2691-2699.

[6]　Sadr-Azodi O, Sanders DS, Murray JA, et al. Patients with celiac disease have an increased risk for pancreatitis[J]. Clin Gastroenterol H, 2012, 10(10): 1136-1142. e3.

[7]　Ludvigsson JF, Montgomery SM, Ekbom A. Risk of pancreatitis in 14000 individuals with celiac disease[J]. Clin Gastroenterol H, 2012, 10(10): 1136-1142. e3.

[8]　Balaban DV, Enache I, Ciochina M, et al. Pancreatic involvement in celiac disease[J]. World J Gastroenterol, 2022, 28(24): 2680.

[9] Seiler CL, Kiflen M, Stefanolo JP, et al. Probiotics for celiac disease: a systematic review and meta-analysis of randomized controlled trials[J]. Am J Gastroenterol, 2020, 115(10): 1584-1595.

北京协和医院

李　玥

北京协和医学院

朱亚龙

Case 10

肠白塞病合并肠瘘反复手术病例多学科讨论

外科病史汇报

患者，男性，82 岁，因"肠切除术后反复腹痛 1 年"于 2021 年 12 月入院。

1 年前，患者因反复腹痛至外院就诊，检查提示肠瘘可疑，保守治疗效果不佳后行右半结肠切除＋回肠部分切除术（图 10-1）。病理提示白塞病。术后使用沙利度胺治疗。7 个月前，患者出现右侧腹痛，检查提示右腹部团块影，脓肿考虑，给予穿刺引流后好转，拔管。2 个月前，患者再次出现右腹痛伴腹部团块形成，再次予以穿刺引流，效果不佳，仍有反复腹痛。为进一步治疗，转至浙江大学医学院附属邵逸夫医院。

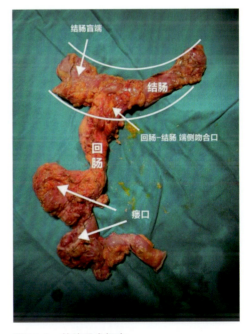

图 10-1　外院手术标本

▶ **既往史**

回盲部切除术后 50 余年，反复口腔溃疡病史；糖尿病 15 年；高血压 10 年余；痔疮术后 60 余年。

▶ **体格检查**

呼吸 27 次 / 分钟，体温 38.3 ℃，脉搏 93 次 / 分钟，血压 128/62mmHg。神清，精神可，皮肤黏膜未及明显黄染。双肺呼吸音清，未及明显干湿啰音。心律齐，未及明显病理性杂音。腹部可见陈旧性手术疤痕，愈合可。腹软，右下腹部可及直径约 3cm 的包块，局部皮肤红肿，右下腹压痛，无明显反跳痛，肝脾肋下未及。四肢肌力正常，病理征阴性，双下肢无水肿。

> **▶ 实验室检查**

白蛋白 32.0g/L，血红蛋白 9.9g/dL，前白蛋白 8.4mg/dL，白细胞计数 $16.9×10^9$/L，超敏 C 反应蛋白 119.5mg/dL，红细胞沉降率 83mm/h；前降钙素原 0.17ng/mL；粪便钙卫蛋白 110.6μg/g；T-SPOT 阴性。

放射科多学科讨论意见

2021 年 12 月入院后，腹部 CT（图 10-2）示：右下腹脓肿及内瘘形成，侵犯腹壁腰大肌，左上小肠系膜脓肿考虑，局部小肠瘘可能，右侧输尿管中段粘连轻度扩张。

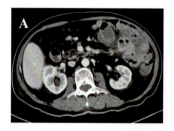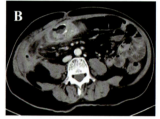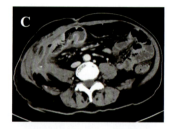

图 10-2　腹部 CT 提示腹腔脓肿，合并肠瘘考虑

患者存在腹腔脓肿，予以 CT 引导下脓肿穿刺置管（图 10-3），引流出淡绿色肠液，提示肠瘘。

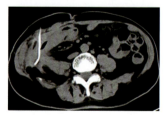

图 10-3　穿刺置管

消化内科多学科讨论意见

消化内科完善肠镜检查（图 10-4）提示：右半结肠切除术后，吻合口可疑瘘口，残余结直肠未见明显异常。诊断考虑肠白塞病合并肠瘘，建议鼻饲肠内营养，患者拒绝，予以抗感染＋全肠外营养行术前优化治疗。肠外营养治疗两周后予手术。

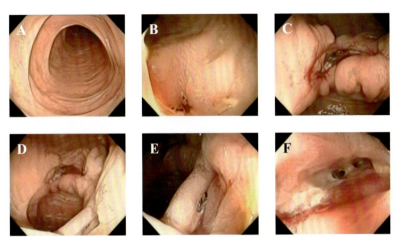

图 10-4　肠镜检查。图 A：横结肠；图 B：残余升结肠；图 C～E：吻合口；图 F：吻合口旁

外科进一步处理

2021 年 12 月 15 日输尿管支架置入术后，行腹腔镜回结肠吻合口切除＋空肠部分切除＋腹膜后脓肿切开引流＋回肠保护性造口术。术中见：腹腔粘连，原回结肠吻合口与侧腹壁及后腹膜粘连致密，伴局部脓腔形成，分离粘连，切除原吻合口。距离屈氏韧带约 60～90cm 空肠纠结成团，系膜侧脓肿形成，切除该段空肠。剩余小肠约 400cm 未见明显异常。解剖标本（图 10-5）见：空肠对系膜侧多发憩室，原回结肠吻合口结肠残端可及一瘘口。

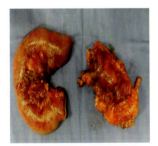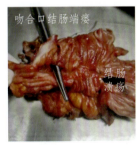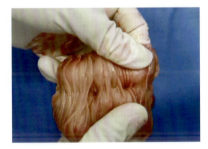

图 10-5　术中标本提示原回结肠吻合口结肠残端可及一瘘口，系膜侧脓肿形成

标本病理提示：（吻合口肠段及病变空肠）部分小肠及结肠切除标本符合憩室，伴憩室炎及瘘管形成，两端切缘未见明显病变。患者术后恢复顺利，3 个月后行造口还纳，术后拒绝使用药物治疗。

后续治疗

患者于 2023 年 1 月再次入院。自诉"新冠病毒感染后出现右下腹疼痛"，伴右下腹部皮肤红肿，局部肿块形成，后自行破溃（图 10-6）。

▶ **入院检查**

白细胞计数 15×10^9/L，超敏 C 反应蛋白 81.1mg/dL，红细胞沉降率 95mm/h。

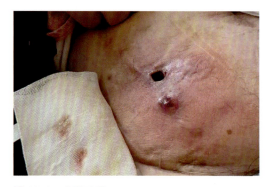

图 10-6 皮肤破溃

腹部 CT 检查（图 10-7）示：右下腹壁少许积气及相邻小肠肠壁厚，肠瘘；小肠及结肠多发憩室。瘘管造影提示肠瘘形成。

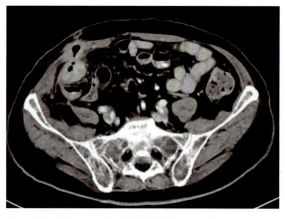
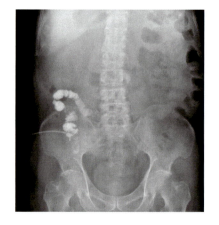

图 10-7 腹部 CT、瘘口置管造影提示肠瘘形成

复查肠镜检查（图 10-8）提示：所见结直肠黏膜及回结肠吻合口未发现瘘口。

结合病史及既往病理结果，考虑肠白塞病合并肠瘘。结合患者病情及治疗意愿，予以瘘口周围加强引流、抗感染、营养支持，并使用甲泼尼龙 16mg 口服治疗。使用激素后，患者瘘口较前明显缩小，局部炎症好转，激素逐步减量后患者出院。但在激素减至 4mg 后，患者再次出现局部皮肤破溃，再次予以激素足量使用，在激素减量时加用阿达木单抗治疗。在阿达木单抗初始治疗 3 个疗程时，炎症控制可，局部肠瘘愈合。3 个月后，患者再次出现肠瘘。经全国

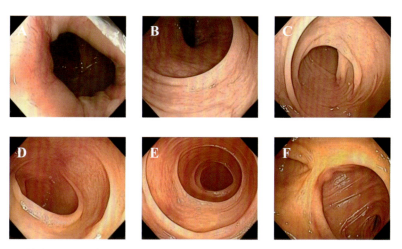

图 10-8　肠镜未见明显异常。图 A：肛门；图 B：直肠；图 C：乙状结肠；图 D～E：回肠末段；图 F：吻合口

疑难病例讨论后，予以激素＋乌帕替尼治疗，治疗过程中瘘口仍然反复流液，并且在治疗 1 个月后出现严重带状疱疹，还出现左侧腹部肌肉萎缩，腹部形态改变（图 10-9）。

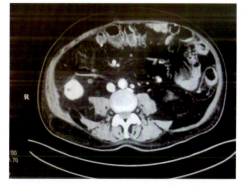

图 10-9　腹部 CT 提示左侧腹部肌肉萎缩，形态改变

再次手术

考虑患者肠皮瘘，反复内科药物治疗失败，于 2024 年 1 月行肠瘘切除术。术中切除原造口还纳处肠管，行一期吻合。术中见造口还纳处肠管有一个 0.5cm 的瘘口（图 10-10），余肠管无殊。术后患者恢复顺利，目前长期使用甲泼尼龙 2mg 维持治疗，无疾病复发征象。

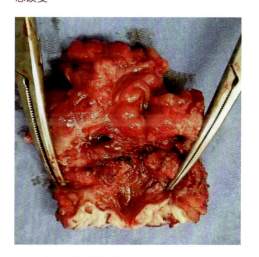

图 10-10　瘘口处肠管

总　结

　　白塞病又称为贝赫切特病（Behçet's disease，BD），是一类可累及全身多脏器的慢性系统性血管炎症性疾病，由土耳其医生 Behçet 于 1937 年首次提出，主要见于中东、东亚和地中海地区国家，又称"丝绸之路病"。白塞病累及肠道时，称为肠白塞病。我国在 2022 年出台了《肠型贝赫切特综合征（肠白塞病）诊断和治疗共识意见》，将肠白塞病根据是否伴有系统性白塞症状分为两种亚型：Ⅰ型为有系统性白塞病，且存在典型肠道溃疡等肠道表现；Ⅱ型为无系统性白塞病，但存在典型肠道溃疡和其他肠道表现。对轻、中度肠白塞病患者，可使用氨基水杨酸制剂；对中重度活动期肠白塞病患者，建议使用糖皮质激素联合免疫抑制剂或应用抗肿瘤坏死因子 -α（tumor necrosis factor，TNF-α）单抗；对重度和（或）难治性患者，应使用抗 TNF-α 单抗，也可尝试抗 TNF-α 单抗联合免疫抑制剂治疗。目前，多项研究显示抗 TNF-α 单抗对肠白塞病有诱导和维持缓解作用。文章显示，使用英夫利昔单抗治疗的肠白塞病患者，治疗第 14、30、52 周的临床缓解率分别为 84.6%、70.0% 和 70.0%，第 14 周的黏膜愈合率为 72%。日本肠白塞病临床实践指南提出，阿达木单抗可作为糖皮质激素依赖或无效的肠白塞病患者的一线抗 TNF-α 单抗，以诱导和维持缓解。也有文章提出使用乌帕替尼治疗生物制剂无效的白塞病，但证据有限。

　　肠白塞病手术治疗的绝对适应证包括合并严重并发症，如肠穿孔、严重肠腔狭窄、消化道大出血、腹腔脓肿等；相对适应证包括反复药物治疗效果差、严重影响生活质量的肠道并发症，如肠瘘等。肠白塞病患者发生术后并发症的危险因素包括疾病活动度高、营养不良、合并感染、长期使用糖皮质激素等，充分的围手术期处理能提高手术安全性。一项研究对比了早期手术和晚期手术对肠白塞病预后的影响，显示早期手术组患者术后临床复发率和再手术率均明显降低。

　　肠白塞病术后复发风险高，通常发生在吻合口附近。韩国一项研究显示，肠白塞病术后 2 年和 5 年的累计复发率分别为 29.2% 和 47.2%；2 年和 5 年的累计再手术率分别为 12.5% 和 22.2%。肠白塞病术后复发的危险因素有火山口样深溃疡、肠瘘、C 反应蛋白≥ 44mg/L 和肠穿孔等。术后建议维持治疗以避免复发。

参考文献

[1] 中华医学会消化病学分会炎症性肠病学组，杨红，何瑶，等. 肠型贝赫切特综合征（肠白塞病）诊断和治疗共识意见 [J]. 中华消化杂志，2022，42：649-658.

[2] Zou J, Ji DN, Cai JF, et al. Long-term outcomes and predictors of sustained response in patients with intestinal Behcet's disease treated with infliximab [J]. Digest Dis Sci, 2017, 62: 441-447.

[3] Jung YS, Hong SP, Kim TI, et al. Early versus late surgery in patients with intestinal Behcet disease [J]. Dis Colon Rectum, 2012, 55: 65-71.

[4] Tao T, He D, Peng X, et al. Successful remission with upadacitinib in two patients with anti-TNF-refractory macular edema associated with Behcet's uveitis [J]. Ocul Immunol Inflamm, 2024, 32: 1897-1900.

[5] Jung YS, Yoon JY, Lee JH, et al. Prognostic factors and long-term clinical outcomes for surgical patients with intestinal Behcet's disease [J]. Inflamm Bowel Dis, 2011, 17: 1594-1602.

浙江大学医学院附属邵逸夫医院

刘　威　周　伟

Case 11

疑诊肠结核、确诊难治性肠白塞病病例多学科讨论

患者，男性，30岁，因"腹痛2年余"于2021年2月至上海交通大学医学院附属瑞金医院消化科就诊。

▶ **现病史**

2019年，患者因"右下腹间歇性隐痛"至外院就诊，无腹泻、血便、发热等不适，外院诊断为"肠易激综合征"，予对症治疗后症状稍有缓解。

2020年1月，患者因出现少量鲜血便，再次于外院消化内科就诊。实验室检查：血红蛋白126g/L，C反应蛋白32.7mg/L（↑），T-SPOT 286pg/mL（↑），便隐血试验（＋＋＋），余实验室检查未见明显异常。腹部增强CT检查提示：升结肠肠壁广泛增厚水肿，伴周围渗出。进一步肠镜检查（图11-1）可见：进镜至横结肠，距肛缘约65cm处见环周溃疡灶，上覆白苔，溃疡周围黏膜部分结节样改变，肠腔狭窄，内镜无法通过。横结肠活检病理提示：黏膜慢性活动性炎，局灶淋巴细胞增生，并见炎性坏死和肉芽组织，免疫组化 IgG_4（－），未见抗酸染色结果。外院经综合考虑后诊断"肠结核"可能性较大，予抗结核治疗后，患者腹痛较前减轻，未再有便血。

2020年12月，患者再次因腹痛、便血至外院消化内科就诊。实验室检查：血红蛋白162g/L，C反应蛋白45.4mg/L，红细胞沉降率8mm/h，T-SPOT转阴，便隐血试验（＋＋），HBV、HCV、HIV、梅毒均（－）。针刺试验、划痕试验（－）。肠镜检查示：肠腔内出现大量肉芽组织增生致肠腔狭窄。结肠病理示：结肠黏膜间质较多浆细胞、淋巴细胞浸润，表面伴糜烂及脓性渗出。免疫组化：CMV（－），抗酸（－）。追问病史，患者于2003年起出现间歇性口腔

溃疡，每3～4个月一次，1周后自愈，否认生殖器溃疡、肛周溃疡、皮肤红斑。外院经综合考虑，修正诊断为"肠白塞病可能"，遂予以糖皮质激素抗炎治疗。经抗炎治疗后，复查肠镜无明显改善，肠镜检查示回盲瓣处环形溃疡灶，占据2/3肠腔，无苔，周围黏膜结节样增生，溃疡间黏膜隆起，肠腔狭窄，内镜无法通过。2021年2月，患者因"间断发热伴腹痛加重"至瑞金医院消化科门诊就诊，门诊建议实施小肠CT检查。

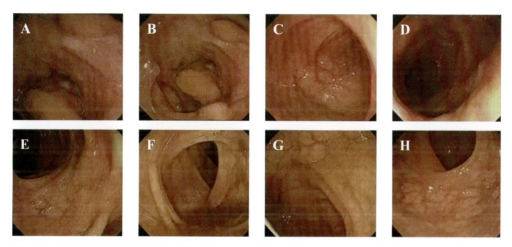

图 11-1　2020年外院肠镜检查。距肛缘约65cm处见环周溃疡灶，占据大部分肠腔，上覆白苔，周围黏膜部分呈结节样改变，肠腔狭窄

放射科多学科讨论意见

2021年2月，患者因"间断发热伴腹痛加重"至瑞金医院消化科门诊就诊，实验室检查：C反应蛋白104.9mg/L，红细胞沉降率7mm/h，白细胞计数$11.05×10^9$/L，血红蛋白158g/L。完善小肠CT检查见回盲部、阑尾及升结肠起始段管壁增厚伴强化，周围脂肪间隙模糊伴多发条索影（图11-2），需要鉴别是肠白塞病还是克罗恩病。

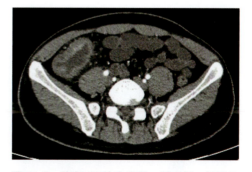

图 11-2　腹部CT检查所见：回盲部、阑尾及升结肠起始段管壁增厚伴强化，周围脂肪间隙模糊伴多发条索影

疾病转归和外科急诊讨论意见

2021 年 2 月 28 日，患者突发大量便血，伴心慌、口渴，及血压进行性下降，遂至瑞金医院急诊科就诊。实验室检查：白细胞计数 $16.83×10^9/L$，血红蛋白 65g/L，血细胞比容 0.411，血小板计数 $382×10^9/L$，予输血、扩容、升压、抗炎治疗等。外科建议立即手术，于 2021 年 3 月 2 日行腹腔镜下右半结肠切除术，标本可见回盲部一个溃疡型病灶，范围为 9.0cm×8.5cm（图 11-3）。术后病理提示符合血管炎表现。结合既往病史及术后病理，瑞金医院考虑诊断肠白塞病。

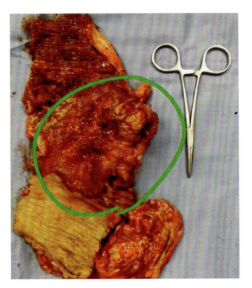

图 11-3　术后大体病理示：回盲部一个溃疡型病灶，范围为 9.0cm×8.5cm（绿色圈所示）

消化科随访、复查意见

患者术后于 2021 年 4 月起规律口服甲氨蝶呤维持治疗，症状较前缓解。2021 年 11 月，患者至瑞金医院复查肠镜示吻合口环周片状溃疡，溃疡表面尚平整，覆白苔，边界尚清晰，质地偏硬，无明显狭窄；活检溃疡处病理示肠黏膜慢性活动性炎及溃疡形成（图 11-4）。临床考虑患者肠白塞病术后吻合口复发，遂加用抗 TNF 单抗治疗，患者症状较前有所改善。

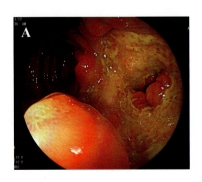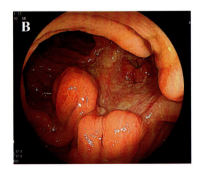

图 11-4　结肠镜检查（2021 年 11 月）。图 A：吻合口环周片状溃疡；图 B：溃疡表面尚平整，覆白苔，边界尚清晰

2023 年 1 月 2 日，患者晚餐后出现全腹胀痛，伴恶心，排气、排便停止，再次至瑞金医院急诊科就诊，行 CT 检查提示吻合口狭窄伴低位小肠不全梗阻。予禁食、补液等内科治疗后，患者排气、排便恢复，腹痛逐步缓解。2023 年 10 月 17 日，患者至瑞金医院消化内科进行结肠镜检查，结肠镜进镜至原手术吻合口，可见吻合口狭窄，未见明显溃疡，狭窄为重度，内镜无法通过。遂实施球囊扩张术：循腔插入导丝至回肠，并造影。沿导丝插入球囊扩张导管，逐级扩张至 6atm（12mm），并停留 3 分钟。扩张后，观察吻合口较前增大，遂吸气后退镜（图 11-5）；患者术后恢复可，症状较前明显好转后出院。术后继续予以抗 TNF 单抗维持治疗。术后 3 个月随访，患者症状缓解可。

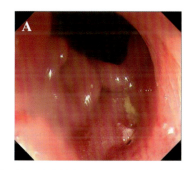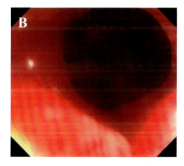

图 11-5　结肠镜下球囊扩张术。图 A：扩张前吻合口狭窄呈针尖样；图 B：扩张后吻合口狭窄解除

总　结

白塞病是一类可累及全身多脏器的慢性系统性血管炎症性疾病，目前认为白塞病的临床表现包括复发性口腔溃疡、生殖器溃疡、葡萄膜炎和皮肤损害等。该病可累及神经系统、消化道、肺、肾、附睾等，并且可累及全身大、中、小血管，累及肠道的被命名为肠白塞病。肠白塞病分为两种亚型，Ⅰ型为有系统性白塞病，且存在典型肠道溃疡等肠道表现；Ⅱ型为无系统性白塞病，但存在典型肠道溃疡和其他肠道表现。

肠白塞病的临床表现主要为消化道症状，如腹痛、腹泻、食欲缺乏、恶心呕吐等；全身症状，如复发性口腔溃疡、生殖器溃疡、发热、眼部病变、皮肤脓疱丘疹性病变等；并发症，如肠穿孔、消化道出血、腹腔脓肿、血栓栓塞等；内镜典型表现为圆形或类圆形的深溃疡、火山口样溃疡，溃疡边缘清晰，呈单发或多发，多发数量＜ 5 个且互相不融合。最典型的表现是回盲部边界清晰的单个巨大溃疡。

对于肠白塞病，目前尚缺乏特异性检查指标，实验室检查中约 30.8% 的患者为 HLA-B51 阳性。影像学检查中，CT、MR、肠道 B 超有一定的参考价值，影像中受累肠段一般少于 3 处，受累节段长度一般小于 5cm。病理学检查为诊断"金标准"，典型病理表现为小血管和中等大小血管炎，淋巴细胞围绕血管浸润，缺乏非干酪样肉芽肿。也有研究报道，约 49% 肠白塞病患者针刺试验阳性。本例患者针刺试验为阴性。

韩国肠白塞病协作组根据肠白塞的特点，于 2009 年提出肠白塞病的诊断标准，符合白塞病典型肠道溃疡表现（溃疡边缘清晰、呈圆形或类圆形的深溃疡、火山口样溃疡）伴口腔溃疡即可拟诊肠白塞病，若有寡或多系统受累则可确诊，该标准诊断肠白塞病的灵敏度为 98.6%，特异度为 83.0%。本例患者具有典型的复发口腔溃疡，肠镜可见回盲部环形溃疡，手术标本见火山口样溃疡，肠白塞病临床诊断较为明确。

肠白塞病的鉴别诊断主要包括肠结核、克罗恩病、淋巴瘤、缺血性肠病、药物性肠病、巨细胞病毒性肠炎、EBV 肠炎等，需要根据临床表现、实验室检查、影像学检查、内镜检查和病理检查等综合判断分析。本例患者起病初期曾查 T-SPOT 阳性，在进行诊断性抗结核治疗后，原升结肠病灶缩小，不除外结核感染可能，但患者无盗汗、体重减轻、咯血等结核原发灶症状，规范抗结核足疗程治疗后 T-SPOT 转阴，而消化道症状反复，肠镜活检病理抗酸染色（一），此为不支持点。

肠白塞病的短期治疗目标为改善患者的肠内和肠外症状，使炎症指标（如 C 反应蛋白等）恢复至正常参考值范围内，达到临床缓解；对无临床症状且 C 反应蛋白在正常参考值范围内的患者，建议将黏膜愈合作为进一步的治疗目标；长期治疗目标为避免复发，预防肠白塞病进展，以及防止并发症的发生。治疗需要根据肠白塞病的分期、分度和对药物的治疗反应，选择方案。活动期诱导缓解治疗：对于轻、中度肠白塞病患者，可使用美沙拉秦；对于中重度活动期肠白塞病患者，建议使用糖皮质激素联合免疫抑制剂或应用抗 TNF-α 单抗；对于重度和（或）难治性患者，应使用抗 TNF-α 单抗，也可尝试使用抗 TNF-α 单抗联合免疫抑制剂；对于肠穿孔、严重狭窄致肠梗阻、腹腔脓肿和消化道大出血者，需要进行外科治疗。缓解期维持治疗：美沙拉秦用于活动期诱导缓解后，可继续用于缓解期维持治疗；硫唑嘌呤常用于缓解期维持治疗和预防术后复发；活动期对抗 TNF-α 单抗有应答的患者，于缓解期可继续使用抗 TNF-α 单抗维持治疗。目前，对肠白塞病患者尚无标准的停药方案。建议根据患者的年龄、性别、疾病严重程度，在疾病缓解 2～5 年后逐渐减少免疫抑制剂的剂量。

综上所述，肠白塞病是白塞病的一种特殊类型，临床表现复杂多样，需要与克罗恩病、肠结核等进行鉴别诊治，难治性肠白塞病治疗难度大。在治疗随访过程中，要仔细观察病情变化，及时评估疾病活动度，加强多学科合作。针对难治性肠白塞病，在治疗策略中需要包含内科治疗、外科治疗、内镜治疗以及营养支持治疗等，通过多学科诊治，力争实现临床缓解，减少复发，从而减少并发症的发生。

参考文献

[1] 中华医学会消化病学分会炎症性肠病学组.肠型贝赫切特综合征（肠白塞病）诊断和治疗共识意见 [J]. 中华消化杂志，2022，（10）：649-658.

[2] Watanabe K, Kawai M, Yokoyama Y. The review of intestinal Behçet's disease: from epidemiology and diagnosis to future issues. Nihon Shokakibyo Gakkai Zasshi, 2022, 119(3): 217-226. Japanese.

[3] Cheon JH, Kim WH. An update on the diagnosis, treatment, and prognosis of intestinal Behçet's disease [J]. Curr Opin Rheumatol, 2015, 27(1): 24-31.

[4] Cheon JH, Shin SJ, Kim SW, et al. Diagnosis of intestinal Behçet's disease [J]. Kor J Gastroenterol, 2009, 53(3): 187-193.

[5] Watanabe K, Tanida S, Inoue N, et al. Evidence-based diagnosis and clinical practice guidelines for intestinal Behcet's disease [J]. J Gastroenterol, 2020, 55(7): 679-700.

[6] He K, Yan X, Wu D. Intestinal Behcet's disease: a review of the immune mechanism and present and potential biological agents [J]. Int J Mol Sci, 2023, 24(9): 8176.

上海交通大学医学院附属瑞金医院

高维通　顾于蓓

Case 12

肠道组织胞浆菌病合并 *CARD9* 基因突变病例多学科讨论

儿科病史汇报

患儿，男性，12岁，因"反复腹泻、便血3年"来院就诊。

入院前3年，患儿在无明显诱因下开始出现腹泻，大便呈稀糊样，含有黏液及脓团，表面可见鲜红色血液，5～10mL/次，1次/日；伴腹痛，以脐周及下腹部为主，呈钝痛，程度较轻，便后稍有缓解。于多家医院反复求医，经抗菌药物及常规益生菌、黏膜修复药物治疗，并长期口服中草药（具体成分不详），病情无好转，患儿逐渐出现面色苍黄、明显乏力，无发热，无咳嗽，无盗汗，无消瘦。

▶ 体格检查

体温36.6℃，呼吸20次/分，脉搏90次/分，血压90/60mmHg，体重31kg，发育正常，营养中等，神志清楚，精神欠佳，面色苍黄，重度贫血貌，全身皮肤黝黑，浅表淋巴结未触及肿大，口唇苍白，口腔黏膜可见较多白色斑膜状物，不易拭去。咽无充血，扁桃体无肿大。心肺查体阴性。腹平软，脐周及下腹压痛阳性，无反跳痛及肌紧张，肝脾肋下未及，肠鸣音4～5次/分。

▶ 辅助检查

血常规示白细胞计数 $10.1×10^9$/L，嗜酸性粒细胞计数 $0.75×10^9$/L，嗜酸性粒细胞百分率0.075，血红蛋白59g/L，血小板计数 $640×10^9$/L，红细胞沉降率52mm/h。粪常规示褐色稀糊便，白细胞1～2/HP，红细胞2～3/HP，粪隐血阳性，虫卵未检出，见大量真菌，粪艰难梭菌毒素阴性。3次粪培养均为阴性。(1,3)-β-D葡聚糖838.00ng/L。血总IgE $4560×10^3$U/L。尿常规、肝肾功能、电解质、心肌酶、C反应蛋白、降钙素原均正常。抗O、类风湿因子、抗核抗体、抗中性粒细胞胞浆抗体、血CMV-DNA定量、EBV-DNA定量、体液免疫、细胞免疫、结核分枝杆菌 DNA、结核分枝杆菌抗体、肝炎病毒系列、梅毒抗体、人免疫缺陷病毒抗体均为阴性。结核斑点试验、结核菌素试验、曲霉菌半乳甘露聚糖检测阴性。

腹部 B 超示：右侧结肠区肠壁黏膜层增厚，回声增强，考虑出血性炎症改变；腹腔积液，下腹消化道积便，未见肠套叠及梗阻征象；肝胆胰脾未见异常，可见数枚系膜淋巴结。腹部 CT 示：升结肠肠壁增厚水肿。胸部 CT 平扫未见明显异常。胃十二指肠镜检查（图 12-1A）提示：食管可见白色斑点状物附着，盐水冲洗不易脱落，慢性浅表性胃炎。结肠镜检查（图 12-1B 和 C）提示：结肠息肉、结肠炎。

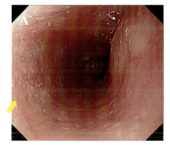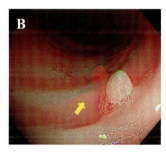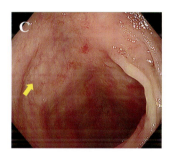

图 12-1　胃肠镜检查。图 A：食管可见白色斑点状物附着（箭头所示）；图 B：肠镜示升结肠 0.2cm×0.2cm 息肉样隆起（箭头所示）；图 C：肠镜示乙状结肠充血、水肿，可见散在点片状糜烂（箭头所示）

病理科多学科讨论意见

肠道病理活检示可见黏膜内浆细胞、淋巴细胞、嗜酸性粒细胞及中性粒细胞浸润，形态提示组织包浆菌感染（图 12-2A），过碘酸雪夫氏（PAS）染色阳性（图 12-2B 和 C）。

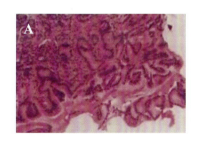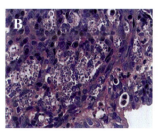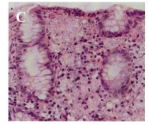

图 12-2　肠道组织胞浆菌病患儿肠道组织病理。图 A：升结肠黏膜内浆细胞、淋巴细胞、嗜酸性粒细胞及中性粒细胞浸润（HE 染色，×400）；图 B：组织内可见大量蓝灰色圆形真菌（PAS 染色，×400）；图 C：1 年后复查肠镜病理黏膜结构未见明显异常（HE 染色，×200）

儿科多学科讨论意见

患者发病年龄较小，建议全外显子组测序。消化系统疾病易感基因检测提示：胱天蛋白酶募集域蛋白9（caspase recruitment domain-containing protein 9，CARD9）基因 *c.1204_1205insC*（*p.C402Sfs*2*）和 *c.1118G > C*（*p.R373P*）复合杂合变异（图 12-3 和图 12-4）。

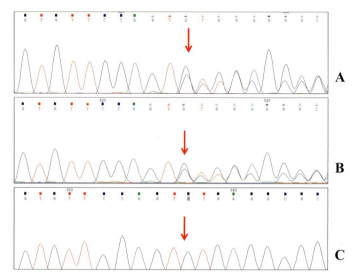

图 12-3　患儿及其父母 CARD9 基因 *c.1204_1205insC*（*p.C402Sfs*2*）突变位点的 Sanger 测序验证结果（箭头所指为突变位点）

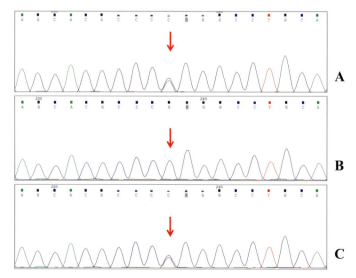

图 12-4　患儿及其父母 CARD9 基因 *c.1118G > C*（*p.R373P*）突变位点的 Sanger 测序验证结果（箭头所指为突变位点）

消化科汇总多学科讨论意见

患儿系 12 岁男孩，慢性腹泻、便血，解脓血便，伴腹痛，合并重度贫血，无长期发热、盗汗，无消瘦，查体可见口腔黏膜较多白色斑膜状物且不易拭去，粪便化验提示见大量真菌，红细胞沉降率增快，(1,3)-β-D 葡聚糖水平升高，胃十二指肠镜提示食管可见白色斑点状物附着，盐水冲洗不易脱落，慢性浅表性胃炎，结肠镜提示结肠息肉、结肠炎。首先考虑肠道感染，同时需警惕溃疡性结肠炎的可能。结合病理活检：回肠末段至直肠符合组织胞浆菌感染改变以及基因检测结果，故诊断为 CARD9 突变相关肠道组织胞浆菌病。

最终诊断

CARD9 突变相关肠道组织胞浆菌病。

后续治疗和随访

后续治疗给予清淡饮食，输红细胞悬液，给予止血、补液等对症支持治疗。抗真菌治疗方案：静滴两性霉素 B[初始剂量 0.1mg/（kgd），1 次 / 日，每日加倍，4 天后加量至 0.8mg/（kgd），即 25mg/d]，持续用 7 天，共 11 天；后因肾脏损害，改为静滴两性霉素 B 脂质体 [初始剂量 0.1mg/（kg·d），1 次 / 日，每日加倍，4 天后加量至 1mg/（kg·d），即 30mg/d]，持续用 2 天，共 6 天。出院时，患儿无腹泻、便血、腹痛等不适症状。出院后，改为口服伊曲康唑胶囊，剂量为早 0.2g 和晚 0.1g，总疗程共 3 个月。

患儿出院后无腹痛等不适，大便性状正常，无肉眼血便。2 周后，复查血红蛋白浓度 93g/L。1 个月后，复查血红蛋白浓度 107g/L。3 个月后，复查血红蛋白 126g/L。三次复查粪便隐血均为阴性。1 年后复查胃肠镜未见明显异常。病理活检示肠道黏膜未见明显异常（图 12-2C）。

讨　论

组织胞浆菌病是由真菌荚膜组织胞浆菌引起的一种感染性疾病，常侵犯肺部，严重者可累及全身单核巨噬细胞系统。自 1955 年起，在我国可见散在病例报道，属罕见病、少见病，而肠道组织胞浆菌病在临床更为罕见。

组织胞浆菌孢子经呼吸道吸入，多数被机体防御机制消灭，如免疫功能低下或感染菌量过大，则可广泛播散到其他器官，可累及全身单核巨噬细胞系统，发展成播散型组织胞浆菌病，其中胃肠道受累率高达 90%，是从口腔到肛门的任何淋巴组织均可受累，尤其是淋巴组织丰富的回肠末段。结肠镜检查可见病变肠段黏膜充血、水肿、出血、溃疡、肠腔狭窄等改变，其中回肠末段和盲肠最常受累。确诊有赖于真菌培养，或组织病理学检查证实存在病原菌，在巨噬细胞或白细胞中发现有荚膜的酵母菌也有确诊价值。通常，只有 30%～50% 的患儿表现出胃肠道症状，如腹痛、便血和腹泻，及发热、体重减轻等。在免疫力低下或缺陷的患儿中，组织胞浆菌常会导致持续性肠道出血和慢性肠梗阻症状。由于这些症状不具有特异性，故易发生误诊、误治。此例患儿 IgE 升高可能与真菌感染后导致异常免疫反应有关，红细胞沉降率快与患儿长期贫血以及肠道慢性炎症有关。鉴于该病症状、血清学和肠镜检查均无特异性，需要与细菌性肠炎、阿米巴肠病、过敏性紫癜、炎症性肠病、肠结核、肠白塞病等疾病相鉴别，因此肠道组织活检病理学检查对于该病的诊断非常重要。

2007 年美国感染病学会（IDSA）组织胞浆菌病治疗指南建议，两性霉素 B 及其脂质体是治疗的首选药物，病情改善后可口服伊曲康唑，能取得良好疗效。经过两性霉素 B、两性霉素 B 脂质体和伊曲康唑等药物治疗，该患儿症状消失，治疗效果明显，但仍需要长期随诊。

真菌是一种机会致病菌，当宿主免疫功能下降时，机体无法有效清除，可导致皮肤、黏膜甚至系统性真菌感染。CARD9 是 CARD 家族中的重要一员，在中性粒细胞、树突细胞和巨噬细胞中高度表达，是一种重要的衔接蛋白。CARD9 通过与 B 细胞淋巴瘤因子 10、黏膜相关淋巴组织淋巴瘤转运蛋白 1 结合形成复合体，激活核因子 κB 信号通路，在抗真菌免疫中发挥重要作用。目前，已有研究报道常染色体隐性遗传 CARD9 突变与真菌感染有关。Glocker 等在 2009 年首次报道慢性皮肤黏膜念珠菌病患儿中存在 CARD9 突变。此后越来越多的研究报道表明，CARD9 突变可导致多种真菌易感性明显增加。本例患儿基因测序结果提示 CARD9 基因 *c.1204_1205insC*（*p.C402Sfs*2*）和 *c.1118G ＞ C*（*p.R373P*）复合杂合变异。*c.1204_1205insC*（*p.C402Sfs*2*）变异未见文献报道，该变异为移码变异，会改变基因开放阅读框，使蛋白质的合成提前终止，且关于该位点下游有无义变异致病的报道。*c.1118G ＞ C（p.R373P）* 变异为人类基因突变数据库报道的已知变异。Drewniak 等发现，1 名 13 岁的亚洲念珠菌性脑膜炎患儿携带该杂合变异，体外实验表明该变异可降低 Th17 细胞的活性，并对免疫系统产生影响。根据现有证据，*c.1204_1205insC（p.C402Sfs*2）* 和 *c.1118G ＞ C（p.R373P）* 变异均为致病性变异，可导致真菌易感性明显增加。

　　CARD9 突变所致真菌感染具有发病早、病程迁延不愈等特点，如果临床医生发现患儿真菌感染具有以上特点，应积极建议患儿进行免疫缺陷病相关遗传基因的筛查，尤其是 CARD9 基因，从而为后期病因诊断和治疗提供重要指导。

参考文献

[1] 吴育龙，庄见齐，陈晓峰. 肠镜下发现组织胞浆菌病 1 例报道 [J]. 包头医学院学报，2015，31（9）：109-110.

[2] Glocker EO, Hennigs A, Nabavi M, et al. A homozygous CARD9 mutation in a family with susceptibility to fungal infections[J]. N Engl J Med, 2009, 361(18): 1727-1735.

[3] 张逸，王晓雯，李若瑜. CARD9 突变在真菌感染性疾病中的研究进展 [J]. 微生物与感染，2018，13（4）：233-244.

[4] Esteban-Jurado C, Vila-Casadesús M, Garre P, et al. Whole-exome sequencing identifies rare pathogenic variants in new predisposition genes for familial colorectal cancer[J]. Genet Med, 2015, 17(2): 131-142.

[5] Drewniak A, Gazendam RP, Tool AT, et al. Invasive fungal infection and impaired neutrophil killing in human CARD9 deficiency [J]. Blood, 2013, 121(13): 2385-2392.

空军军医大学附属西京医院

梁　洁

西安市儿童医院

高天骄　任晓侠

Case 13

EBV 感染相关肠病病例多学科讨论

消化科病史汇报

患者，男性，46岁，因"腹痛伴便血1个月"入院。

2023年7月，患者在无明显诱因下出现下腹隐痛伴腹泻，起初为解黄褐色稀糊状便，1～2次/日，口服左氧氟沙星、洛哌丁胺疗效不佳。2周后，腹泻逐渐加重，至每日4～6次暗红色稀水样便，伴发热，T_{max} 39℃，腹部超声提示结肠肠壁增厚，腹部CT见结直肠扩张伴积液，肠壁增厚，周围系膜密度增高。予以禁食、静脉补液，以及哌拉西林他唑巴坦、莫西沙星抗感染治疗5天，效果欠佳；予甲泼尼龙静脉输液治疗（剂量不详），腹痛仍逐渐加重，便次增多至6～8次/日（水样血便），转诊至上级医院。

血常规：白细胞计数 $10.29×10^9$/L，中性粒细胞百分率83.2%，血红蛋白112g/L，血小板计数 $388×10^9$/L。血生化：谷丙转氨酶37U/L，白蛋白27g/L，谷氨酰转移酶125U/L，肌酐59μmol/L；红细胞沉降率47mm/h，超敏C反应蛋白85.1mg/L → 115mg/L。便常规见大量红细胞、白细胞。血结核感染T细胞斑点试验（T.SPOT.TB）、CMV-DNA、EBV-DNA、CMV-IgM、EBV-IgM均为阴性。粪便细菌、真菌、抗酸染色均为阴性。免疫球蛋白、补体均在正常范围内，ANA、ANCA阴性；癌胚抗原15.8ng/mL（＜5ng/mL），甲胎蛋白、糖类抗原199均为阴性。胃镜检查提示慢性非萎缩性胃炎伴糜烂，胃底息肉，十二指肠降段多发片状及线状溃疡；结肠镜检查见回肠末段黏膜大致正常，盲肠、升结肠、横结肠、降结肠、乙状结肠及直肠局部管腔狭窄，黏膜充血糜烂，散在深凿样溃疡及不规则隆起，表面覆污秽苔。予以艾司奥美拉唑、美沙拉秦、头孢唑肟、头孢曲松、地塞米松（1次）治疗，效果均欠佳，患者每日仍有

4 ～ 5 次稀糊状血便，伴恶心、下腹隐痛，间断低热，T_{max} 37.3℃。病程中，患者精神略差，长期禁食状态，小便正常，大便如前述，体重下降 9kg，否认口腔溃疡、外阴溃疡、皮疹、关节肿痛等。患者既往体健，个人史、婚育史、家族史无殊。

▶ **体格检查**

生命体征平稳，BMI 21.1kg/m²，浅表淋巴结未触及，心肺无特殊，腹软，脐周及下腹深压痛，无反跳痛，肠鸣音 4 次 / 分，双下肢无水肿，肛诊无特殊。

▶ **辅助检查**

血红蛋白 91g/L → 69g/L（正细胞正色素性贫血）；血生化：谷丙转氨酶 16U/L，白蛋白 26g/L，血清总胆红素 6.3μmol/L，谷氨酰转移酶 32U/L，肌酐 54μmol/L，高敏 C 反应蛋白 123.11mg/L，红细胞沉降率 74mm/h，CEA 正常；完善 EBV-IgA/VCA、EBV-IgM/VCA；粪便难辨梭菌毒素及难辨梭菌培养均为阴性；TB 细胞亚群：B 细胞 90/μL，NK 细胞 148/μL，CD4$^+$T 细胞 231/μL，CD8$^+$T 细胞 273/μL，CD4$^+$CD28$^+$/CD4$^+$% 84.9%，CD8$^+$DR$^+$/CD8$^+$% 87.2%，CD8$^+$CD38$^+$/CD8$^+$% 86.2%，CD4/CD8 0.85。

灌肠后，乙状结肠镜检查见乙状结肠 - 直肠上段黏膜明显肿胀，可见多发不规则深凿样溃疡，部分溃疡较大，呈黏膜剥脱感（图 13-1）。

▶ **诊治经过**

入院后嘱患者禁食、全肠外营养、人血白蛋白及输血支持。在结肠镜检查后，患者出现高热，T_{max} 39℃。考虑患者起病急、病情进展迅速，内镜见深大溃疡，需警惕进展为中毒性巨结肠的风

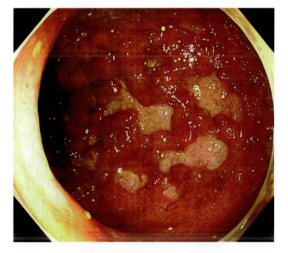

图 13-1 结肠镜检查。起病初期，乙状结肠黏膜明显肿胀，多发不规则深凿样溃疡

险，予以经验性降阶梯抗细菌感染（美罗培南→静脉头孢他啶＋甲硝唑→口服左氧氟沙星）。后续，乙状结肠及直肠黏膜活检病理回报：黏膜显急性及慢性炎，隐窝结构紊乱，隐窝炎及隐窝脓肿易见，免疫组化 CMV 阴性，原位杂交

EBER-ISH（＋，热点区 28/HPF），进一步送检外周血单个核细胞（peripheral blood mononuclear cell，PBMC）EBV-DNA 检测提示 8.593×10^4 拷贝 /mL（参考范围＜ 5.000×10^2 拷贝 /mL），考虑 EBV 感染性肠炎可能性大，予以丙种球蛋白 10g qd×3d，更昔洛韦 0.25g q12h iv 抗病毒治疗。经上述治疗，患者体温正常，腹痛缓解，便血停止，炎症指标下降，血红蛋白水平稳定。

影像科多学科讨论意见

入院后，腹盆增强 CT 小肠重建（图 13-2）可见回盲部、升结肠至直肠肠壁增厚伴异常强化，升结肠 - 横结肠积气扩张。经腹肠道超声（图 13-3）提示全结肠肠壁弥漫性增厚伴节段性狭窄。

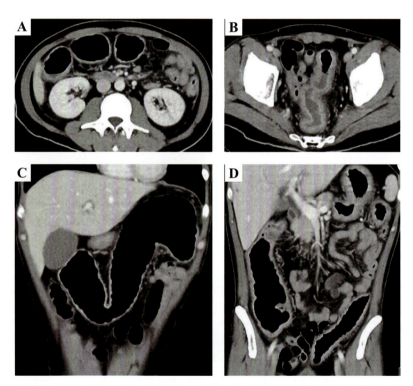

图 13-2　腹盆增强 CT ＋小肠重建：全结肠、直肠肠壁弥漫性增厚，黏膜面强化略增高（图 A ～ D），结肠袋消失，升结肠 - 横结肠积气扩张（图 C），肠周血管影增多（图 D）

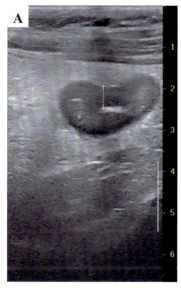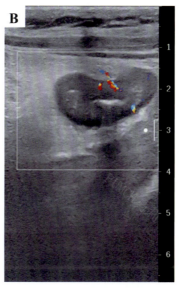

图 13-3　经腹肠道超声（降结肠）：全结肠肠壁弥漫性增厚，其中降结肠肠壁厚约 0.5cm，分层结构不清（图 A），CDFI 内见短条状血流信号（图 B）

　　患者腹盆增强 CT 小肠重建提示回盲部、升结肠、横结肠、降结肠、乙状结肠及直肠肠壁弥漫性病变，肠壁均匀增厚，黏膜面强化，影像学表现可符合溃疡性结肠炎。其中，升结肠–横结肠积气扩张明显，需警惕中毒性巨结肠的可能。此外，肠周渗出明显，血管影增多，考虑合并感染的可能性大。经腹肠道超声同样可见全结肠肠壁弥漫性增厚、肠腔扩张、肠周渗出明显，肠壁见点状异常血流信号，回盲瓣和回肠末段未见异常，与增强 CT 病变范围和特征基本吻合。肠道超声检查中还发现病变肠管走行并不僵硬，该特征更支持肠道感染。综上所述，该患者的病变累及全结肠和直肠，肠壁弥漫性增厚，伴肠壁强化和肠周渗出，局部肠腔扩张，结合病史考虑肠道感染可能，溃疡性结肠炎待除外。

病理科多学科讨论意见

　　患者内镜下乙状结肠及直肠溃疡部位活检病理所见炎症表现较重，可见结肠黏膜慢性活动性炎伴溃疡形成，重度活动度，分布较均一，存在多量淋巴细胞、浆细胞浸润，隐窝结构紊乱，可见隐窝炎及隐窝脓肿。以上病理表现虽可符合溃疡性结肠炎，但活动性炎较为突出，亦需考虑感染的可能。在此基础上，原位杂交（in situ hybridization，ISH）结果提示 EBER-ISH 阳性，为诊断 EBV 感染性肠炎增加支持证据。

EBER（Epstein-Barr virus-encoded small RNA）是 EBV 编码的两个小分子 RNA，它们不编码蛋白质，但会在 EBV 感染细胞中大量拷贝，EBER-ISH 通过检测组织切片中的 EBER 来判断组织是否存在 EBV 感染。目前，对于组织中有临床意义的 EBER 阳性细胞数尚缺乏明确的阳性界值，国内指南建议将 EBER 阳性细胞数 ≥ 10/HP 作为 EBER 高表达的标准，达到此标准者需要考虑 EBV 感染性肠炎的可能。该患者的结肠组织病理中，EBER-ISH 阳性细胞数达到 28/HP，符合病理上组织 EBER 高表达的标准，因此病理诊断支持 EBV 感染性肠炎。但与此同时也需要注意，不能孤立地以 EBER 阳性细胞数来判断是否能够诊断 EBV 感染性肠炎，临床上仍需要结合患者的临床表现、内镜特征、组织学特征、外周血 EBV 拷贝数等综合分析。

感染科多学科讨论意见

EBV 感染非常普遍；在中国，EBV 的血清学阳性率可高于 95%，绝大部分属于潜伏感染，而全身或局部免疫力低下可引起 EBV 再激活，导致 EBV 机会性感染。鉴于人群中 EBV 血清学高阳性率，EBV 核酸载量检测在 EBV 相关疾病的诊断、病情监测和疗效评估中也具有重要的价值。一般采用实时荧光定量 PCR 法检测标本中的 EBV-DNA 载量，可选用的标本类型包括血清或血浆标本、PBMC、全血。有研究显示，多数情况下 PBMC 和全血中的 EBV-DNA 载量是血浆的 10 ~ 100 倍。因此，PBMC 或全血标本中可能检测出更低的 EBV-DNA 载量。对于免疫缺陷患者，EBV 感染也可选用 PBMC 或全血样本检测，以提高对 EBV 感染的诊断敏感性。该患者 TB 细胞亚群提示 B 细胞、CD4$^+$T 细胞比例偏低，不除外免疫力低下状态，因此仅在敏感度较高的 PBMC 标本中检测到了 EBV-DNA 载量。但仅凭外周血 PBMC 中 EBV 阳性，并不足以说明 EBV 感染导致器官受累，病理组织样本中 EBER-ISH 阳性结果才是证实器官受累与 EBV 相关的直接证据。

然而在临床实践中，单纯的 EBV 感染性肠炎相对少见，而炎症性肠病合并 EBV 感染性肠炎更为多见，这通常与炎症性肠病患者黏膜屏障功能受损、免疫抑制剂或生物制剂导致免疫功能低下相关。该患者病程较短，临床尚不足以诊断溃疡性结肠炎，建议继续观察治疗反应，后续密切随访，及时修订诊断。

最终诊断

EBV 感染性肠炎。

后续随访

患者在更昔洛韦静脉输液 2 周、口服 1 周后出院，出院后维持全肠内营养支持。出院 2 个月后复诊，患者体力逐渐恢复，解糊状便 2 ～ 3 次 / 日，便中无脓血，体重增加 7kg（56kg → 63kg），复查白蛋白 40g/L，血红蛋白 106g/L。复查结肠镜提示全结直肠黏膜充血肿胀，较前减轻，多发结节样隆起，较多黏液附着（图 13-4）；活检病理示结肠黏膜显慢性炎及中 - 重度活动性炎，EBER-ISH 阴性。

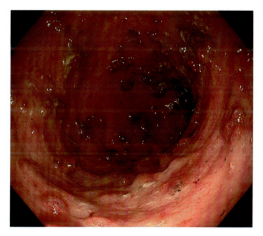

图 13-4　出院 2 个月后，乙状结肠黏膜充血肿胀，较前减轻，多发结节样隆起

总　结

该患者以黏液脓血便、高热、腹痛为主要临床表现，结肠镜提示全结肠黏膜弥漫性肿胀、糜烂伴多发深凿样溃疡，影像学检查提示全结肠肠壁增厚、肠周渗出明显，在诊断上主要需要鉴别感染性肠炎与溃疡性结肠炎。患者的 PBMC 中 EBV-DNA 高滴度阳性，结肠组织病理 EBER-ISH 阳性，支持 EBV 感染性肠炎的诊断。潜伏性 EBV 感染的激活导致 EBV 相关性肠道感染多见于免疫抑制状态或慢性炎症状态的患者。炎症性肠病合并 EBV 感染性肠炎的风险更高，因为这些患者的肠道黏膜存在长期慢性炎症，同时患者又需要长期

应用免疫抑制剂或生物制剂控制原发病，所以在这种情况下 EBV 感染性肠炎可能只是炎症性肠病的并发症。除此之外，EBV 感染相关的其他疾病（如慢性活动性 EBV 感染、EBV 相关噬血细胞性淋巴组织细胞增生症、EBV 相关淋巴增殖性疾病等）同样可能出现外周血 EBV-DNA 载量升高、受累器官组织 EBER-ISH 阳性的表现。因此，对于临床上表现为 EBV 感染性肠炎的患者，需要充分考虑到背后是否有隐藏其他疾病的可能。

在本例患者诊疗过程中，尽管曾经考虑急性重症溃疡性结肠炎待除外，但由于患者免疫功能低下、存在明确的 EBV 感染，故未应用糖皮质激素。后续随访评估中，患者在未接受激素或免疫抑制剂治疗的情况下临床症状改善、结肠黏膜病变减轻，因此从整体的病程及治疗反应分析，该患者可诊断为 EBV 感染性结肠炎，暂缺乏溃疡性结肠炎的诊断依据。然而，患者本次 EBV 激活是否可能进展为慢性活动性 EBV 感染或是淋巴增殖性疾病，仍有待后续随访监测。

参考文献

[1] 中华医学会消化病学分会消化病理协作组，叶子茵，肖书渊，等 . 肠道 EB 病毒感染组织检测和病理诊断共识 [J]. 中华消化杂志，2019，39（7）：433-437.

[2] Wang KD, Xu DJ, Lv Z, et al. The rational specimen for the quantitative detection of Epstein-Barr virus DNA load[J]. Clin Chem Lab Med, 2019, 57(5): 759-765.

[3] Karlitz JJ, Li ST, Holman RP, et al. EBV-associated colitis mimicking IBD in an immunocompetent individual[J]. Nat Rev Gastroenterol Hepatol, 2011, 8(1): 50-54.

北京协和医院

周青杨　谭　蓓

Case 14

HA20 单倍剂量不足病例多学科讨论

儿科病史汇报

患儿，男性，4 岁 8 个月，因"反复发热、呕吐 2 月余"来院就诊。

自 2022 年 2 月 18 日以来，患儿反复发热，最高体温（T_{max}）40.0℃，每次持续 2～3 天，并伴有呕吐、腹泻和（或）腹痛。呕吐物为胃内容物及黄色胆汁，量少，无鲜红色及咖啡色物质；大便为黄色稀糊便，无黏液及脓血；腹痛发作呈间歇性，程度不剧，位置及性状叙述不清。每次发作伴炎症指标升高。血常规：白细胞计数（11.35～19.76）×10^9/L，中性粒细胞比例 64.9%～87.3%，血红蛋白 87～105g/L，超敏 C 反应蛋白 26.08～＞200mg/L。予抗感染及对症治疗后，上述症状可好转。入院前 1 天，患儿在无明显诱因下再次出现发热，测最高体温 39.7℃，予口服退热药物后体温可逐渐降至正常水平，但易反复，热峰 3～4 次/日；伴呕吐 3 次，呕吐物为黄色胆汁，量少，无鲜红色及咖啡色物质；排稀便 1 次，无黏液及脓血；无腹胀、腹痛，无咳嗽、流涕。予头孢地尼口服后，患儿体温仍有反复，呕吐减轻，查炎症指标明显升高，故收入院。

发病以来，患儿神志清，症状发作时精神、食纳一般，病程中有关节疼痛、肿胀及活动受限，呈游走性，全身无皮疹及出血点，无胸闷、气短，大便如上所述，小便量可。

▶ **体格检查**

体温 39.3℃，脉搏 118 次/分，呼吸 25 次/分，血压 88/59mmHg，体重 15kg。神志清晰，精神一般，面色欠红润。左侧颈部可触及黄豆大小淋巴结，无触痛，与周围组织无粘连。咽部充血，扁桃体 I°肿大。双肺呼吸音粗，未闻及干湿啰音。心率 118 次/分，心律整齐，心音有力，各瓣膜听诊区未闻及杂音。腹部平坦，触软，无压痛，无肌紧张及反跳痛，无肝脾大，无移动性浊音，肠鸣音 4 次 / 分。双侧踝关节稍肿胀，无发红，活动受限，无皮疹。神经系统查体未见异常。

▶ 辅助检查

血细胞分析＋五分类：白细胞计数 26.02×10^9/L，中性粒细胞百分率 90.3%，淋巴细胞计数 1.16×10^9/L，血红蛋白浓度 87g/L，血小板计数 399×10^9/L。超敏 C 反应蛋白 249.48mg/L，降钙素原 0.90ng/mL，红细胞沉降率 13mm/h。尿常规阴性。粪便常规：白细胞 51 ~ 80/HP，红细胞 1 ~ 15/HP，脓细胞 16 ~ 30/HP，粪便隐血试验阳性。肝肾功能、心肌酶、凝血功能大致正常。电解质五项：钾 3.34mmol/L，钠 134.8mmol/L。葡萄糖测定 1.07mmol/L，复查血糖正常。乙肝、丙肝、梅毒、艾滋病毒阴性；结核感染 T 细胞、PPD 试验阴性；呼吸道病原抗体 8 项、咽拭子培养阴性；粪便诺如病毒、轮状病毒、腺病毒、双份粪培养＋药敏阴性。血液病原学高通量：细菌、真菌、寄生虫、结核、支 / 衣原体：未检出。粪便钙卫蛋白 336.80μg/g。IL-1β 18.25pg/mL，IL-2 12.35pg/mL，IL-5 10.93pg/mL，IL-6 23.49pg/mL，IL-8 88.79pg/mL，TNF-α 28.28pg/mL，IL-4、IL-10、IL-12p70、IL-17 及 IFN-γ 水平正常。T 细胞（$CD3^+$）1238/μL，细胞毒性细胞（$CD3^+CD8^+$）503/μL，Th 细胞（$CD3^+CD4^+$）650/μL，B 细胞及 NK 细胞计数正常。IgG、IgM 及 IgA 水平正常，IgE 367U/mL。补体 C3、C4 水平正常。自身抗体系列正常。基因：本例受检者携带 TNFAIP3 基因 *NM_006290.4:c.740C ＞ T*（*p.P247L*）杂合变异，疑似致病变异。

胸腹盆腔 CT：回盲部肠壁稍增厚，肠系膜淋巴结增大；双肺下叶炎性索条。胃镜：浅表性胃炎。

结肠镜检查（图 14-1）：结肠多发溃疡。

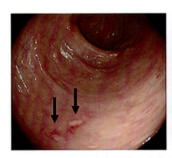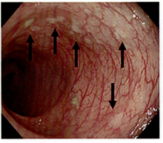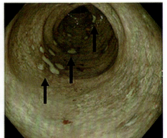

图 14-1 结肠镜检查示结肠多发溃疡（黑色箭头所示为溃疡部位）

病理科多学科讨论意见

病理检查（图 14-2）示：（胃窦）黏膜轻度慢性炎；（十二指肠、食管）未见异常;（回肠末段、回盲部、升结肠、横结肠、乙状结肠、直肠）黏膜活动性炎；（横结肠、直肠）隐窝脓肿;（降结肠）黏膜活动性炎伴溃疡形成，该表现类似于溃疡性结肠炎但需要结合内镜检查。

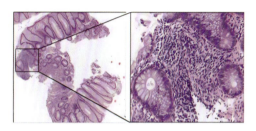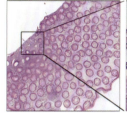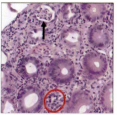

图 14-2　病理检查示结肠黏膜活动性炎，黑色箭头所示为隐窝脓肿，红色圈指示较多浆细胞浸润

放射科多学科讨论意见

患者双侧踝关节稍肿胀，无发红，活动受限，无皮疹。MRI 检查（图 14-3）示：双侧踝关节腔、跗骨及跖骨间积液伴软组织肿胀。

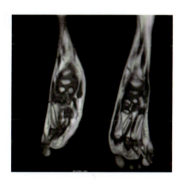

图 14-3　双足 MRI 示双侧踝关节腔、跗骨及跖骨间积液伴软组织肿胀

消化科多学科讨论意见

该患者为 4 岁男性学龄前儿童，病史 2 月余，以反复发热伴呕吐、腹泻、腹痛为主要表现，有关节肿痛及活动受限，炎症指标升高，结肠多发溃疡。

▶ **入院时诊断思路**

该患儿为学龄前儿童，反复周期性高热，病程中有关节肿痛、呕吐、腹痛、腹泻，抗感染治疗后症状可消失，需警惕自身免疫性疾病及自身炎症性疾病，进一步排除特殊病原体感染，以及完善相关基因检测协助诊断。该患儿发病早，病程中有反复呕吐、腹痛、腹泻等消化道症状，2 个月内类似症状反复发作（2

次以上），伴有发热、关节炎等表现，血常规提示贫血，结肠镜提示结肠多发溃疡，病理提示黏膜活动性炎症，可见隐窝脓肿及较多浆细胞浸润，需考虑炎症性肠病可能；但患儿无黏液脓血便，无腹部肿块、肛周病变，肠镜下未见狭窄、肠管僵硬等表现，此为不支持点。为进一步排除感染性疾病，随访并完善基因检测协助诊断。

▶ **初步诊断**

自身免疫性疾病？自身炎症性疾病？炎症性肠病？

儿科汇总多学科讨论意见

TNFAIP3 基因编码 A20 蛋白。A20 是炎症的关键负调节因子。*TNFAIP3* 突变导致 A20 OTU 结构域和（或）锌指（ZnF）结构域被破坏，引起单基因疾病——A20 单倍剂量不足（haploinsufficiency of A20，HA20）。HA20 的特点是早发性、复发性的口腔溃疡、生殖器溃疡、皮肤病变和关节炎等白塞病样症状。但是，越来越多的病例表现出不同的临床表型，从典型的自身炎症性疾病（如青少年特发性关节炎和克罗恩病等）到自身免疫性疾病（如系统性红斑狼疮和甲状腺炎等）。该患儿 4 岁起病，症状包括发热、胃肠道溃疡和关节炎等，基因检测证实了 *TNFAIP3* 基因杂合变异的存在，为疑似致病变异，故诊断为 HA20。

▶ **鉴别诊断**

（1）白塞病：该患儿为 4 岁男童，病程中反复发热，有腹痛、腹泻的消化道症状，有关节肿痛伴活动受限的关节炎症状，结肠镜检查提示多发溃疡，需警惕白塞病，但该患儿无口腔溃疡、眼部病损、生殖器病损、皮肤病损等，故不支持。

（2）克罗恩病：该患儿为学龄前儿童，发病早，病程中有反复呕吐、腹痛、腹泻等消化道症状，2 个月内类似症状反复发作（2 次以上），有发热及关节肿痛伴活动受限的关节炎表现，血常规提示贫血，结肠镜检查提示结肠多发溃疡，病理提示黏膜活动性炎症，可见隐窝脓肿及较多浆细胞浸润，需警惕克罗恩病，但患儿无腹部肿块、肛周病变，肠镜下未见狭窄、肠管僵硬等表现，故不支持。需进一步随访。

最终诊断

HA20。

后续治疗和随访

既往已报道的 HA20 病例显示，激素、免疫抑制剂及生物制剂等可能有助于缓解症状。在明确诊断前，患儿口服泼尼松 1mg/（kg·d），分 3 次给药，病情逐渐好转但出现激素依赖。基因检测结果回报明确诊断后，给予英夫利昔单抗治疗，第 0、2 和 6 周给予 10mg/kg 英夫利昔单抗，后每 8 周维持治疗；同时，激素逐渐减停。患儿病情逐渐缓解，但复查仍有肠黏膜组织病理学异常及炎症指标水平再次升高，加用口服沙利度胺，1.5mg/（kg·d）。

随访至沙利度胺治疗后 5 个月，患儿药物耐受性可，未再出现发热、胃肠道症状及关节炎等，实验室检查结果正常。

讨　论

HA20 自 2016 年被首次报道以来，至今仅报道 100 多例，临床上对该病认识不足。同时，因为该病少见，其临床表现个体差异明显，即使在具有相同突变的同一家族个体中也观察到不同的表现，故诊断困难，需通过基因检测确诊。此外，对 HA20 临床表现广泛，可表现为自身炎症性特征及自身免疫性特征，故易被误诊。目前，对 HA20 尚无统一规范的治疗方案，个案报道激素、免疫抑制剂及生物制剂可能有助于缓解症状，但是所使用的药物种类也不统一，且患者临床表现不一致，对治疗的反应也存在差异，需探索个体化的治疗方案。此外，基于 HA20 早发性的特点，药物在儿童中应用受限，长期使用激素、免疫抑制剂及生物制剂治疗还存在不良反应发生率高的风险。

A20 是一种由 790 个氨基酸残基组成的多肽，通过抑制 NF-κB 信号传导，在炎症和免疫中发挥强大的负调节作用。*TNFAIP3* 突变可降低 A20 的表达，以降低其对 IκB 激酶的抑制作用，并增强 NF-κB p65 的磷酸化，从而导致促炎性细胞因子过量产生。大多数 HA20 患者表现出 *TNFAIP3* 的无义、移码或剪接突变，产生截短 A20 蛋白，但很少出现错义突变。截短和错义导致明显不同的 A20 功能。截短可以抑制 A20 的表达和活性，但错义的作用尚不明确。目前报道的 HA20 患者 A20 错义变体包括使蛋白功能丧失或减弱的 *p.T602S*、*p.M476I*、*p.G192L*、*p.T647P* 和 *p.C243T*，致病意义尚未得到验证的 *p.A102S*、*p.A547T*，以及仍存在争议的 *p.I310T* 和 *p.G709A*。该病例为一种新的 A20 错义变体（*p.P247L*），该变体不是从父母那里遗传的，为新发变体，我们通过实验也证实了该变体减弱了 A20 的功能（数据未发表）。

目前已经报告的 HA20 病例有 100 多例，HA20 的临床表现范围正在扩大，既有自身炎症性特征，包括反复发热、反复口腔溃疡和胃肠道炎症等，也有自身免疫性特征，包括自身免疫性甲状腺炎、多关节炎和系统性红斑狼疮等。此外，HA20 还可能造成代谢紊乱，如糖尿病和甲基丙二酸血症或慢性肝脏受累等。现有研究显示，HA20 异质性临床表型与不同变体的关系尚不能明确；但是与 OTU 结构域位点突变的患者相比，ZnF 结构域中存在 A20 变体的患者出现临床表现更早，白塞病的发病率更低，并且与肌肉骨骼疾病的相关性更密切。HA20 的表型甚至在携带相同变体的家族成员之间存在差异。

目前，对 HA20 没有标准的治疗方法。在大多数情况下，糖皮质激素会产生明显的初始反应。然而，其长期使用受到反应丧失和严重副作用的限制。近一半的患者对秋水仙碱反应良好，但仍依赖皮质类固醇或免疫抑制剂。沙利度胺和其他免疫抑制剂，如甲氨蝶呤、环磷酰胺、环孢菌素 -A、羟氯喹、他克莫司和硫唑嘌呤等，可以产生临床应答。细胞因子抑制剂（包括抗 TNF、抗 IL-1 和抗 IL-6 等）已被频繁使用，但疗效差异很大。此外，还报道了其他免疫疗法，如利妥昔单抗（抗 CD20）和托法替尼（JAK 抑制剂）等；亦有病例报道用自体或异源造血干细胞移植进行治疗。患者对上述治疗的反应不一，可能与 HA20 的症状和严重程度有关。

参考文献

[1]　Zhou Q, Wang H, Schwartz DM, et al. Loss-of-function mutations in *TNFAIP3* leading to A20 haploinsufficiency cause an early-onset autoinflammatory disease[J]. Nat Genet, 2016, 48: 67-73.

[2]　Kadowaki T, Kadowaki S, Ohnishi H. A20 haploinsufficiency in East Asia[J].

Front Immunol, 2021, 12: 780689.

[3] Chen Y, Ye Z, Chen L, et al. Association of clinical phenotypes in haploinsufficiency A20 (HA20) with disrupted domains of A20[J]. Front Immunol, 2020, 11: 574992.

[4] Kadowaki T, Ohnishi H, Kawamoto N, et al. Haploinsufficiency of A20 causes autoinflammatory and autoimmune disorders[J]. J Allergy Clin Immunol, 2018, 141: 1485-1488 e1411.

[5] Su G, Lai J, Zhu J, et al. Analysis of five cases of monogenic lupus related to primary immunodeficiency diseases[J]. Inflamm Res, 2021, 70: 1211-1216.

[6] Jiang W, Deng M, Gan C, et al. A novel missense mutation in *TNFAIP3* causes haploinsufficiency of A20[J]. Cell Immunol, 2022, 371: 104453.

[7] Dong X, Liu L, Wang Y, et al. Novel heterogeneous mutation of *TNFAIP3* in a chinese patient with Behcet-like phenotype and persistent EBV viremia[J]. J Clin Immunol, 2019, 39: 188-194.

[8] Berteau F, Rouviere B, Delluc A, et al. Autosomic dominant familial Behcet disease and haploinsufficiency A20: a review of the literature[J]. Autoimmun Rev, 2018, 17: 809-815.

空军军医大学附属西京医院
梁　洁
西安市儿童医院
孙丽娜　任晓侠

Case 15

多发性错构瘤（Cowden）综合征病例多学科讨论

消化科病史汇报

患者，男性，17岁，学生，因"反复上腹部胀痛2月余"，于2024年5月20日至上海交通大学医学院附属瑞金医院消化科就诊。

胃镜检查（图15-1）示：食管见散在多发息肉样增生，大小为0.2～0.3cm；全胃见广泛分布的息肉样增生，较大一处位于上部大弯侧后壁，大小为3.0cm×3.0cm，余大小为0.4～2.5cm。胃镜病理示：（胃窦）浅表黏膜慢性炎；（胃体）浅表黏膜慢性炎；（食管）送检少量鳞状上皮，呈黏膜慢性炎。

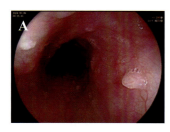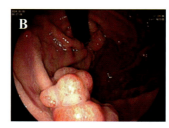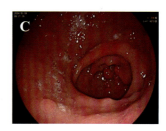

图15-1 胃镜检查。图A：食管可见息肉样增生；图B：胃底可见大小为3.0cm×3.0cm的息肉样增生；图C：可见胃窦广泛分布的息肉样增生

进一步实施肠镜检查（图15-2）示：横结肠见散在2处息肉样增生，大小为0.3cm，均予以咬除；乙状结肠-直肠见散在多发息肉样增生，大小为0.2～0.4cm，其中较大3枚活检咬除。肠镜病理示：（横结肠）黏膜慢性炎，伴间质较多淋巴细胞、浆细胞浸润；（乙状结肠）送检3块，其中一块为管状腺瘤，一块为黏膜慢性炎伴息肉增生、局灶溃疡形成，一块符合错构瘤表现。患者为进一步治疗入院。

病程中，患者食欲缺乏，小便正常，偶有便秘，体重未见明显增减。

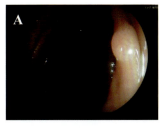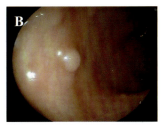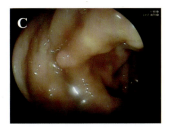

图 15-2　结肠镜检查。图 A：横结肠可见息肉样增生；图 B、C：乙状结肠见散在多发息肉样增生

▶ 既往史

患者有情绪障碍病史 2 年余，平素口服丙戊酸钠（德巴金）治疗，现已停药。否认糖尿病、高血压、心脏病等慢性疾病史。否认乙肝等传染病史。4 年前接受腺样体肥大手术史，否认输血史。有青霉素过敏史。否认家族遗传病史。

▶ 体格检查

体温 36.3℃，脉搏 92 次 / 分，呼吸 20 次 / 分，血压 112/75mmHg。神清，精神可，全身皮肤、黏膜无黄染，无瘀点、瘀斑，浅表淋巴结未及肿大，颈软，气管居中，甲状腺未及肿大。双肺呼吸音清。心律齐，未及病理性杂音。腹部无压痛、无反跳痛，无腹肌紧张，肝脾肋下未触及，肝肾区无叩击痛，肠鸣音无亢进，移动性浊音（－）。四肢肌力、肌张力可，双下肢无水肿。神经系统体征未引出。

▶ 实验室检查

生化：尿酸 482.1μmol/L，甘油三酯 1.77mmol/L，高密度脂蛋白 0.85mmol/L，低密度脂蛋白 3.53mmol/L，纤维蛋白原 2.25 g/L。血常规、肿瘤指标、降钙素原、粪常规、尿常规、风湿免疫指标、胸片等未见明显异常。

遗传病门诊多学科讨论

仔细查体（图 15-3），该患者存在大头畸形（成年女性 ≥ 58cm，成年男性 ≥ 60cm）、黏膜皮肤病变，结合多发性胃肠道错构瘤表现与孤独症谱系障碍，考虑诊断为多发性错构瘤综合征。后续进行全外显子组测序，基因检测报告：*PTEN* 基因存在 *p.Tyr65** 杂合变异，*MLH1*、*APC* 基因可能存在结构异常，同时建议检查小肠。

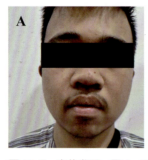
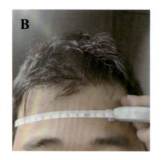
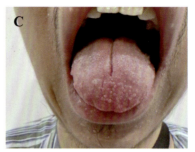

图 15-3　查体发现。图 A、B：大头畸形；图 C：口腔黏膜病变

后续治疗

排除禁忌后行胃镜治疗，较大一处息肉位于上部大弯侧后壁，大小为 3.0cm×3.0cm，予 EMR 切除息肉后钛夹关闭创面，术后予以补液支持、抑酸护胃、促进黏膜修复等治疗。术后病理：增生性息肉，伴间质淋巴组织增生，部分腺上皮细胞轻度不典型增生。

按照多学科讨论意见，行胶囊内镜检查，结果（图 15-4）示：小肠多发息肉样增生；小肠散在糜烂灶；回肠上段黏膜下隆起灶（首先考虑淋巴管扩张）。

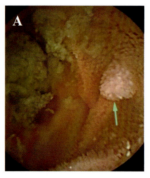
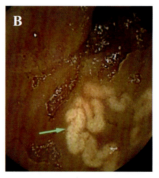

图 15-4　胶囊内镜检查。图 A：小肠多发息肉样增生；图 B：回肠上段黏膜下隆起灶（首先考虑淋巴管扩张）

讨　论

多发性错构瘤综合征（Cowden syndrome，CS），又名 Cowden 综合征，是罕见的常染色体显性遗传病，最早于 1963 年被发现和报道，并以最初被报道的患者家族之姓 Cowden 命名。约 70% ～ 80% 患者可见 *PTEN* 基因突变，

发病率约为 1/20 万，男女比例约为 1：3，多数为家族性病例，少数为单发病例。

多发性错构瘤综合征以胃肠道多发错构瘤性息肉和皮肤黏膜病变为特征。病变多见于皮肤、口腔、呼吸道、全消化道黏膜、甲状腺、乳腺及肾脏等，以皮肤黏膜及消化道表现为著。皮肤表现为多发性扁平隆起小丘疹，好发于面部、颈部、胸部和肢端，组织学可表现为纤维错构瘤、血管瘤、脂肪瘤和神经瘤等。黏膜病变表现为位于牙龈、唇和腭表面的光滑丘疹样改变，直径约为 1 ～ 4mm。息肉可发生于全消化道，主要累及结肠，组织学可表现为错构瘤、炎性增生性息肉、脂肪瘤及无蒂神经节瘤等。

在临床诊断时，需与其他临床表现为胃肠道息肉的疾病相鉴别，如家族性腺瘤性息肉病（familial adenomatous polyposis，FAP）、Peutz-Jeghers 综合征（Peutz-Jeghers syndrome，PJS）、幼年性息肉病、Cronkhite-Canada 综合征、结节性硬化症等。

2021 年，美国国家综合癌症网络指南针对多发性错构瘤综合征提出了多项诊断标准，包括主要标准与次要标准（表 15-1）。

表 15-1　多发性错构瘤综合征临床诊断标准

主要标准	次要标准
乳腺癌	孤独症谱系障碍
子宫内膜癌	结肠癌
滤泡性甲状腺癌	食管糖原棘皮病
多发性胃肠道错构瘤或神经节细胞瘤	脂肪瘤
大头畸形 （成年女性 ≥ 58cm，成年男性 ≥ 60cm）	智商 ≤ 75
龟头黄斑色素沉着	乳头状甲状腺癌
黏膜皮肤病变	肾细胞癌
	单发胃肠道错构瘤或神经节细胞瘤
	血管畸形

临床确诊条件需符合以下任意一条：①符合 3 个或以上的主要标准，其中必须包括大头畸形、胃肠道错构瘤及小脑皮质弥漫性神经节细胞瘤其中一种；②符合 2 个主要标准＋3 个次要标准。

若患者具有 *PTEN* 致病性，则临床确诊条件需符合以下任意一条：①任意 2 项主要标准；②1 个主要标准＋2 个次要标准；③3 个次要标准。

目前，对多发性错构瘤综合征尚无特异性治疗手段，药物治疗效果不佳，以对症随访、内镜治疗及手术治疗为主。西罗莫司、雷帕霉素有望成为多发性错构瘤综合征的治疗方案用药，但还需要更多研究证实。对于引起症状或疑似恶变的肿瘤，需手术切除或内镜切除。确诊的患者每年至少需接受一次随访体检，包括乳腺、甲状腺、胃肠镜、肾脏及妇科检查等，同时建议确诊的患者接受遗传咨询及家庭相关筛查。

综上所述，多发性错构瘤综合征较为罕见，诊断困难，确诊主要依赖临床特征及基因检测，当临床医师发现患者出现消化道多发性息肉及皮肤黏膜病变时，需警惕多发性错构瘤综合征的可能。

参考文献

[1] Lloyd KM, Dennis M. Cowden's disease. A possible new symptom complex with multiple system involvement [J]. Ann Intern Med, 1963, 58: 136-142.

[2] Liu C, Li G, Chen R, et al. A novel *PTEN* gene promoter mutation and untypical Cowden syndrome [J]. Chin J Cancer Res, 2013, 25(3): 306-311.

[3] Magaña M, Landeta-Sa AP, López-Flores Y. Cowden disease: a review [J]. Am J Dermatopathol, 2022, 44(10): 705-717.

[4] Daly MB, Pal T, Berry MP, et al. Genetic/familial high-risk assessment: breast, ovarian, and pancreatic, Version 2.2021, NCCN clinical practice guidelines in oncology. J Natl Compr Canc Netw, 2021, 19(1): 77-102.

[5] Squarize CH, Castilho RM, Gutkind JS. Chemoprevention and treatment of experimental Cowden's disease by mTOR inhibition with rapamycin [J]. Cancer Res, 2008, 68(17): 7066-7072.

[6] Komiya T, Blumenthal GM, DeChowdhury R, et al. A pilot study of sirolimus

in subjects with Cowden syndrome or other syndromes characterized by germline mutations in PTEN. Oncologist, 2019, 24(12): 1510-e1265.

太仓市娄江新城医院（上海交通大学医学院附属瑞金医院太仓分院）

龚淞楠

上海交通大学医学院附属瑞金医院

顾于蓓

Case 16

结肠憩室炎伴炎性包块病例多学科讨论

消化科病史汇报

患者，男性，30岁，因"反复右下腹痛2年，加重伴腹泻4个月"入院。

2021年，患者在无明显诱因下出现右下腹痛；10月22日，CT全腹部平扫（图16-1）提示：盲肠和升结肠起始部肠壁稍增厚，伴周围渗出。予抗感染治疗后，症状缓解。

2021年10月29日，完善肠镜检查（图16-2），见盲肠和升结肠多发憩室，无粪便嵌顿。

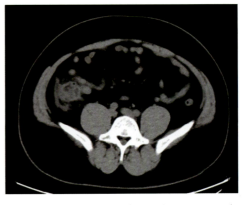

图16-1　CT全腹部平扫（2021年10月22日）提示：盲肠和升结肠起始部肠壁稍增厚，伴周围渗出

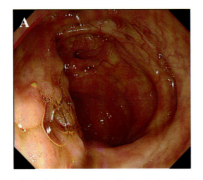
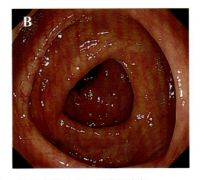

图16-2　肠镜检查（2021年10月29日）：盲肠和升结肠多发憩室，无粪便嵌顿

2023年1月，患者在无明显诱因下复发右下腹痛，伴大便不成形，便次增加，约4～5次/日，大便有时可见白色黏液，腹痛可于便后缓解，无便血、

黑便，无恶心、呕吐，无发热，无口腔溃疡，症状反复发作。每次至附近医院就诊，查体有右下腹压痛，无反跳痛，查血常规见白细胞计数基本正常，C反应蛋白轻度升高，予以对症治疗后，症状可快速缓解。2023年5月25日，患者至胃肠外科门诊就诊，CT全腹部平扫和增强提示结肠局部管壁明显增厚伴周围多发渗出及淋巴结轻度肿大。6月16日，肠镜检查（图16-3）示：升结肠见多发黏膜充血、水肿伴隆起明显，肠腔狭窄无法通过。

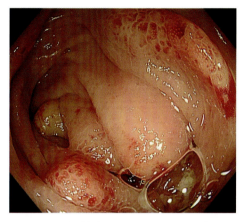

图16-3　肠镜检查（2023年6月16日）：升结肠见多发黏膜充血、水肿伴隆起明显，肠腔狭窄无法通过

同期活检：（升结肠）活动性慢性肠炎伴黏膜糜烂及间质纤维化，并可见嗜酸性粒细胞浸润（密集处约100/HPF）；（直肠）慢性肠炎。给予美沙拉秦4g/d口服至2023年9月，腹泻好转，未见黏液，便次降至2~3次/日，仍有间断右下腹隐痛。为进一步治疗，门诊拟"腹痛"收住南京大学医学院附属鼓楼医院消化科。病程中，患者精神可，无头晕、头痛，无咳嗽、咳痰，无气喘、胸闷，无恶心、呕吐，食欲一般，睡眠尚可，大便如上述，小便正常，体重无明显改变。

▶ **体格检查**

体温36.5℃，脉搏67次/分，呼吸17次/分，血压129/77mmHg，BMI 28.41kg/m²。患者神志清楚，精神可，皮肤、巩膜无黄染，无贫血貌，浅表淋巴结未触及肿大。腹部见陈旧性手术疤痕，腹部平坦，无腹部压痛、反跳痛，无肌紧张，肝脾肋下未触及，墨菲征（−）。肝肾区无叩击痛，移动性浊音（−），肠鸣音约5次/分。双下肢无水肿。

▶ **实验室检查**

血常规＋C反应蛋白（急诊）：白细胞计数 6.2×10^9/L，红细胞计数 4.25×10^{12}/L（↓），血红蛋白121g/L（↓），血细胞比容37.1%（↓），红细胞体积分布宽度15.1%（↑），C反应蛋白9.08mg/L（↑），红细胞沉降率6mm/h。尿常规化学检测＋尿沉渣定量：结晶38个/μL（↑）。大便隐血试验阳性。消化道六项：糖类抗原 72-4 7.73U/mL（↑），甲胎蛋白、癌胚抗原、糖类抗原 199、糖类抗原 153、糖类抗原 125 均正常。肌酐 50.0μmol/L（↓），补体 C1q 13.7mg/dL（↓），补体 C4 0.18g/L（↓）。传染病八项检测：抗乙型肝炎病毒表面抗体 59.25（＋）mU/mL（↑），抗乙型肝炎病毒核心抗体 1.21（＋）C.O.I（↑）。粪艰难梭菌毒素测定：难辨梭菌鉴定检出（＋），B 毒素基因检测（＋），二元毒素基因检测（＋），*tcdC* 基因缺失（－）。结核感染 T 细胞检测：结核感染 T 细胞检测判读（＋），结核分枝杆菌 γ- 干扰素检测 102.87pg/mL（↑）。抗心磷脂抗体四项、CMV-DNA、EBV-DNA、免疫球蛋白 IgG₄、甲功五项、抗中性粒细胞胞浆抗体、自身抗体、凝血四项和 D-二聚体、大便菌群比及大便培养均未见异常。2023 年 9 月 4 日，入院后胃镜检查示浅表性胃炎，幽门螺杆菌（－）。肠镜检查（图 16-4）示：升结肠多发黏膜充血、水肿、隆起明显，肠腔狭窄无法通过，基本同 2023 年 6 月肠镜检查，升结肠近肝曲见一处憩室。

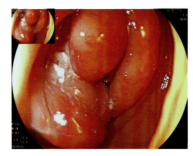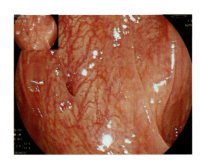

图 16-4　肠镜检查（2023 年 9 月 4 日）：升结肠多发黏膜充血、水肿、隆起明显，肠腔狭窄无法通过，升结肠近肝曲见一处憩室

放射科多学科意见

该患者 2 次增强 CT 检查均可见盲肠和升结肠起始部肠壁增厚强化分层，周围渗出明显，淋巴结肿大，回盲瓣肿胀显示不清，以盲肠为中心的右上象限内可见多个局灶肠壁外突结构，部分内有气体影，部分形成小脓肿，直径＜2cm。经美沙拉秦治疗后，CT 见渗出积液较前吸收，憩室炎穿孔伴小脓肿形成明确，未见其他特异性征象。

2023 年 5 月 25 日，患者于胃肠外科门诊进行 CT 全腹部平扫和增强，结果（图 16-5）提示：升结肠局部管壁明显增厚，伴周围多发渗出及淋巴结轻度肿大。

　　经过治疗，2023 年 9 月 4 日胸部平扫＋小肠 CT 成像（图 16-6）示：升结肠局部管壁增厚，伴周围多发渗出及淋巴结轻度肿大，较前（2023 年 5 月 25 日）吸收好转，胸部 CT 平扫未见明确异常。

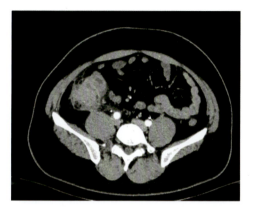

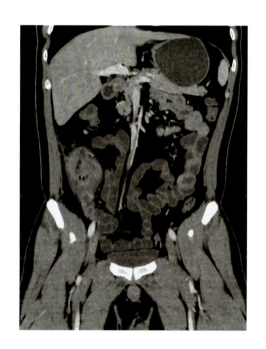

▲图 16-5　CT 全腹平扫和增强（2023 年 5 月 25 日）：升结肠局部管壁明显增厚，伴周围多发渗出及轻度肿大淋巴结

▶图 16-6　胸部平扫＋小肠 CT 成像（2023 年 9 月 4 日）：升结肠局部管壁增厚，伴周围多发渗出及淋巴结轻度肿大，较前吸收好转

病理科多学科意见

　　从升结肠病灶 2 次活检病理（图 16-7）可见局灶黏膜表面上皮脱落，隐窝轻度萎缩，间质红染，慢性炎症细胞增多，嗜酸性粒细胞易见。总体符合"缺血再修复"的过程，因活检组织无法反映憩室结构，必要时关注手术病理的特征。

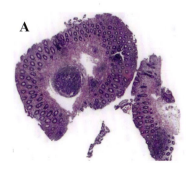
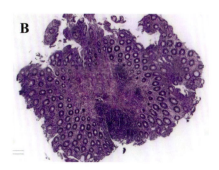

图 16-7　活检病理（2023 年 9 月）：黏膜隐窝轻度萎缩，间质红染，慢性炎症细胞增多，嗜酸性粒细胞可见（HE 染色，×20）

胃肠外科多学科讨论意见

如结肠憩室出血或穿孔引起腹膜炎，则有急性手术指征；如结肠憩室穿孔引起的慢性炎症，保守治疗无效，也可择期手术治疗。该患者经过美沙拉秦治疗后，影像学显示炎症减轻，可继续抗感染治疗，密切随访；如症状复发或炎症加重，则可行外科手术治疗。

消化内科多学科意见

该患者升结肠有炎性包块，需要鉴别肿瘤破溃、克罗恩病穿孔、憩室炎穿孔、阑尾炎蜂窝织炎、肠结核等。而该患者20年前曾接受阑尾切除术，其他肠段无炎症累及，两次活检均无恶性依据，虽结核感染T细胞检测阳性，但胸部CT无异常，且腹部无多发淋巴结肿大等结核特征，综合各科室意见，憩室炎穿孔的可能性最大，可行短期抗感染治疗，观察疗效，后续手术可能性很大，可明确病变性质和解决肠道狭窄。

最终诊断

盲肠和升结肠憩室炎，伴穿孔、脓肿和炎性包块形成。

治疗及随访

患者出院后口服莫西沙星0.4g/d，2周后停用；大便1～2次/日，成形，不含脓血。随访2月余再发右下腹痛，大便不成形，遂于2023年12月20日复查小肠CT成像，结果（图16-8）提示：回盲部及部分升结肠肠壁增厚，伴局部管腔狭窄，周围多发渗出及积液，较前（2023年9月4日）稍进展；升

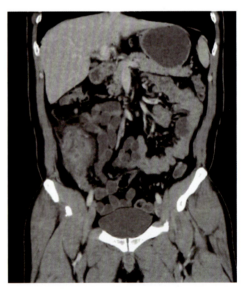

图16-8　复查小肠CT成像（2023年12月20日）：回盲部及部分升结肠肠壁增厚，伴局部管腔狭窄，周围多发渗出及积液，较前（2023年9月4日）稍进展；升结肠小憩室伴粪石；回盲部周围稍大淋巴结

结肠小憩室伴粪石；回盲部周围稍大淋巴结。查血常规示白细胞计数和降钙素原均正常，C 反应蛋白 15.3mg/L（↑）。综合考虑，经过密切随访，患者症状反复，影像学有进展，有手术指征。

后于 2023 年 12 月 28 日完成腹腔镜下右半结肠切除术。术中探查见：结肠肿胀，呈炎性改变，腹盆腔、肠系膜、网膜等未见明确转移性病灶。手术病理（图 16-9）示：（右半结肠）小肠壁及结肠壁示肠壁憩室形成，回盲瓣下方固有肌层内见多量慢性炎症细胞伴脓肿形成，其余肠壁黏膜下层、固有肌层及浆膜下层见散在淋巴滤泡形成。组织学可符合憩室炎改变。小肠及结肠断端切缘、系膜切缘未见病变累及。肠周淋巴结 15 枚示反应性改变。免疫组化：Desmin（示平滑肌）。

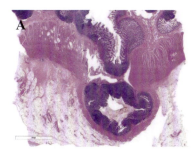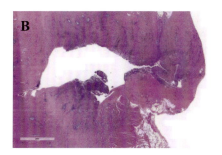

图 16-9　手术病理（2023 年 12 月）：肠壁憩室形成。图 A：完整憩室；图 B：破裂的憩室（HE 染色，×20）

患者术后恢复顺利，大便正常，未再发作腹痛、腹泻。术后 1 个月，复查血常规正常，C 反应蛋白 1.9mg/L。2024 年 1 月 30 日，复查 CT 全腹部平扫和增强（图 16-10）提示：右半结肠术后吻合口局部增厚，周围少量渗出。继续随访。

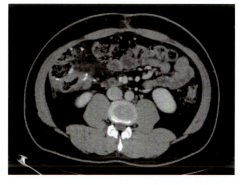

图 16-10　CT 全腹部平扫和增强（2024 年 1 月 30 日）：右半结肠术后吻合口局部增厚，周围少量渗出

讨　论

我国结肠憩室病的发病率正逐年增长，2011 — 2015 年，从 2.78% 增长至 4.98%。急性结肠憩室炎在男性较女性多见，与西方国家相似；但从年龄来看，

在我国 60 岁以下患者占多数（占 81.2%），这与西方国家不同。

世界急诊外科学学会（World Society of Emergency Surgery，WSES）2020 版急性结肠憩室炎指南指出，对于右半结肠憩室炎，在没有弥漫性腹膜炎的情况下，应首选非手术治疗。WESE 2020 版结肠憩室炎严重程度分级见表 16-1。而该指南基于西方国家人群的研究结果，右半结肠憩室炎患者的诊断和治疗原则与左半结肠憩室炎相同。对于 WSES 0 级的患者，可观察；对于 1 级的患者，可抗感染治疗，暂不手术治疗；而对于随访中出现瘘管、狭窄、出血、免疫功能低下或症状明显的患者，可择期行结肠切除术。传统认为，右半结肠憩室炎患者病情较轻，复发率和复发严重度升级率也低。而国内的一项研究结果显示，右半结肠非复杂性憩室炎 WSES 0 级患者的复发率高达 37.1%，高于西方国家研究中的复发率（1.7% ~ 11.2%）。本病例属于 WSES 1b 级，经抗感染治疗，症状可缓解，但易复发。

表 16-1　WESE 2020 版结肠憩室炎严重程度分级

分　　级		表　　现
非复杂		
0 级		憩室壁增厚，周围脂肪密度升高
复杂		
1 级	1A 级	结肠周围气泡形成（距离病变肠段≤5cm）或结肠周围渗出不伴脓肿
	1B 级	脓肿≤4cm
2 级	2A 级	脓肿＞4cm
	2B 级	存在远离病灶的游离气体（距离病变肠段＞5cm）
3 级		弥漫性腹腔积液不伴游离气体
4 级		弥漫性腹腔积液伴游离气体

盲肠憩室炎的 CT 特征为肠壁分层强化，有时可见憩室壁不同程度增厚强化，且强化程度大于周围肠壁；局灶或弥漫增厚的肠壁上向外局限性突出结构，其内为气体密度、实性高密度和环形高密度，高密度多为憩室粪石或浓缩干粪，是导致盲肠憩室炎的主要原因；肠周不同程度渗出，可观察到条纹状或片状软

组织密度影；当出现穿孔时，肠壁及肠周有气泡，合并脓肿时可有肿块；可观察到肠淋巴结肿大，短径＞ 5mm；多数盲肠憩室炎患者阑尾正常，能否找到正常阑尾也是鉴别的一个关键点。

右半结肠憩室炎患者都会有右下腹痛的症状，大多伴恶心、呕吐，一半可伴发热。大多数查体可有压痛和反跳痛，一半可触及炎性包块。盲肠和升结肠憩室炎并穿孔伴脓肿形成后，脓肿包裹早期可无明显症状或仅有轻微腹痛，这与本例患者的症状符合。本例患者因脓肿发生在腹膜内，未向周围广泛扩散，病情发展过程中仅有右下腹隐痛，且白细胞计数和降钙素原无升高，预后尚可；若穿孔伴脓肿发生在结肠腹膜后，肠内容物细菌感染性极强，腹膜后结缔组织疏松且血液循环差，感染易向周围组织扩散，可发生严重感染甚至感染性休克。

CT 可通过典型的特征诊断憩室炎，而肠镜是诊断憩室疾病的"金标准"，但急性憩室炎患者在行肠镜检查时有发生肠穿孔的可能。本病例既往盲肠升结肠憩室明确，在急性炎症控制后多次肠镜检查可见黏膜多发充血、水肿、隆起明显，肠腔狭窄无法通过，不同于常见的左半结肠憩室炎时肠道溃疡伴肿块的表现。

本病例提醒我们在遇到右下腹痛合并包块的患者时要注意鉴别诊断，并追溯既往病史。在本病例诊治过程中，借助多学科讨论，明确诊断憩室炎伴穿孔、脓肿和炎性包块形成，并密切随访，后续果断为患者择期手术，患者术后恢复良好。当前，年轻男性逐渐成为右半结肠憩室炎的高发人群。我们要提高鉴别诊断意识，积累影像学阅片经验，不能因炎症指标正常而忽视憩室炎的发生可能。

参考文献

[1] 刘斯，孙玉佳，刘程，等 . 急性结肠憩室炎 154 例临床特征及复发因素分析 [J]. 中国急救医学，2022，42（2）：121-125.

[2] Sartelli M, Weber DG, Kluger Y, et al. 2020 update of the WSES guidelines for the management of acute colonic diverticulitis in the emergency setting[J]. World J Emerg Surg, 2020, 15(1): 32.

[3] 任小波，张永潮，胡燕标 . CT 诊断急性阑尾炎和盲肠憩室炎的价值观察

[J]. 现代实用医学，2020，32（1）：119-120.

[4] 张鹏，董晓强，支尹，等. 升结肠憩室炎并穿孔及脓肿形成一例报道 [J]. 腹部外科，2020，33（6）：485-487.

南京大学医学院附属鼓楼医院

谢　颖　王　雷　施婷婷

史倩芸　李　强　张晓琦

Case 17

以腹泻为主要表现的单形性亲上皮性肠道 T 细胞淋巴瘤病例多学科讨论

消化科病史汇报

患者，女性，67 岁，因"腹泻 9 月余"入院。

自 2020 年 7 月起，该患者在无明显诱因下出现腹泻，4～5 次 / 日，为水样便，未见黏液脓血，无黑便，不伴腹痛、腹胀，无畏寒、发热。2020 年 8 月，患者就诊于当地医院，肠镜检查提示结肠息肉，并行肠 EMR 治疗。术后，患者腹泻症状未见改善。2020 年 10 月，患者腹泻症状加重，平均每天 10 余次，甚至可达 20～30 次 / 日，以水样便为主。再次至当地医院就诊，完善小肠 CT 检查（平扫＋增强）未见明显异常，遂予蒙脱石散、益生菌、黄连素、复方谷氨酰胺、中药方剂等治疗，患者症状无改善。

从起病至到江苏省人民医院住院，患者腹泻已持续 9 月余，体重下降近 10kg。

▶ **既往史**

患者既往有高血压病史 10 年，2 型糖尿病病史 2 年；脑梗死病史 5 年余，未遗留明显后遗症。否认其他慢性病史、传染病史，否认其他手术史或外伤史，无输血史，否认食物及药物过敏史。

▶ **体格检查**

体温 36.7℃，脉搏 84 次 / 分，呼吸 18 次 / 分，血压 130/78mmHg。神志清晰，身高 164cm，体重 51kg，BMI 18.9kg/m^2。心肺查体阴性。腹部查体：腹软，无压痛、反跳痛，无肌紧张。未及肝脾肿大。肠鸣音活跃，8～10 次 / 分。神经系统查体：生理反射正常，肌力、肌张力正常，病理征阴性。双下肢无水肿。

▶ **常规检查**

血生化：总蛋白 40.2g/L，白蛋白 23.8g/L，球蛋白 16.4g/L。血常规、尿常规、凝血功能未见明显异常。大便隐血试验阳性；粪便钙卫蛋白 193.52μg/g。肿瘤及免疫相关指标：IgG 5.32g/L，IgM 0.211g/L；血清 KAP 轻链 4.01g/L，LAM 轻链 1.81g/L，尿 KAP 29.0mg/L；肿瘤标志物、风湿三项、血清蛋白电泳、血清免疫固定电泳未见异常；抗核抗体、抗 ENA 抗体、抗心磷脂抗体、抗中性粒细胞胞浆抗体、慢性炎症性肠病抗体（－）。感染相关指标：PCT 0.064ng/mL，血清 EBV-DNA $7.72×10^3$ 拷贝 /mL，粪艰难梭菌（＋）；T-SPOT（＋），结核抗体（－），C 反应蛋白正常，CMV、粪便细菌 / 真菌涂片及培养（－）。甲状腺功能 FT_3 3.07pmol/L，维生素 B_{12} 81pmol/L，BNP、心肌标志物未见异常。

消化科多学科讨论意见

本病例呈慢性病程，进行性加重，临床症状以腹泻为主，伴明显的低蛋白血症和机会性感染，因此诊断考虑蛋白丢失性肠病，围绕该病可能涉及自身免疫性肠炎、乳糜泻、淋巴瘤、小肠克罗恩病、感染性腹泻等，需要进行鉴别诊断。进一步完善小肠镜检查。经口双气囊小肠镜检查（见图 17-1A ～ C）见十二指肠及空肠绒毛明显萎缩，呈扇贝样改变，十二指肠水平部见一不规则溃疡，局部管腔环形狭窄。经肛双气囊小肠镜（见图 17-1D ～ F）提示回肠绒毛萎缩，弥漫性淋巴管扩张。遂结合小肠溃疡的病因进一步讨论。

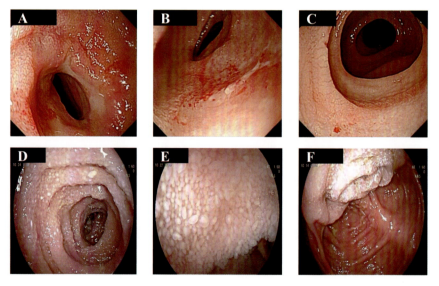

图 17-1　双气囊小肠镜检查。图 A ～ C：十二指肠及空肠绒毛明显萎缩，呈扇贝样改变，十二指肠水平部见一不规则溃疡，局部管腔环形狭窄；图 D ～ F：回肠绒毛萎缩，弥漫性淋巴管扩张

近年来随着小肠镜技术的发展，小肠溃疡的发现率显著提高。小肠溃疡可见于多种疾病，包括克罗恩病、非甾体抗炎药（NSAID）相关肠炎、非特异性多发性小肠溃疡病（chronic enteropathy associated with SLCO2A1 gene，CAES）、隐源性多灶性溃疡性狭窄性小肠炎（cryptogenic multifocal ulcerous stenosing enteritis，CMUSE）、淋巴瘤、免疫相关（血管炎、原发性系统性淀粉样变性、系统性红斑狼疮等）、乳糜泻等。

病理科多学科讨论意见

十二指肠活检及空肠上段活检病理（图 17-2）提示间质淋巴组织高度增生，回肠活检病理提示黏膜急慢性炎。特殊染色（图 17-3）示：抗酸染色（＋），镜下见个别抗酸染色阳性杆状物，刚果红（－），PAS（－）。T 细胞受体基因重排克隆（＋），免疫球蛋白重链 / 轻链基因重排克隆（－）。病理表现：

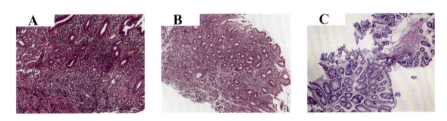

图 17-2　小肠活检病理（HE 染色）。十二指肠活检（图 A）及空肠上段活检（图 B）病理提示间质淋巴组织高度增生，回肠活检（图 C）病理提示黏膜急慢性炎

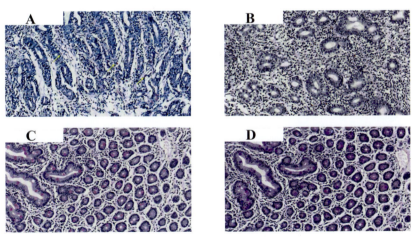

图 17-3　特殊染色。图 A：抗酸染色（＋），镜下见个别抗酸染色阳性杆状物；图 B：刚果红（－）；图 C：PAS（－）；图 D：AB-PAS（－）

间质多量淋巴细胞、浆细胞、嗜酸性粒细胞浸润，伴 T 淋巴细胞反应性增生及局灶克隆性增生。建议重点排查自身免疫性疾病或淋巴组织克隆性增生性疾病。

感染科多学科讨论意见

本病例临床表现以腹泻、乏力为主，T-SPOT（＋），抗酸染色（＋），EBV（＋），艰难梭菌（＋），需考虑感染性疾病的存在。但患者胸部 CT 未见肺结核病灶，腹部未见钙化灶及肿大淋巴结，溃疡形态不符合肠结核环形溃疡、带状溃疡、边缘鼠咬状的特点，病理上未见干酪样肉芽肿，因此肠结核诊断不成立。EBV 相关肠炎方面，患者无 EBV 感染引起的高热、腹泻、腹痛、淋巴结肿大、脾肿大等表现，溃疡形态也不符合 EBV 病变多个浅、小、不规则溃疡的特点，病理 EBER（－），因而该诊断也不成立。艰难梭状芽孢杆菌感染主要表现为假膜性肠炎，通常存在免疫功能不全等危险因素，但入院后已予口服甲硝唑治疗，并无临床疗效，不排除在其他疾病的基础上合并艰难梭菌感染。此外，Whipple 病在内镜下也可表现为小肠绒毛扇贝样改变，病理可见淋巴细胞浸润，但该病为全身性疾病，可累及关节、心脏、神经系统、眼部，PAS 染色可见泡沫样巨噬细胞和单核细胞；然而在本病例，PAS 染色（－），因而也不支持 Whipple 病的诊断。

风湿免疫科多学科讨论意见

自身免疫性疾病，如系统性红斑狼疮、原发性系统性淀粉样变性、IgA 相关性血管炎等也可累及消化道，引起小肠溃疡性病变。但本例无结缔组织病的常见表现，无其他组织器官受累表现，抗核抗体、抗 ENA 抗体组套、抗心磷脂抗体、抗中性粒细胞胞浆抗体均未见异常，且刚果红染色（－），因此上述诊断暂不成立。

血液科多学科讨论意见

本病例未见其他系统受累，外周及病理组织暂未见典型异型淋巴细胞，CT 未见淋巴结明显肿大，暂不支持经典淋巴瘤的诊断。但小肠镜活检病理提示间质淋巴组织高度增生、TCR（＋），不排除特殊类型的小肠淋巴瘤，如单形性亲上皮性肠道 T 细胞淋巴瘤、肠病相关 T 细胞淋巴瘤、结外鼻型 NK/T 细胞淋巴瘤、非特殊型外周 T 细胞淋巴瘤、胃肠道惰性 T 细胞增殖性疾病等。建议完善 PET/CT 检查，必要时再次活检，多点取材以明确诊断。

影像科多学科讨论意见

　　PET/CT 检查（图 17-4）示：①腹、盆腔内肠管（包括小肠及结直肠）弥漫性 FDG 代谢增高，部分病灶肠壁增厚，考虑肠道恶性病变的可能，原发肠道 T 细胞淋巴瘤的可能性大。②腹主动脉旁、肠系膜区多发淋巴结，FDG 代谢未见增高，考虑炎性反应性淋巴结增生可能性大，建议除外淋巴瘤浸润的可能。

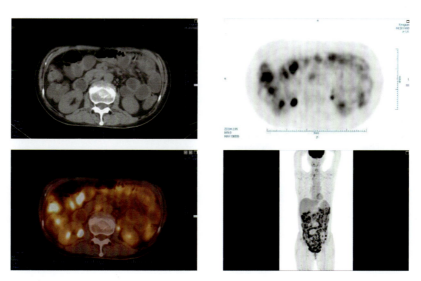

图 17-4　PET/CT 检查

病理科再次多学科讨论意见

　　第二次小肠（十二指肠、空肠）活检病理（图 17-5）可见绒毛萎缩、隐窝增生，隐窝和表面上皮内淋巴细胞增多；肿瘤细胞形态单一，核小 - 中等大，核圆形，深染，胞质淡染，呈亲上皮表现。特殊染色：抗酸染色镜下见个别抗酸染色阳性杆状物；PAS（－），刚果红（－）。T 细胞受体基因重排克隆（＋），免疫球蛋白重链／轻链基因重排克隆（—）。十二指肠、空肠免疫组化（图 17-6）：CD3（＋），CD4（零星＋），CD5（零星＋），CD8（＋），CD56（灶＋），TIA-1（＋），Granzyme B（灶＋），CD79（＋）。诊断：单形性亲上皮性肠道 T 细胞淋巴瘤。

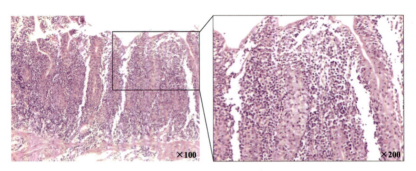

图 17-5　第二次小肠活检病理（HE 染色）见绒毛萎缩、隐窝增生，隐窝和表面上皮内淋巴细胞增多；肿瘤细胞形态单一，核小 - 中等大，核圆形，深染，胞质淡染，呈亲上皮表现

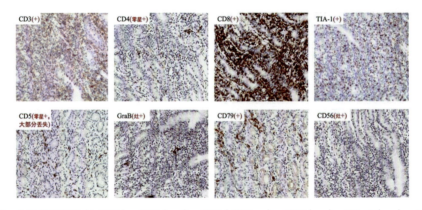

图 17-6　小肠免疫组化（×200）。CD3（＋），CD4（零星＋），CD8（＋），TIA-1（＋），CD5（零星＋，大部分丢失），Gra B（灶＋），CD79（＋），CD56（灶＋）

血液科再次多学讨论意见

完善骨髓活检未见异型淋巴细胞；骨髓流式细胞术、TCR 重排、染色体分析均未见异常。患者为单形性亲上皮性肠道 T 细胞淋巴瘤，但根据骨髓活检未累及骨髓。

单形性亲上皮性肠道 T 细胞淋巴瘤（monomorphic epitheliotropic intestinal T-cell lymphoma，MEITL）是较为罕见的外周 T 细胞淋巴瘤，《2016 年 WHO

淋巴造血系统指南》将其独立划分出来。其多发于亚裔地区，好发于男性，男女比例为 2.25 ∶ 1，中位年龄为 58 岁。其主要症状有腹痛、腹泻、发热、体重下降，多数病例在确诊时可观察到典型的肠道病变，内镜下表现为多发深大溃疡，可呈穿透性改变，影像学上则表现为肠壁增厚、肠管僵硬等。目前，对其治疗尚无统一标准，单纯化疗更为常用，使用最广泛的是 CHOP 方案，但总体预后不佳。

最终诊断

单形性亲上皮性肠道 T 细胞淋巴瘤。

后续随访

患者后续转入血液科进一步治疗，予 CHOP 方案：氢化泼尼松 45mg（d1 ～ d5）＋环磷酰胺 0.8g ＋表柔比星 80mg ＋长春地辛 3mg。2021 年，密切随访。

总　结

肠道淋巴瘤种类繁多，表现多样，临床诊断存在一定难度。王亚楠等总结了 2012 － 2016 年在北京协和医院诊治的 6 例内镜下有轻微病变的单形性亲上皮性肠道 T 细胞淋巴瘤患者的特点。①临床表现：均以腹泻为首发症状，伴体重下降；②小肠 CT 成像：可见肠道病变连续，对称性肠腔增厚，黏膜面异常强化，淋巴结肿大；③内镜下：小肠受累病例可表现为小肠绒毛缩短、白色淋巴管扩张、马赛克征以及不规则浅溃疡，均不显著；④病理：病变区域可见形态单一、小至中等大小的肿瘤细胞，伴隐窝上皮浸润，邻近黏膜可见绒毛萎缩、隐窝增生和上皮内淋巴细胞增多；⑤免疫表型：CD3、CD8、CD56、Granzyme B、TIA－1、TCR 基因重排可见阳性。回顾本病例，其临床症状、影像、内镜表现均符合镜下单形性亲上皮性肠道 T 细胞淋巴瘤轻微病变的特点，而该类病例缺乏特征性的表现，给诊断造成困难和挑战。

最新研究通过全基因组测序揭示了单形性亲上皮性肠道 T 细胞淋巴瘤治疗的潜在靶点，研究发现在单形性亲上皮性肠道 T 细胞淋巴瘤病例中共有

338 个非盲蛋白编码突变，未检测到微卫星不稳定性和超突变；在 *CREBBP*、*STAT5B*、*SETD2*、*GNAI2*、*JAK3* 和 *AXSL3* 中检测到重复突变；根据测序结果，研究人员已成功构建 PDX 肿瘤模型，该模型可保留已知的驱动突变，包括 *STAT5B*、*JAK3*、*SETD2*、*DUSP14* 和 *CREBBP*。相信在此基础上进一步研究，将有助于进一步明确疾病的发生机制并研发靶向药物。

参考文献

[1] Soardo G, Castaldo V, Donnini D, et al. Monomorphic epitheliotropic intestinal T cell lymphoma of the appendix: a case report and review of literature [J]. J Gastrointest Cancer, 2020, 51(2): 688-694.

[2] Hashimoto R, Matsuda T. Gastrointestinal: endoscopic findings of monomorphic epitheliotropic intestinal T-cell lymphoma [J]. J Gastroenterol Hepatol, 2019, 34(2): 311.

[3] 王亚楠，李骥，倪岳晖，等 . 内镜下轻微病变的单形性嗜上皮性肠道 T 细胞淋巴瘤的临床特点 [J]. 中华内科杂志，2018，57（2）：112-117.

[4] Huang D, Lim JQ, Cheah DMZ, et al. Whole-genome sequencing reveals potent therapeutic strategy for monomorphic epitheliotropic intestinal T-cell lymphoma [J]. Blood Adv, 2020, 4(19): 4769-4774.

江苏省人民医院

党旖旎　马晶晶　张红杰

Case 18
结肠溃疡合并肺占位病例多学科讨论

患者，女性，66岁，因"反复腹痛1年，加重1个月"入院。

2020年1月8日，患者在无明显诱因下出现腹部疼痛，呈隐性钝痛，间断可忍受，无腹胀、腹泻，无黑便、血便，无畏寒、发热，无恶心、呕吐等不适，患者当时未予以重视。2020年12月5日，患者腹痛加重，呈持续性、阵发性绞痛，遂就诊于当地医院。考虑阑尾炎，给予补液消炎、营养支持治疗。病情缓解后，患者出院。

2021年1月24日，患者再次出现腹痛。肠镜检查提示结肠癌伴狭窄，建议外科手术、肠内营养。患者拒绝手术，以肠内营养为主。2021年2月中旬，患者腹痛无缓解。为进一步诊治收住南京大学医学院附属鼓楼医院外科。

发病以来，患者间断咳嗽、咳脓痰，流脓鼻涕，无肛门停止排气排便，无发热、盗汗，无关节痛、皮疹，无口腔溃疡，精神和睡眠一般，体重下降10kg。

▶ 体格检查

体温36.5℃，心率99次/分，呼吸18次/分，血压127/72mmHg，BMI 19.92kg/m²。患者神志清楚，精神可，体形消瘦，皮肤、巩膜无黄染，轻度贫血貌，浅表淋巴结未扪及肿大。心肺听诊未闻及明显异常。腹平软，无胃肠型及蠕动波，无腹壁静脉曲张，无反跳痛，肝脾肋下未触及，墨菲征（－），肝肾区无叩击痛，移动性浊音（－），肠鸣音5次/分，未及血管杂音，直肠指检未及异常。双下肢无水肿。

▶ 实验室检查

血常规：血红蛋白99g/L（↓）。大便隐血（＋）。尿常规：尿隐血（＋），红细胞 61 个 /μL。肝肾功能无异常，白蛋白 34.7g/L（↓）。乙肝、丙肝、艾滋病、梅毒病毒均未检出，CMV-DNA、EBV-DNA、结核感染 T 细胞检测均为（-），C 反应蛋白和红细胞沉降率均在正常范围内。免疫常规，自身抗体全套均为（-）。甲胎蛋白、癌胚抗原，及糖类抗原 125、153、724、242 均为（-）。

结直肠 CT 检查示：升结肠及右半结肠肠壁增厚，周围渗出及多发小淋巴结。

肠镜检查（图 18-1）示：结肠肝曲见环状溃疡和管腔狭窄，活检病理见肉芽组织增生，灶性区见个别核大深染的异型细胞，免疫组化切片未见异型细胞。克罗恩病不能排除。

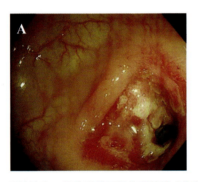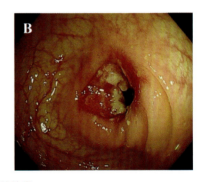

图 18-1　肠镜检查：肝曲可见可疑的环状溃疡和管腔狭窄

患者诊断不明确，克罗恩病不能排除。给予 1 个月全肠内营养治疗后，患者腹痛症状持续不缓解，遂于 2021 年 2 月至外科行腹腔镜剖腹探查。术中所见：结肠及网膜粘连于腹壁，松解粘连后，肝脏表面、胃、小肠和降结肠未见明显异常，病灶有两处，一处位于横结肠中段近肝曲，局部管腔明显狭窄，另一处位于肝曲，周围网膜覆盖并粘连于升结肠，管腔亦明显狭窄，肠系膜内未及明显肿大淋巴结，余未见明确异常。快速病理：符合炎症性病变。术式：腹腔镜下右半结肠切除术。

术后病理：（右半结肠切除标本）肠壁组织局部黏膜示炎性渗出、坏死伴肉芽组织增生，符合溃疡组织学改变。周围肠黏膜示慢性非活动性肠炎。两端切缘、环周切缘及送检"吻合圈"组织 2 枚未见癌组织累及。肠周查淋巴结 20 枚未见癌组织转移。阑尾黏膜组织示慢性炎伴急性活动。肠壁组织示局部急、慢性炎症细胞浸润，伴溃疡形成、坏死、炎性纤维肉芽组织增生及多核巨细胞反应，符合炎性改变伴溃疡形成。

影像科多学科讨论意见

患者本次入院结直肠 CT 检查（图 18-2）示：升结肠及右半结肠肠壁增厚，周围渗出及多发小淋巴结。胸部＋上腹部 CT 检查（图 18-3）示：双肺未见明显感染征象，肝右后叶斑片状低强化影。患者腹部 CT 检查显示升结肠及右半结肠肠壁增厚，周围渗出及多发小淋巴结，暂无大血管病变，此外见肝脏边缘扇形低密度灶。综合考虑为中－小血管闭塞所引起的肠道慢性缺血性改变，符合术中所见系膜严重挛缩的表现，非血管炎改变。

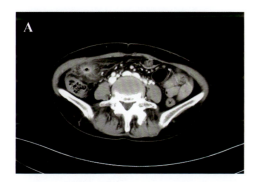
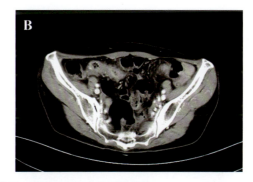

图 18-2　结直肠 CT 检查：升结肠及右半结肠肠壁增厚，周围渗出及多发小淋巴结

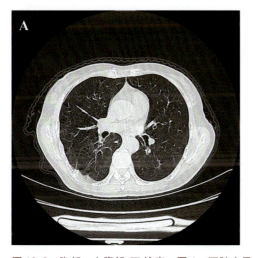
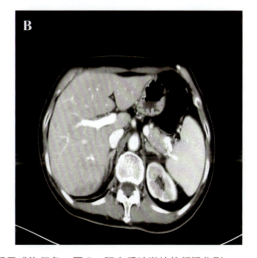

图 18-3　胸部＋上腹部 CT 检查。图 A：双肺未见明显感染征象；图 B：肝右后叶斑片状低强化影

病理科多学科讨论意见

患者横结肠切除标本肠壁组织病理示局部急、慢性炎症细胞浸润，伴溃疡形成、坏死、炎性纤维肉芽组织增生及多核巨细胞反应，符合炎性改变伴溃疡形成。标本两端切缘、脂肪断端切缘未见特殊。溃疡周围组织示大肠黏膜慢性非活动性炎。

病理科（图 18-4）提示肠道慢性缺血性改变（黏膜下层、肌层硬化、疤痕，而无炎症细胞浸润），血管壁不均匀增厚，动脉闭塞，见机化的血栓及多处附壁血栓。需排除高凝状态，如药物因素等。

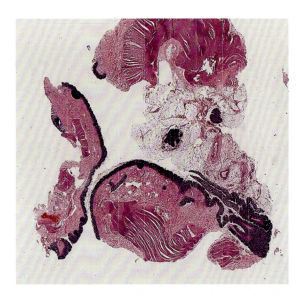
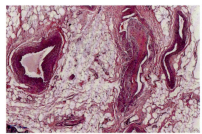
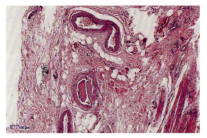

图 18-4　手术病理：肠道慢性缺血改变，血管壁不均匀增厚，动脉闭塞，见机化的血栓及多处附壁血栓

消化科多学科意见

该患者为老年女性，有反复腹痛史，结合病史、影像学、病理检查，考虑缺血性肠病诊断，但当前未明确缺血原因，暂予肠内营养治疗，密切随访。

后续随访和最终诊断

2021 年 11 月 13 日，患者自觉咳嗽、咳脓痰症状较前进一步加重，流脓鼻涕，伴右侧头痛、右耳听力下降。至南京大学医学院附属鼓楼医院就诊，查体可见双耳听力下降，双手部、前胸、后背部多发红色斑疹。追问病史我们发现，患者于 2016 年即开始在无明显诱因下出现反复咳嗽、咳脓痰，流脓鼻涕，每次予抗感染等治疗后好转，未予关注。因此，于 2021 年 12 月完善了鼻窦 CT 检查（图 18-5），鼻窦 CT 显示右上颌窦内有软组织密度；复查胸部 CT 示双肺多发结节影。完善气管镜检查未见显著异常，肺泡灌洗液正常。进一步完善经皮 CT 引导下肺活检。肺穿刺病理见送检组织多数区域有凝固性坏死，坏死周围肺组织见小脓肿，组织学上韦格纳肉芽肿不能除外。进一步检测血管炎相关抗体，可见抗蛋白酶 3 抗中性粒细胞胞浆抗体（PR3-ANCA）滴度为 130RU/mL（正常 < 20RU/mL）。最终考虑诊断为肉芽肿性多血管炎。

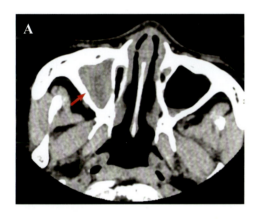 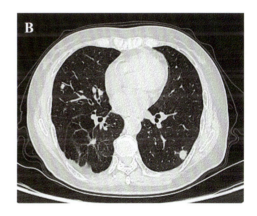

图 18-5　鼻窦及胸部 CT（2021 年 12 月）。图 A：右上颌窦内可见软组织密度；图 B：双肺多发结节影

治疗方案

甲泼尼龙联合环磷酰胺治疗后，患者咳嗽、咳痰症状明显缓解，无流涕，无消化道症状，营养状况较前好转。

总　结

肉芽肿性多血管炎（granulomatosis with polyangiitis，GPA）是一种 ANCA 相关性系统性血管炎。肉芽肿性多血管炎患者发病年龄在 55 ～ 64 岁，男女比约为 1∶1，其中 73% 的肉芽肿性多血管炎患者为 PR3-ANCA（＋）。肉芽肿性多血管炎患者的临床表现多样，累及多个器官和组织。典型肉芽肿性多血管炎的三联征包括上呼吸道病变（84.9%）、肺病变（78.8%）和肾脏病变（63.6%）。美国风湿病学会 1990 年颁布的肉芽肿性多血管炎分类标准提出，符合以下 2 条或 2 条以上者可诊断为肉芽肿性多血管炎，诊断的敏感性和特异性分别为 88.2% 和 92.0%：①鼻或口腔炎症，表现为痛性或无痛性口腔溃疡，脓性或血性鼻腔分泌物；②胸部 X 线检查异常，表现为肺部结节、固定浸润病灶或空洞；③尿沉渣异常，表现为镜下血尿（红细胞＞ 5/HPF）或出现红细胞管型；④病理性肉芽肿性炎性改变，表现为动脉壁、动脉周围或血管（动脉或微动脉）外区域有中性粒细胞浸润形成肉芽肿性炎。治疗上，根据患者症状缓急采取不同的方案：在诱导缓解期，给予激素和（或）免疫抑制剂（如环磷酰胺）治疗；在维持治疗期，给予小剂量激素和硫唑嘌呤 [2 ～ 3mg/（kg·d）] 或甲氨蝶呤（每周 0.3mg/kg）；对于复发难治的患者，则可以应用利妥昔单抗、静脉注射免疫球蛋白和血浆置换来控制病情。

本例患者以肠道疾病为首发表现，后续检查显示鼻窦及肺部异常，肠道病理提示缺血性改变，肺穿刺病理不除外韦格纳肉芽肿，结合 PR3-ANCA 滴度增加，最终诊断为肉芽肿性多血管炎。值得注意的是，肉芽肿性多血管炎患者的胃肠道受累发生率为 5% ～ 11%，以胃肠道症状为主要表现的肉芽肿性多血管炎更是鲜见报道。本例患者最初诊断为克罗恩病，后来因肠道外症状及 PR3-ANCA 滴度升高而最终确诊为肉芽肿性多血管炎。此外，此类患者结肠黏膜活检所示基本是非特异性的；且外科大体标本组织学证实的胃肠道血管炎也只有 50%。因此，仅根据内镜或组织病理学检查很难鉴别肉芽肿性多血管炎与克罗恩病。通过本病例分析可见，对于无明显肠外症状的患者，结肠溃疡的鉴别诊断应包括血管炎，特别是肉芽肿性多血管炎。

参考文献

[1] Falk RJ, Gross WL, Guillevin L, et al. Granulomatosis with polyangiitis (Wegener's): an alternative name for Wegener's granulomatosis [J]. Arthritis Rheum, 2011, 63(4): 863-864.

[2] Eriksson P, Segelmark M, Hallbook O. Frequency, diagnosis, treatment, and outcome of gastrointestinal disease in granulomatosis with polyangiitis and

microscopic polyangiitis [J]. J Rheumatol, 2018, 45(4): 529-537.

[3]　Latus J, Koetter I, Fritz P, et al. Gastrointestinal involvement in granulomatosis with polyangiitis and microscopic polyangiitis: histological features and outcome [J]. Int J Rheum Dis, 2014, 17 (4): 412-419.

南京大学医学院附属鼓楼医院

彭春艳　郑　畅　王　雷

刘　松　孙　琦　张晓琦

Case 19

一波三折的克罗恩病病例多学科讨论

消化科病史汇报

患者，女性，57岁，因"反复腹痛7个月，回肠术后2月余"，于2018年10月第一次来江苏省人民医院就诊。

2018年7月，该患者因"反复右侧中下腹隐痛，伴腹泻"至当地医院就诊。肠镜提示：回肠末段、回盲瓣多发溃疡。在完善胶囊内镜检查的过程中发生胶囊滞留，并发消化道穿孔，遂行急诊剖腹探查，进行部分小肠切除＋回肠侧侧吻合。术后病理可见黏膜肌增厚、神经增生肥大、肠壁全层炎症、淋巴滤泡增生，偶见肉芽肿样结构。后因切口愈合不良于2018年8月行切口二期缝合手术。10月，患者因右下腹痛加重，再次就诊。当地医院小肠CT检查提示：炎症性肠病可能，肝内多发稍低密度灶，转移待排。遂转入江苏省人民医院诊治。

▶ **入院查体**

体温36.7℃，脉搏84次/分，呼吸18次/分，血压130/78mmHg，神志清楚，BMI 19.2kg/m²，双下肢无水肿，腹部见陈旧性手术疤痕，右下腹轻压痛。

▶ **完善相关检查**

血红蛋白110g/L，白蛋白37.8g/L；C反应蛋白10.8mg/L，红细胞沉降率55mm/h；其余感染（输血八项感染指标、EBV、CMV、艰难梭菌、T-SPOT、粪便培养）、风湿免疫、肿瘤标志物均无异常。

▶ **影像学检查**

胸部CT未见异常，经腹B超造影提示回肠节段性增厚。

消化科多学科讨论意见

该患者克罗恩病诊断成立，诊断依据如下：①反复腹痛 7 个月，伴腹泻（慢性腹痛）；②胶囊内镜检查发现小肠溃疡伴狭窄，并出现滞留并发消化道穿孔；③内镜和影像学检查呈节段性病变；④病理可见透壁炎和非干酪样肉芽肿。

本次住院需要解决的是：当地 CT 所示的肝内多发稍低密度灶是什么？是否有肝癌转移？如从"多元论"角度出发，需考虑是克罗恩病的基础上合并其他疾病，如恶性肿瘤肝转移、肝脏局灶性结节性增生、肝包虫病、肝脏结核等；如从"一元论"角度出发，需考虑是克罗恩病的肠外表现，如肝淀粉样变性、自身免疫性肝炎、肉芽肿性肝炎、肝脓肿等。

建议进一步完善肝脏 MRI 和肝脏穿刺。

影像科多学科讨论意见

肝脏 MRI（图 19-1）提示：肝内多发异常信号影，性质难以确定，建议肝穿刺。

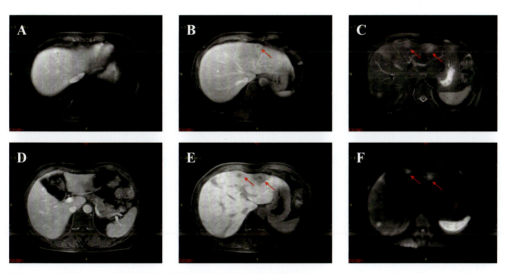

图 19-1　肝脏 MRI，箭头处可见多发异常信号影，性质待定

病理科多学科讨论意见

肝脏穿刺病理（图 19-2）可见肝细胞玻璃样变性，点状及碎片状坏死，散

在中性粒细胞浸润，小脓肿形成，局灶肉芽肿形成，抗酸染色阴性。肝脏肉芽肿是一种局限性病变，是身体组织对慢性炎症的反应，根据组织学特点可分为干酪样、非干酪样、纤维蛋白环、脂肪肉芽肿四类。诊断上，肝脏肉芽肿需要与自身免疫性疾病、感染、脂肪肝、药物性肝损等相鉴别。

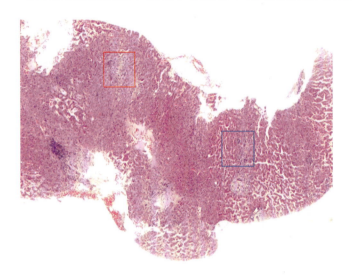
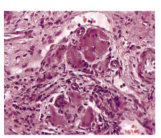
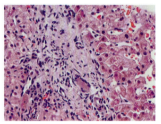

图 19-2　肝脏穿刺病理见肝细胞玻璃样变性

风湿免疫科多学科会诊意见

根据本病例入院后相关检查结果：胸部 CT 未见肺、纵隔结节病灶，也未见其他部位结节病灶，结节病诊断依据不足；ANA、抗 ENA 抗体（−），自身免疫性肝炎相关抗体、原发性胆汁性胆管炎（primary biliary cholangitis，PBC）相关抗体（−），因此自身免疫性肝炎和原发性胆汁性胆管炎诊断也不成立；c-ANCA（−），未见呼吸道、肾等系统累及，Wegener 肉芽肿病也不支持。

感染科多学科会诊意见

感染性疾病方面，主要需要鉴别肝脏结核和嗜肝病毒感染。该患者 T-SPOT（−），胸部 CT 未见肺结核病灶，肝穿刺病理未见干酪样肉芽肿，抗酸染色（−），因此肝脏结核可排除。其他感染方面，HBV-DNA、EBV、

CMV 均为阴性，病理未见与感染相关的纤维蛋白环结构，因此这些病毒感染也可排除。

消化科最终考虑诊断

进一步追溯病史，患者无矿物油摄入诱因，病理未见脂肪肉芽肿和肝脏脂肪变性，因此脂肪肝诊断也不成立。术后也未使用美沙拉秦或柳氮磺吡啶，也可排除药物性肝损伤。结合上述分析，考虑该患者出现了克罗恩病罕见的肠外表现——肉芽肿性肝炎，该病变在克罗恩病中的发生率＜1%。

第一阶段诊断

1. 克罗恩病（$A_3L_1B_3$，活动期，轻度），CDAI 评分 174.8 分。
2. 肉芽肿性肝炎。
3. 部分小肠切除＋回肠侧侧吻合术后。

治疗经过

针对当前的情况，考虑到患者因穿孔接受了肠切除手术，手术病理可见肉芽肿，同时术后仍有疾病活动，存在克罗恩病术后复发、再发的多项独立危险因素。同时，合并了罕见的肠外表现——肉芽肿性肝炎。因此，建议积极治疗，使用生物制剂。但患者及其家属因费用问题拒绝应用英夫利昔单抗治疗；又因顾虑激素的副作用，拒绝了激素治疗。完善 *NUDT15* 和 *TPMT* 基因检测均为无风险型，但白细胞计数偏低，于是给予美沙拉秦加营养治疗。

2019 年 2 月，患者因"再发腹痛、腹胀"再次就诊。完善各项评估，小肠镜检查（图 19-3）示回肠多发溃疡伴狭窄，小肠 MRI（图 19-4）示回肠末段管壁增厚狭窄。再次建议患者使用生物制剂或加用激素，患者仍拒绝，遂加用沙利度胺，25mg 起始，逐渐加量。

当沙利度胺加药至 75mg 时，患者因药物副作用而不能耐受。考虑到此前内镜下肠道溃疡愈合不佳，此时白细胞计数回升，遂将治疗方案进一步调整为：激素＋硫唑嘌呤联合营养治疗。

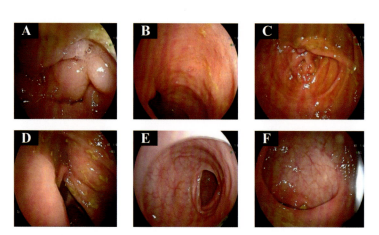

图 19-3　复查小肠镜（2019 年 2 月）：回肠多发溃疡伴狭窄。图 A：距回盲瓣 50cm；图 B：回肠；图 C：吻合口（距回盲瓣 35cm）；图 D：回盲部；图 E：结肠；图 F：直肠

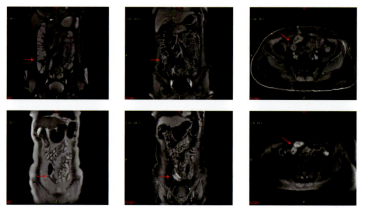

图 19-4　复查小肠 MRI（2019 年 2 月）：箭头所指处为回肠多发溃疡，呈偏心性和狭窄，回肠末段管壁增厚狭窄

　　到 2020 年 8 月，患者从发病到治疗和随访已经 2 年，肠镜可见回盲瓣口新发溃疡伴狭窄（图 19-5），结合血清学、钙卫蛋白检测和影像学，提示存在明显的炎症活动。考虑激素、免疫抑制剂治疗效果不佳，且至那时英夫利昔单抗已被纳入医保，患者终于同意使用英夫利昔单抗治疗。应用英夫利昔单抗治疗后，患者未再出现腹痛、腹胀症状，MRI 表明肝脏病变较前明显好转（图 19-6），内镜下病变较前改善（图 19-7）。

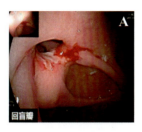
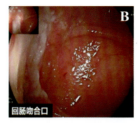
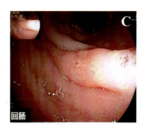

图 19-5　复查肠镜（2020 年 8 月）可见回盲瓣口新发溃疡伴狭窄。图 A：回盲瓣；图 B：回肠吻合口；图 C：回肠

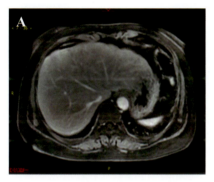
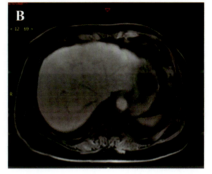

图 19-6　英夫利昔单抗治疗后复查肝脏 MRI

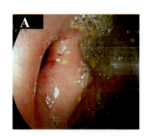
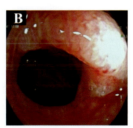
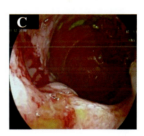

图 19-7　英夫利昔单抗治疗后复查肠镜：肝脏病变较前明显好转，内镜下病变较前改善。图 A：回盲瓣；图 B：回肠；图 C：吻合口

　　正当我们欣喜于英夫利昔单抗的治疗效果时，"意外"再次发生。在第 5 次英夫利昔单抗治疗后，患者手掌、头皮、足掌、四肢、躯干陆续出现形态多样的银屑病样皮损（图 19-8）。根据既往文献报道，新发银屑病或原有银屑病加重是英夫利昔单抗最常见的皮肤不良反应。这些皮疹是新发的肠外表现，抑或是抗 TNF 治疗的不良反应？我们再次组织多学科讨论。

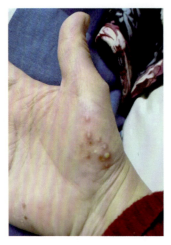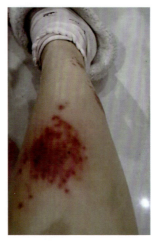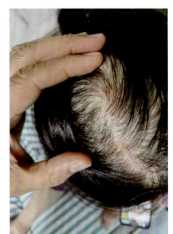

图 19-8　英夫利昔单抗治疗后出现银屑病样皮损

消化科再次多学科讨论意见

从发生学来说，人体的肠道黏膜和皮肤黏膜来自同一个外胚层，功能相似，都具有屏障、免疫功能，且新陈代谢快。因此，学者近年来也提出了肠-皮轴的概念，认为肠道黏膜和皮肤黏膜同根同源。而炎症性肠病和银屑病样改变都是炎症性疾病，两者有着千丝万缕的联系。文献报道，抗 TNF 单抗治疗后出现银屑病样皮疹，随着用药时间延长，累积发病率逐步升高。平均发生时间为治疗后 55 个月。其发生的危险因素包括抗 TNF 单抗治疗启动的年龄越小、药物剂量越高、女性、克罗恩病、吸烟、高 BMI 等，而免疫抑制剂的使用并不会增加银屑病样改变的发生风险。

皮肤科多学科讨论意见

抗 TNF 单抗是治疗经典银屑病的药物，由其诱发的银屑病样皮损在临床表现、组织病理学、分子及免疫机制等方面，与经典银屑病存在差异，因此被称为"抗 TNF 单抗诱发的矛盾性银屑病"。矛盾性银屑病的临床表现多样，包括斑块、水滴状、脓疱以及湿疹等；掌跖区易受累；常出现非瘢痕性脱发。其发病机制是阻断 TNF 诱发，由未成熟浆细胞样巨噬细胞持续产生 I 型干扰素驱动，且依赖于 T 细胞。本例患者既往没有银屑病病史，用药后新出现比较典型的皮损分布在掌跖、头皮、四肢、躯干等多个部位。本例患者的皮疹形态和分布特点符合矛盾性银屑病的临床表现。如果进一步进行皮肤活检，除观察到经典银屑病的表现外，还能观察到湿疹样改变，伴海绵状硬化和苔藓样的皮炎界面。其还有一个特点：停用抗 TNF 单抗治疗后不复发。

治疗方案调整及随访

根据文献提出的矛盾性银屑病的治疗及管理流程，对于中‐重度皮损患者，即使原发病控制尚可，也还是建议更换生物制剂。根据 FDA 批准的适应证，维得利珠单抗的作用靶点是整合素 α4β7，其适用于治疗克罗恩病和溃疡性结肠炎，是肠道选择性生物抑制剂，对肠外表现的治疗效果欠佳；乌司奴单抗适用于治疗克罗恩病、中重度银屑病、银屑病性关节炎等。乌司奴单抗一方面可以显著改善银屑病样皮损，另一方面对多种肠外表现的克罗恩病均有应答。因此，我们建议转换为乌司奴单抗。从 2021 年 5 月起，患者接受乌司奴单抗治疗。治疗后，皮疹明显好转。随访至 2024 年 12 月，患者临床症状显著缓解，银屑病样皮损未复发，这也进一步支持了矛盾性银屑病的诊断。

总　结

本例患者为克罗恩病合并罕见的肠外表现肉芽肿性肝炎，治疗期间出现抗 TNF 单抗诱导的矛盾性银屑病。对于合并肝脏病变的克罗恩病患者，注意鉴别诊断，警惕肝脏相关的肠外表现，重视多学科讨论，及时活检，以助于明确诊断。对于手术后的克罗恩病患者，若合并术后复发/再发的危险因素，合并肠外表现，建议早期积极治疗（生物制剂）。治疗期间关注有效性和安全性，了解抗 TNF 单抗诱导的矛盾性银屑病的特点及其处理方法；加强医患沟通，共同进行规范随访、监测和管理；综合评估，及时把握转换治疗时机。

参考文献

[1]   Greuter T, Rieder F, Kucharzik T, et al. Emerging treatment options for extraintestinal manifestations in IBD [J]. Gut, 2021, 70(4): 796-802.

[2] Mylonas A, Conrad C. Psoriasis: classical vs. paradoxical. The Yin-Yang of TNF and type Ⅰ interferon. Front Immunol, 2018, 28, 9: 2746.

[3] Wu J, Smogorzewski J. Ustekinumab for the treatment of paradoxical skin reactions and cutaneous manifestations of inflammatory bowel diseases. Dermatol Ther, 2021, 34(3): e14883.

江苏省人民医院

党旖旎　马晶晶　张红杰

Case 20

难治性溃疡性结肠炎的小分子药物治疗病例多学科讨论

消化科病史汇报

患者，女性，48岁，职员，因"间断便血1年余"于2021年12月至上海交通大学医学院附属瑞金医院消化科就诊。

▶ **现病史**

2020年，患者出现便血，1～2次/日，无腹痛、发热、关节疼痛等不适，患者未予以重视。2021年1月14日，因便血加重，患者至外院门诊就诊。结肠镜检查（图20-1）提示：溃疡性结肠炎（活动期，全结肠型），并于直肠活检1块。病理活检示：直肠黏膜慢性炎。遂予美沙拉秦3g/d口服；1月余后，便血缓解。后偶因劳累可见大便中少量血丝。

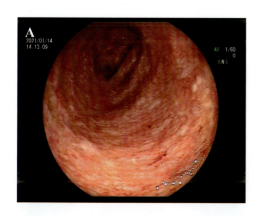 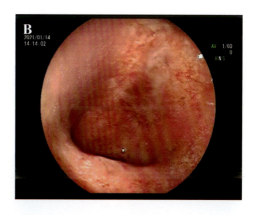

图20-1 结肠镜检查（2021年1月14日）提示：全结肠可见连续弥漫性糜烂和溃疡。图A：（直肠）溃疡形成，黏膜血管纹理消失；图B：（横结肠）黏膜糜烂，黏膜内可见少量出血。诊断为溃疡性结肠炎（活动期，E3，Mayo评分3分）

2021年6月，患者诉症状复现，有血便，1～2次/日，但患者未予以重视。直至2021年12月，症状逐渐加重，血便3～4次/日，遂至外院住院治疗。

给予甲泼尼龙琥珀酸钠 40mg 静脉滴注治疗 1 周后，患者病情仍无好转。2021 年 12 月 28 日，于该院复查结肠镜，提示溃疡性结肠炎（重度）伴假性息肉。患者自觉治疗效果欠佳，遂于 2021 年 12 月 29 日转入瑞金医院消化科治疗。

▶ **既往史**

患者有高血压病史 6 年，最高血压 170/90mmHg，平素口服苯磺酸氨氯地平治疗，血压控制可。

▶ **体格检查**

患者神志清，皮肤无黄染，肝掌（－），蜘蛛痣（－），浅表淋巴结未及肿大。无肝颈静脉回流征。双肺呼吸音粗，未闻及明显干湿啰音。心律齐，各瓣膜区未闻及明显病理性杂音。腹平，无腹壁静脉曲张，无压痛、反跳痛，肝脾肋下未及，墨菲征（－），移动性浊音（－），肠鸣音活跃 7 次 / 分。双下肢无水肿。神经系统体征未引出。

▶ **实验室检查**

血常规：白细胞计数 12.54×10⁹/L（↑），中性粒细胞计数 9.60×10⁹/L（↑），血红蛋白 80g/L（↓），血小板计数 311×10⁹/L，C 反应蛋白 22.4mg/L（↑）。粪常规：棕色稀便，隐血试验（＋），白细胞（3＋）。肝肾功能、电解质：白蛋白 33g/L（↓），钾 2.68mmol/L（↓），其余无殊。DIC：纤维蛋白溶解产物 12.4mg/L（↑），D- 二聚体定量 5.12mg/L（↑）。红细胞沉降率 18mm/h。其余尿常规、心肌酶谱、免疫蛋白、肿瘤标志物、自身抗体等未见明显异常。

放射科第一次多学科讨论意见

患者入院后腹盆增强 CT 检查（图 20-2）提示：部分结肠、小肠肠壁增厚，

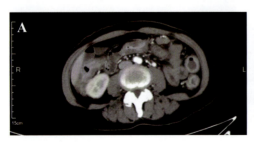
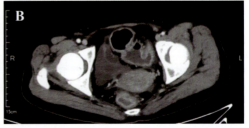

图 20-2 腹盆增强 CT 检查（2021 年 12 月 29 日）。图 A：左半结肠黏膜增厚强化明显；图 B：乙状结肠、直肠肠壁连续性增厚水肿

左半结肠、乙状结肠、直肠肠壁增厚水肿，患者小肠肠壁增厚为非特异性，考虑为倒灌性小肠炎。

后续治疗随访

入院后诊断：①溃疡性结肠炎（重度，活动期）；②高血压病2级（高危）。

患者入院后继续接受甲泼尼龙琥珀酸钠40mg静脉滴注，同时联合维得利珠单抗治疗，加强营养支持治疗。后患者症状逐步好转，排便1～2次/日，解黄褐色稀便。后续予以维得利珠单抗300mg q8w静脉注射维持治疗，症状控制可。2022年7月15日，复查肠镜（图20-3）示：进镜至回肠末段10cm，回肠末段未见明显异常，阑尾开口未见异常，升结肠、横结肠可见多发溃疡瘢痕，降结肠可见1处假息肉形成伴糜烂，乙状结肠黏膜水肿，直肠黏膜浅糜烂伴水肿，于直肠活检1块。考虑溃疡性结肠炎（E3，Mayo评分1分）。直肠黏膜活检标本示黏膜固有层腺体数量减少，形态较规则，间质中等量淋巴细胞、浆细胞和少量粒细胞浸润。

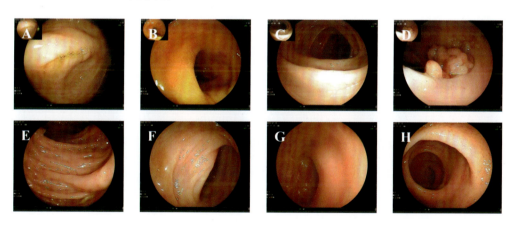

图20-3　结肠镜复查（2022年7月15日）。图A：阑尾开口未见异常；图B：进镜10cm，未见异常；图C：横结肠可见多发溃疡瘢痕；图D：降结肠可见1处假息肉形成伴糜烂；图E～H：乙状结肠黏膜水肿，直肠黏膜浅糜烂伴水肿，于直肠活检1块。考虑溃疡性结肠炎（E3，Mayo评分1分）

2023年1月29日，患者症状复发，血便2～3次/日，有便意时有腹痛，便后缓解，无发热、腹胀等不适。血常规：白细胞计数10.85×10^9/L（↑），中性粒细胞计数7.79×10^9/L（↑），血红蛋白78g/L（↓），血小板计数260×10^9/L，C反应蛋白1mg/L（↑）。粪常规：黄色糊状便，隐血试验（＋），白细胞（＋）。肝肾功能、电解质：白蛋白 33g/L（↓），钾 3.03mmol/L（↓）。
2023 年 2 月，再次复查肠镜（图 20-4）示：进镜至回盲部，可见阑尾开口无异常，
升结肠、横结肠可见溃疡瘢痕形成；退镜至距肛缘 35cm 起可见血管纹理稍
模糊；退镜至距离肛缘 30cm 至肛缘可见黏膜连续糜烂、浅溃疡、水肿，血管
纹理消失。内镜诊断：溃疡性结肠炎（治疗后改变，活动期，E2，Mayo 评分
2 分）。遂强化给予维得利珠单抗 300mg q4w 联合甲氨蝶呤 4 粒 qw 口服。

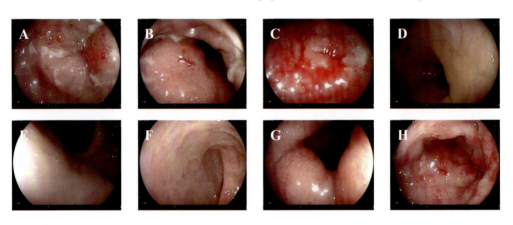

图 20-4　结肠镜复查（2023 年 2 月）。图 A、B：直肠黏膜高度充血、水肿；图 C：乙状结肠可见黏
膜溃疡，自发性出血；图 D：回盲部未见异常；图 E、F：升结肠、横结肠可见溃疡疤痕形成；图 G、H：
降结肠和乙状结肠可见血管纹理模糊，黏膜连续糜烂、浅溃疡、水肿，血管纹理消失。内镜诊断溃疡
性结肠炎（治疗后改变，活动期，E2，Mayo 评分 2 分）

经治疗方案调整，2023 年 3 月 16 日，患者诉症状改善不明显，仍有血便，
3～4 次／日，伴有腹痛，红细胞沉降率 33mm/h。遂于 2023 年 4 月 13 日转换
为英夫利昔单抗 300mg 静脉滴注联合甲氨蝶呤治疗。后患者黏液脓血便好转，
1～2 次／日。后续，患者接受英夫利昔单抗规律治疗。

2023 年 7 月 8 日，患者症状再次复发，脓血便加重，约 5～6 次／日，伴
中下腹轻度腹痛，与排便无明显相关性，无压痛、反跳痛，无发热。血检示低
蛋白血症（白蛋白 30g/L）、低钾血症（钾 2.97mmol/L）。限制性直肠镜检查
（图 20-5）示：进镜约 10cm，可见直肠黏膜多发溃疡伴自发性出血。内镜诊
断为溃疡性结肠炎（活动期，重度）。

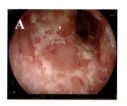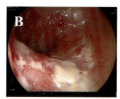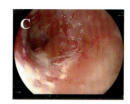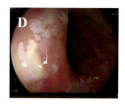

图 20-5　限制性直肠镜检查（2023 年 7 月），可见直肠呈地图样溃疡伴自发性出血。诊断为溃疡性结肠炎（活动期，重度）

放射科第二次多学科讨论意见

2023 年 7 月，完善腹盆增强 CT 检查（图 20-6）示：降结肠、乙状结肠、直肠肠壁增厚伴异常强化，肠道黏膜缘侧炎症较重，建议加强抗炎治疗。

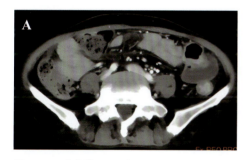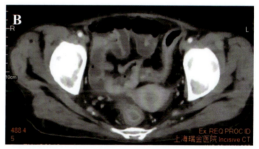

图 20-6　腹盆增强 CT（2023 年 7 月）。图 A：降结肠肠壁增厚伴异常强化；图 B：乙状结肠、直肠肠壁增厚伴异常强化

转换治疗后随访

考虑患者溃疡性结肠炎仍有活动，遂再次将生物制剂转换为乌帕替尼 45mg/d 口服。数日后，患者诉症状明显好转，排便 1～2 次/日，成形，未见血便，无腹痛，予激素逐渐减量，乌帕替尼继续维持 45mg/d 口服治疗。后出院随访。

2023 年 9 月 5 日，患者排便及腹部症状恢复正常，但突发带状疱疹，乌帕替尼减量为 30mg/d，并积极予以伐昔洛韦治疗带状疱疹。经药物减量后，患者肠道症状复现，排便 3～4 次/日，伴血便。2023 年 10 月 12 日，非清洁限制性乙状结肠镜检查（图 20-7）示：进镜至距肛缘 20cm，可见黏膜连续糜烂、溃疡，黏膜高度水肿，至乙状结肠处肠腔狭窄，考虑进镜风险较大，遂退镜。内镜诊断：溃疡性结肠炎（活动期，重度）。

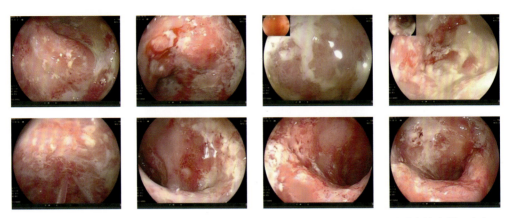

图 20-7　结肠镜检查（2023 年 10 月 12 日）提示：进镜至距肛缘 20cm，可见黏膜连续糜烂、溃疡，黏膜高度水肿，至乙状结肠处肠腔狭窄，考虑进镜风险较大，遂退镜。内镜诊断：溃疡性结肠炎（活动期，重度）

2023 年 10 月 24 日，患者症状进一步加重，黏液脓血便仍有约 10 次 / 日，反复发热，体温最高至 39℃，考虑重度溃疡性结肠炎、重度贫血，予以禁食、补液支持、亚胺培南西司他丁钠 1.0g q8h 抗感染、白蛋白输注支持治疗，并予以肠外营养支持。

放射科第三次多学科讨论意见

2023 年 10 月 24 日，腹盆增强 CT 检查（图 20-8）示：溃疡性结肠炎活动性病变主要累及左半结肠和直肠，患者 CT 表现较前似乎有一定好转，但是仍然建议加强抗炎治疗。

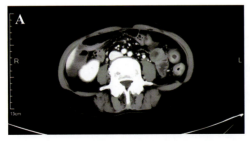
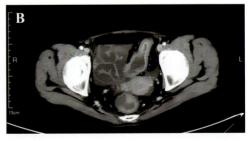

图 20-8　腹盆增强 CT 检查（2023 年 10 月 24 日）：溃疡性结肠炎活动性病变主要累及左半结肠和直肠。图 A：左半结肠增厚强化；图 B：直乙状结肠肠壁增厚明显

外科多学科讨论意见

患者疾病迁延难愈并且转换治疗效果不佳，建议手术治疗，患者表示仍然希望保守治疗。

后续进一步治疗和随访

予美沙拉秦口服联合地塞米松 2.5mg 每日保留灌肠治疗，患者黏液脓血便较前好转，但仍有反复发热，将抗炎治疗方案调整为亚胺培南静脉滴注联合利福昔明口服治疗。治疗后，患者情况好转。2023 年 10 月 30 日，考虑患者带状疱疹已痊愈，遂将乌帕替尼剂量恢复至 45mg/d 口服。

后来，患者长期于门诊随诊，诉无明显腹痛、腹胀，大便成形，偶有血丝，有肋间神经痛，口服普瑞巴林对症治疗，同时坚持口服乌帕替尼 45mg/d 治疗原发病。2024 年 4 月 1 日，复查肠镜（图 20-9）提示：升结肠、横结肠黏膜纹理清晰，未见异常。降结肠可见假息肉形成，取活检 1 枚，同时可见溃疡瘢痕形成。乙状结肠黏膜充血，联动成像模式下可见黏膜片状发红。直肠黏膜可见少许浅糜烂。降结肠病理示慢性肠炎，局灶糜烂，个别腺体呈腺瘤样改变，未见明确隐窝脓肿及隐窝炎。患者临床表现及内镜表现较前明显好转，乌帕替尼减量至 15mg qd 口服，2024 年至今规律随访中。

病史小结

患者自 2020 年发病，多次因疾病进展入院，临床表现为黏液脓血便反复发作，伴有低蛋白血症和低钾血症，结合内镜、影像学及病理学检查结果，溃疡性结肠炎诊断明确。同时，患者在治疗过程中表现为激素抵抗型溃疡性结肠炎，且内镜复查从未达到黏膜愈合。此后，先后予以维得利珠单抗、英夫利昔单抗联合甲氨蝶呤治疗，均失败，考虑患者为难治性溃疡性结肠炎，遂再次转换药物治疗为乌帕替尼 45mg/d 口服，治疗后症状较前改善。但在治疗期间并发带状疱疹病毒感染，权衡利弊后，实施乌帕替尼减量并积极治疗带状疱疹。在带状疱疹感染痊愈后，再次将乌帕替尼增量为 45mg/d 口服以治疗溃疡性结肠炎。2024 年 4 月 1 日，复查肠镜可见基本黏膜愈合，遂将乌帕替尼减量为

15mg/d 口服，自 2024 年至今规律随访中。

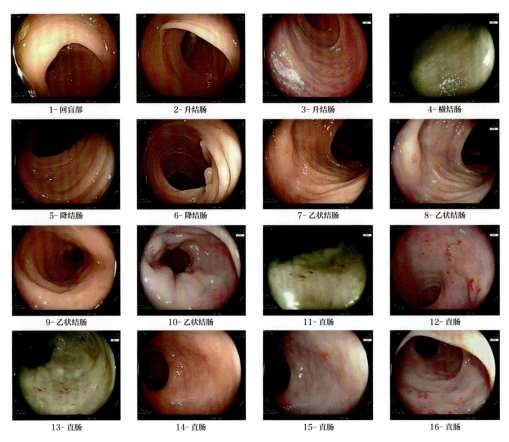

图 20-9　复查肠镜（2024 年 4 月 1 日）提示：回盲部、升结肠、横结肠黏膜纹理清晰，未见异常。降结肠可见假息肉形成，取活检 1 枚，同时可见溃疡瘢痕形成。乙状结肠黏膜充血，联动成像模式下可见黏膜片状发红。直肠黏膜可见少许浅糜烂，BLI 模式下可见少量黏膜内出血灶。内镜诊断为溃疡性结肠炎（E3，较前明显好转）

讨　论

溃疡性结肠炎是特发性免疫介导的一种慢性炎症性肠道疾病，主要累及结肠和直肠，以结直肠黏膜和黏膜下层连续性、弥漫性炎症改变为特征。

溃疡性结肠炎的临床症状以黏液性脓血便、腹泻为主，严重者伴有全身症状，严重影响患者的生活质量。5-氨基水杨酸（5-ASA）常用于治疗轻、中度溃疡性结肠炎，若足量 5-ASA 治疗无效，建议更换为口服糖皮质激素或升级生物制剂来诱导缓解。对于重度活动性溃疡性结肠炎，建议口服或静脉注射糖皮质激素以诱导缓解。英夫利昔单抗或维得利珠单抗均可考虑作为中度活动性溃疡性结肠炎的一线治疗用药。对于中重度活动性溃疡性结肠炎和急性重症溃疡性结肠炎，不建议予以糖皮质激素维持治疗；在生物制剂或小分子药物诱导缓解后，建议继续应用生物制剂或小分子药物维持治疗。既往经过 2 种及以上生物制剂或小分子药物治疗无效的患者，考虑为难治性溃疡性结肠炎。对于生物制剂无效的中重度活动性溃疡性结肠炎患者，可考虑应用 JAK 抑制剂（JAKi）诱导缓解，本例患者即在 2 种生物制剂治疗失败后调整为乌帕替尼口服治疗。

JAK 家族通过 JAK-STAT 信号通路，发挥促进免疫细胞分化与成熟、体液免疫调节、免疫屏障功能调节、参与造血及调节髓样细胞分化等功能。但若信号水平失衡，临床上往往表现为多种自身免疫介导的炎症性疾病，包括血液肿瘤、风湿免疫疾病、皮肤及胃肠疾病等。JAK 抑制剂通过抑制或阻断 JAK-STAT 信号通路，成为目前靶向治疗免疫介导炎症性疾病的重要方向。

综上所述，目前研究提示 JAK 抑制剂对难治性溃疡性结肠炎有较好的治疗效果，但 JAK 抑制剂存在感染、肿瘤、血栓等发生风险，在用药期间需要定期监测。如何把握用药和停药的时机，平衡疗效与风险，还需要有更多真实世界的临床试验数据的支持。

参考文献

[1] Ungaro R, Mehandru S, Allen PB, et al. Ulcerative colitis [J]. Lancet, 2017, 389(10080): 1756-1770.

[2] 中华医学会消化病学分会炎症性肠病学组，中国炎症性肠病诊疗质量控制评估中心. 中国溃疡性结肠炎诊治指南（2023 年·西安）[J]. 中华消化杂志，2024，44（2）：73-99.

[3] 姚东英，冉志华. 小分子药物治疗炎症性肠病的最新研究进展 [J]. 中华炎性肠病杂志，2023，（2）：119-123.

[4] Vermeire S, Danese S, Zhou W, et al. Efficacy and safety of upadacitinib maintenance therapy for moderately to severely active ulcerative colitis in patients responding to 8 week induction therapy (U-ACHIEVE Maintenance): overall results from the randomised, placebo-controlled, double-blind, phase 3

maintenance study [J]. Lancet Gastroenterol Hepatol, 2023, 8(11): 976-989.

[5] Loftus EV Jr, Colombel JF, Takeuchi K, et al. Upadacitinib therapy reduces ulcerative colitis symptoms as early as day 1 of induction treatment [J]. Clin Gastroenterol Hepatol, 2023, 21(9): 2347-2358.e6.

上海交通大学医学院附属瑞金医院

张世瑜　顾于蓓

Case 21

结肠海绵状血管瘤病例多学科讨论

消化科病史汇报

患者，男性，15岁，青少年，因"间断便血3年，加重10余天"入院（2024年3月）。

▶ 现病史

2021年，患者在无明显诱因下出现便血，为少量鲜红色血液，具体血量无法估计，无发热，无腹痛、腹胀、腹泻，偶有乏力，未就诊。3年内，患者间断出现便血，为少量鲜红色血液，出血可自行停止。10余天前（2024年2月），患者饮酒后出现便血，色鲜红，自觉便血量较前增多，于外院完善肠镜检查示直肠隆起样改变，不排除外压可能；直肠、乙状结肠血管网显露，局部曲张样改变。为进一步诊治来中国医科大学附属盛京医院消化科。

患者病来无发热、寒战，无头晕、头痛，无咳嗽、咳痰，无恶心、呕吐，无关节肿痛，无频发口腔溃疡，无光过敏及脱发，无口干、眼干，饮食、睡眠可，排尿正常，消瘦，体重45kg，BMI 17.1kg/m^2，近3年体重未增加。

▶ 入院查体

患者贫血貌，眼睑结膜苍白，周身未见皮疹，心肺查体正常，腹部无压痛，无反跳痛及肌紧张。

▶ 入院后辅助检查

血常规：血红蛋白79g/L，平均红细胞体积61fL，平均血红蛋白含量17.3pg，白细胞及血小板计数正常。肝肾功能未见异常。D-二聚体2484μg/L。促红细胞生成素152.44mU/mL，铁蛋白4.80ng/mL，铁4μmol/L。叶酸及维生素B$_{12}$均正常。ANCA（－）。抗核抗体系列（－）。肺CT未见异常。胃镜：胃炎。胶囊内镜：所见小肠黏膜未见异常。

影像科多学科讨论意见

2024年3月1日，我院全腹增强CT检查（图21-1）提示：①直乙交界处、直肠肠壁增厚，范围约13cm，连续性增厚，较厚处为18mm，肠壁及周围多发小钙化灶，肠壁强化不均，强化程度明显减低，肠壁缺血，肠周血管及淋巴管增生扩张，部分小血管内见血栓，脉管瘤？血管炎？需完善自身免疫性疾病及风湿免疫性疾病检查。②乙状结肠水肿。

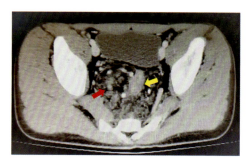

图21-1　全腹部增强CT检查（2024年3月1日）。红色箭头所示为肠周多发血管影；黄色箭头所示为增厚的直肠肠壁

结合我院全腹增强CT影像，未见小肠病变，目前病变集中在直肠和乙状结肠，降结肠未见明显病变，不支持克罗恩病；肠壁增厚，肠周血管明显增多，肠壁缺血重，需考虑是否为直肠乙状结肠海绵状血管瘤；肠壁缺血重，需注意肛门受累，建议完善直肠MRI评估肛周血管及肌肉，以指导下一步手术治疗范围。

风湿免疫科多学科讨论意见

CT检查提示病变范围较局限，系统性红斑狼疮及血管炎等风湿免疫系统疾病肠道受累通常病变范围较广，目前不支持风湿免疫性疾病相关肠道改变。

结直肠外科多学科讨论意见

患者当前考虑诊断直肠乙状结肠海绵状血管瘤，手术是唯一的治疗办法，需切除病变肠管。若术中病变范围大，切除肠管多，则有永久造瘘的可能性。

消化内科汇总意见

该患者为青少年男性，考虑结肠海绵状血管瘤，肠道缺血重，肠道静脉曲张，随时有再次出血的风险，需尽早完善手术治疗；完善超声肠镜及直肠MRI检查评估肠道病情严重程度后，及早外科手术治疗，但需承担永久造口的可能结局。

进一步检查

2024 年 3 月 10 日，直肠 MRI 检查（图 21-2）示：直乙交界处、直肠肠壁增厚，较厚处为 1.5cm，信号不均匀，可见多发血管影，部分走行迁曲，肠周血管增多。

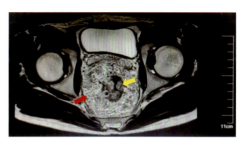

图 21-2　直肠 MRI（2024 年 3 月 10 日）T$_2$ 加权成像。红箭头所示为肠周多发血管影；黄箭头所示为增厚的直肠肠壁

2024 年 3 月 11 日，超声肠镜检查（图 21-3）示：乙状结肠及直肠肠壁增厚，五层结构模糊，回声减低，肠壁内多发血管结构。

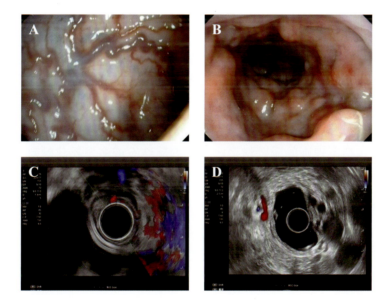

图 21-3　超声肠镜检查（2024 年 3 月 11 日）。图 A：直肠静脉显露；图 B：直肠静脉曲张样改变及直肠黏膜明显充血、水肿；图 C、D：超声肠镜显示肠壁内多发血管结构

最终诊断

结肠海绵状血管瘤。诊断依据：该患者反复无痛性便血病史及上述影像学检查所见。

后续随访

家属拒绝外科手术并退院，至北京某儿童医院行介入栓塞血管治疗。

总 结

结肠血管瘤是一种少见的先天性良性肿瘤，多见于青少年，男性多于女性，60%～70%发生于直肠和乙状结肠，其病因可能起源于中胚层胚胎残余，血管内皮细胞增生突起，导致微小动脉、毛细血管、微小静脉之间形成异常交通扩张。结肠血管瘤的常见症状为复发性无痛性直肠出血，部分患者仅表现为下腹部不适，少数患者可并发肠梗阻、肠套叠或肠穿孔；半数以上患者伴有一定程度的贫血；部分患者被误诊为痔疮、结肠炎、息肉病或由门静脉高压引起的直肠静脉曲张。除结直肠外，弥漫性海绵状血管瘤也可累及胃肠道其他部位，如小肠（尤其是空肠）；也可累及肠外区域，如肝、脾、膀胱等。此外，结肠血管瘤可作为系统性综合征的一部分表现，如 KTW 综合征（Klipppel-Trenaunay-Weber 综合征）或蓝色橡皮泡痣综合征（Bean 综合征）。

结肠血管瘤通过 CT 或 MRI 检查通常足以做出诊断。CT 或 MRI 典型和特征性的发现包括不规则的肠壁增厚、盆腔静脉结石或多发钙化灶等。MRI 对软组织有较好的分辨率，能够判断病变范围，因此效果优于 CT。MRI 的 T_2 加权成像可较好地显示肠壁增厚、脂肪组织增生，以及肠系膜脂肪组织中的血管扭曲和扩张。

结肠血管瘤的典型结肠镜表现为多发淡蓝色黏膜下静脉曲张，亦可表现为黏膜下蓝色结节状肿块、紫色息肉样病变、散在的黏膜下病变、黏膜充血肿胀和出血以及缺血样外观，因此易与结肠炎等疾病混淆。由于出血的风险较高，所以病理活检是禁忌的。因血管可能存在多处血栓而阻碍血供，血管造影的阳性率很低，无法显示病变范围，因此不建议常规做血管造影。

一般来说，手术完全切除是首选的根治性方法。然而，手术需要注意大出血的风险。替代疗法（如硬化疗法和选择性栓塞）因不能完全去除病变，故不能完全控制直肠出血；大多数非手术治疗患者仍反复发生直肠出血，最终仍需手术治疗。个别患者若无出血、贫血等严重表现，可考虑选择观察。

参考文献

[1] Osaki K, Mori Y, Ozaki Y, et al. Successful conservative management of diffuse cavernous hemangioma of the rectum [J]. Int Cancer Conf J, 2016, 6(1): 8-10.

[2] Wang HT, Gao XH, Fu CG, et al. Diagnosis and treatment of diffuse cavernous hemangioma of the rectum: report of 17 cases [J]. World J Surg, 2010, 34(10): 2477-2486.

[3] Stojčev Z, Maliszewski D, Pawłowska-Stojčev I, et al. Diffuse cavernous hemangioma of the rectum (DCHR)-diagnosis and treatment-case report and review of available literature [J]. Pol Przegl Chir, 2013, 85(4): 216-218.

中国医科大学附属盛京医院

张亚杰　田　丰

Case 22

反复腹痛、贫血，*SLCO2A1* 突变相关慢性肠病病例多学科讨论

儿科病史汇报

患儿，男性，7岁9个月，因"间断腹痛、粪隐血阳性3年余，加重1月余"至空军军医大学附属西京医院就诊。

2019年2月，患儿在无明显诱因下出现阵发性腹痛，脐周为主，疼痛剧烈时伴大汗淋漓、烦躁哭闹、面色苍白，伴非喷射性呕吐，呕吐物为胃内容物，无腹泻及肉眼血便，无发热，无皮疹及关节肿痛。于当地医院多次查血常规提示轻－中度贫血，粪常规提示隐血阳性，予间断口服铁剂治疗5个月，血红蛋白水平可升至正常，但仍有腹痛、粪隐血阳性。

2019年7月，患者至西京医院就诊，完善胃镜检查提示浅表性胃炎、十二指肠炎，结肠镜未见异常。病理提示：（十二指肠降部）黏膜结构未见异常，固有层可见嗜酸性粒细胞浸润（15/HPF）；（十二指肠球部）黏膜结构未见异常，固有层可见嗜酸性粒细胞浸润（20/HPF）。出院后，给予奥美拉唑口服1周。同时，完善锝99核素扫描，未见异常。粪便钙卫蛋白64.8μg/g。过敏原检查提示小麦5级、花生2级、蛋黄1级、鳕鱼2级、榛子/开心果4级，家长自行回避相关食物，腹痛稍好转，但粪隐血仍为阳性。

2020年6月，为进一步治疗，至外院复查胃镜示浅表性胃炎，结肠镜未见明显异常。病理提示：（十二指肠）黏膜组织慢性炎伴间质内少许散在嗜酸性粒细胞浸润（嗜酸性粒细胞平均约20/HPF）；（胃窦）黏膜组织慢性炎伴间质内个别散在嗜酸性粒细胞浸润；（食管中段）慢性炎伴间质内散在嗜酸性粒细胞浸润（局部嗜酸性粒细胞＞20/HPF）；（盲肠、回肠及结肠）黏膜组织慢性炎。考虑嗜酸性粒细胞性胃肠炎，未予特殊治疗。其间仍有腹痛，粪隐血阳性。

2021 年 3 月就诊于北京某医院并住院，完善动静脉超声、CMV/EBV、自身抗体、骨髓细胞学检查，均无明显异常。胃镜检查提示：胃窦黏膜充血、水肿，呈花斑样改变，慢性浅表性胃炎。胶囊内镜检查提示：十二指肠可见散在小糜烂及浅小溃疡，空肠可见散在糜烂及浅溃疡，回肠可见多发糜烂灶及溃疡，部分溃疡较大，并可见环周溃疡。小肠镜提示：距回盲部 160cm 处小肠可见管腔狭窄，直径约 7mm，局部可见环周溃疡，内镜无法通过；距回盲瓣 150cm 处可见半环形溃疡；距回盲瓣 120 ～ 150cm 处黏膜可见多发条片状糜烂、溃疡，部分呈环形及半环形，表面覆薄白苔。病理提示：（距回盲部 130cm 处）中度慢性小肠炎，散在嗜酸性粒细胞（14 ～ 50/HPF）浸润；（距回盲部 160cm 处）散在嗜酸性粒细胞（30 ～ ＞ 60/HPF）浸润。考虑诊断嗜酸性粒细胞性小肠炎、小肠溃疡、小肠狭窄、慢性浅表性胃炎、缺铁性贫血，予醋酸泼尼松片（25mg qd，1.19mg/kg，体重 21kg）口服治疗原发病，康复新液、益生菌口服。出院后，醋酸泼尼松片定期减量，减至 10mg 口服 2 个月后，于 2021 年 7 月至北京某医院再次就诊，完善小肠 MRI 检查，提示空回肠多发异常强化，管壁增厚，考虑炎性改变。住院期间进食不当后出现腹痛、排条状黑便 1 次，血常规示血红蛋白 73g/L，遂于 2021 年 7 月 30 日加用英夫利昔单抗 100mg（4.81mg/kg，体重 20.8kg）治疗，之后醋酸泼尼松片逐渐减停，共口服 4 个月余。按 0—2—4—8—8—8 间隔规律输注英夫利昔单抗 6 次，末次使用时间为 2022 年 3 月 5 日，且第 6 次治疗前查白蛋白 26.9g/L。2022 年 3 月（即本次入院前 1 个月），患者再次出现腹痛，性质同前，门诊以"小肠溃疡伴狭窄"收入院。

患儿近期无黑便，肉眼血便，无发热，无皮疹，无关节肿痛，家族中无类似情况，否认家族遗传病。3 年来，患儿体重仅增加 1kg。

▶ **体格检查**

体温 36℃，脉搏 80 次 / 分，呼吸 20 次 / 分，血压 95/65mmHg（1mmHg ＝ 0.133kPa），身高 130cm（P_{50}），体重 20kg（P_3），BMI 11.83kg/m²，腹部脐周压痛，肠鸣音 4 次 / 分。

▶ **辅助检查**

血常规：白细胞计数 $6.15×10^9$/L，红细胞计数 $4.46×10^{12}$/L，血红蛋白 102g/L，嗜酸性粒细胞百分率 2.1%，血小板计数 $312×10^9$/L。超敏 C 反应蛋白 0.5g/L。红细胞沉降率 4mm/h。白蛋白 31.8g/L。粪常规：白细胞（－），红细胞（－），隐血（＋）。CMV、EBV 血清学检查、结核感染特异性 T 细胞检测、抗核抗体、抗中性粒细胞胞浆抗体、补体 C3、补体 C4、体液免疫、总 IgE、变应原均正常。

经口小肠镜检查（图 22-1A）：进镜至距幽门 70cm，空肠黏膜充血，触之易出血，诊断空肠炎。

经肛小肠镜检查（图 22-1B ～ F）：距回肠末段 70cm 处管腔狭窄，狭窄口大小约为 1 ～ 1.5cm，内镜反复尝试不能通过，周围可见两处大小约 0.5 ～ 1.0cm 的不规则黏膜缺损，上覆白苔，退镜可见多发条状黏膜缺损，较大者约为 1.5cm×0.3cm 和 1.0cm×0.4cm。溃疡间黏膜正常。诊断为回肠多发溃疡并狭窄。

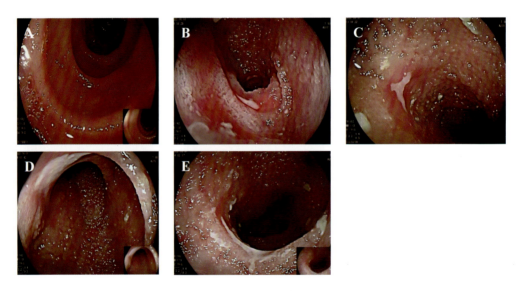

图 22-1　小肠镜检查结果。图 A：进镜至距幽门 70cm，空肠黏膜充血，触之易出血；图 B：距回肠末段 70cm 处管腔狭窄，内镜不能通过；图 C：狭窄口周围可见大小约为 0.5 ～ 1.0cm 的不规则黏膜缺损，上覆白苔；图 D：距回盲瓣 65cm 回肠可见条状黏膜缺损，大小约为 1.5cm×0.3cm；图 E：距回盲瓣 60cm 回肠可见条状黏膜缺损，大小约为 1.0cm×0.4cm

病理：（距回盲部 70cm 溃疡处）肠黏膜未见明显异常，嗜酸性粒细胞计数约 12/HPF；（回肠末段、回盲瓣）黏膜局灶活动性炎，酸性粒细胞计数分别约为 12/HPF 和 23/HPF。

儿科多学科讨论意见

　　该患儿为学龄期男童，病史较长，主要临床表现有腹痛、粪隐血阳性、贫血；血红蛋白最低 73g/L，白蛋白最低 26.9g/L，白细胞计数、C 反应蛋白、红细胞沉降率多次检测均无升高；既往小肠 MRI 提示空回肠多发异常强化，管壁增厚，考虑炎性改变。既往及本次入院后，经肛小肠镜提示回肠多发溃疡、回肠狭窄，回肠末段无明显异常；曾间断补充铁剂，血红蛋白可上升，但停用铁剂后，血红蛋白有下降，以"嗜酸性粒细胞性小肠炎"给予类固醇激素、英夫利昔单抗等治疗，效果均欠佳，建议完善全外显子组基因检测协助诊断。

后续检查

　　全外显子组基因检测，结果提示患儿 *SLCO2A1* 基因存在杂合突变（图 22-2）。

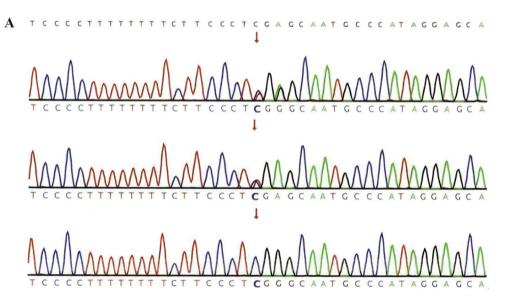

图 22-2　患儿全外显子组基因检测结果。图 A：患儿 *SLCO2A1* 基因 *c.310G* > *A*（*p.G104R*）杂合变异，来源于父亲（第一行，患儿；第二行，患儿母亲；第三行，患儿父亲）；图 B：*SLCO2A1* 基因 *c.838C* > *T*（*p.R280**）杂合变异，来源于母亲（第一行，患儿；第二行，患儿母亲；第三行，患儿父亲）；图 C：患儿家系图（正方形代表患儿父亲，圆圈代表患儿母亲，黑色符号代表患儿）

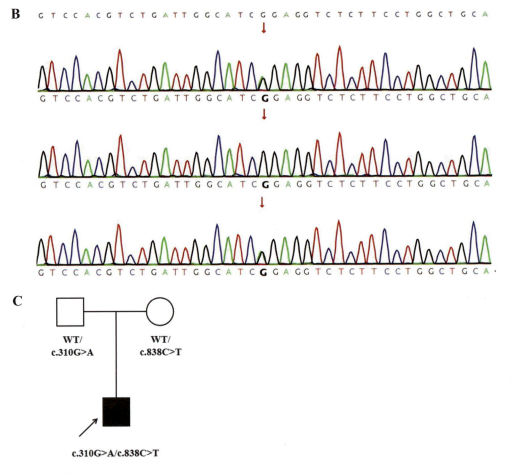

图 22-2（续）

最终诊断

结合该患儿病史、实验室检查、消化内镜检查及基因检测结果，考虑符合 *SLCO2A1* 突变相关慢性肠病（chronic enteropathy associated with *SLCO2A1* gene，CEAS）的诊断。

鉴别诊断

克罗恩病（Crohn's disease，CD）：患儿有多发性小肠溃疡、贫血、低蛋白血症，需考虑；但患儿无 C 反应蛋白、红细胞沉降率等炎症指标升高，无反复口腔溃疡及肛周病变，病理检查未见克罗恩病特征表现，且该患儿对糖皮质激素及生物制剂等治疗药物反应差，故不支持。

治疗和后续随访

患者后续停用英夫利昔单抗，给予口服沙利度胺 25mg，每晚睡前口服。出院后 5 个月，患儿出现手脚麻木不适，遂停用沙利度胺。出院后 8 个月，患儿偶有轻微腹痛，可自行缓解，排成形软便 1 次 / 日，精神、食纳可，体重 23kg（P_{10}），查血常规示血红蛋白 109g/L，粪隐血阳性，继续动态随访中。

讨　论

SLCO2A1 突变相关慢性肠病是一种由 *SLCO2A1* 基因突变引起的，以慢性、多发性、顽固性小肠溃疡和慢性持续性消化道出血为特征的罕见疾病。该病多呈慢性病程，临床特征无特异性，且病变以小肠溃疡为主，需借助胶囊内镜或小肠镜诊断，且需与多种肠病鉴别，最终依靠基因检测诊断。

SLCO2A1 突变相关慢性肠病主要发生于女性，通常出现在青春期，其症状包括全身疲劳、水肿和腹痛等。大多数患者表现为小细胞低色素性贫血、粪隐血阳性，而无消化道大出血，通常不伴有免疫炎症，炎性指标往往正常或轻度升高，大多数伴有低蛋白血症。内镜下，溃疡的特征为多发、圆形或偏心性斜向、边界清楚的浅溃疡，可有接触性出血，溃疡间黏膜正常，伴或不伴狭窄；溃疡多发生在回肠，胃和十二指肠受累分别占 27.8% 和 44.4%，亦有结肠受累的可能。组织学特征主要为溃疡深度局限于黏膜或黏膜下层，未到达肌肉层。目前，对 *SLCO2A1* 突变相关慢性肠病尚无有效的治疗方法，补铁及肠内或肠外营养可改善贫血和低蛋白血症、促进黏膜愈合；而 5- 氨基水杨酸、皮质类固醇和抗 TNF-α 抗体治疗无效。

参考文献

[1]　Okabe H, Sakimura M. Nonspecific multiple ulcers of the small intestine[J]. Stomach Intestine,1968, 3: 1539−1549. [Japanese]

[2]　Esaki M, Umeno J, Kitazono T, et al. Clinicopathologic features of chronic

nonspecific multiple ulcers of the small intestine [J]. Clin J Gastroenterol, 2015, 8(2): 57-62.

[3] Hosoe N, Ohmiya N, Hirai F, et al. Chronic enteropathy associated with *SLCO2A1* gene [CEAS]-characterisation of an enteric disorder to be considered in the differential diagnosis of Crohn's disease [J]. J Crohns Colitis, 2017, 11(10): 1277-1281.

[4] Umeno J, Hisamatsu T, Esaki M, et al. A hereditary enteropathy caused by mutations in the *SLCO2A1* gene, encoding a prostaglandin transporter [J]. PLoS Genet, 2015, 11(11): e1005581.

[5] Hong HS, Baek J, Park JC, et al. Clinical and genetic characteristics of Korean patients diagnosed with chronic enteropathy associated with gene: a KASID multicenter study [J]. Gut Liver, 2022, 16(6): 942-951.

空军军医大学附属西京医院

梁　洁

西安市儿童医院

王风范　韩亚楠

Case 23

肠道多发溃疡、便血病例多学科讨论

患者，男性，34 岁，因"腹痛、黏液血便 11 个月，加重 2 日"入院。

2017 年 7 月，患者在情绪激动后出现下腹部隐痛，每日排黏液血便 10 余次，排便后腹痛缓解。肠镜检查见脾曲以下结直肠黏膜充血、水肿，多发浅溃疡，覆脓苔。病理提示肠黏膜慢性炎急性期，隐窝脓肿，考虑"溃疡性结肠炎"。予美沙拉秦 1g qid 治疗后，患者症状缓解；2 个月后复查肠镜，未见明显异常，停药。

2018 年 1 月，患者劳累后出现腹泻，解黄色糊状便，3 ～ 4 次 / 日，未诊治。2018 年 2 月，患者腹泻加重伴乏力，每日排便 10 余次，性状同前，无发热。查血常规、ESR、粪便病原学均为阴性。结肠镜检查见降结肠多发溃疡，节段性分布，形态不规则，较大者直径约 2.5cm×1.0cm，表面覆白苔，基底平坦；病理示黏膜慢性炎伴重度急性炎。

2018 年 3 月，患者乏力加重，查血红蛋白 121g/L，白蛋白 21.5g/L，K^+ 2.28mmol/L，C 反应蛋白 11.91mg/L，红细胞沉降率 10mm/h，EBV-DNA 12100/mL，CMV-DNA 741/mL，TB-IGRA（－）。予甲泼尼龙琥珀酸钠 40mg iv bid 治疗 1 周后过渡至口服泼尼松 40mg qd，同时美沙拉秦 1g qid 口服、地塞米松 5mg 灌肠、更昔洛韦 0.25g q12h 静注治疗，乏力改善，便次减少至 4 ～ 5 次 / 日。

2018 年 5 月，泼尼松减量至 25mg/d 时，患者再次出现明显乏力，便次 10 余次 / 日，查血红蛋白 80g/L，白蛋白 22.2g/L，K^+ 2.74mmol/L，C 反应蛋白 10.2mg/L，红细胞沉降率 8mm/h，EBV-DNA 5780/mL，CMV-DNA（－）；

结肠镜检查见回肠末段黏膜多发片状溃疡，多发息肉样增生及桥状黏膜形成，结肠多处溃疡形成，直肠近肛门见一溃疡，溃疡底部疑似窦道形成，考虑克罗恩病；病理示黏膜慢性炎伴溃疡形成。继续予泼尼松 25mg/d 联合美沙拉秦 1g qid 治疗。为进一步诊治，收入院。

既往史、个人史、家族史无殊。

▶ 体格检查

患者精神、睡眠欠佳，生命体征平稳。体重下降 17.5kg，BMI 13.8kg/m²，营养不良。全身皮肤干燥脱屑。右颌下可触及一枚肿大淋巴结，质韧，活动度好，余浅表淋巴结未及肿大。肠鸣音 3 次 / 分，腹软，无压痛、反跳痛，肝脾肋下、剑下未及。双侧足背可凹性水肿。肛周未见脓肿、瘘道，肛门口 12 点钟方向似有波动感，无红肿、压痛，直肠指检未及肿物，退指无血染。

▶ 辅助检查

血 EBV-DNA、EBV-IgM/VCA（－）。

结肠镜检查（图 23-1）示：进镜至降结肠，可见多发溃疡，部分溃疡几乎环周，边界清楚，周围黏膜充血，溃疡底净、平，直肠距肛门 1cm 附近可见一大小约 1.0cm 的溃疡，局部可见一瘘管形成。

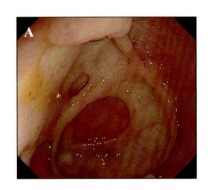 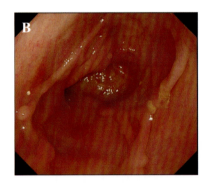

图 23-1　结肠镜检查。图 A（2018 年 6 月）：降结肠多发溃疡，大小不等，溃疡边界清楚，周围黏膜充血，溃疡底净、平，无明显苔附着；图 B（2018 年 9 月）：结肠溃疡治疗后愈合期改变，降结肠可见散在黏膜桥及炎性息肉改变，散在圆形黏膜凹陷，部分中央片状充血及再生上皮改变

病理：炎性渗出物、肉芽组织及结肠显中度慢性炎及轻度活动性炎，隐窝结构部分紊乱，未见隐窝炎，偶见隐窝脓肿；EBER ISH（＋），CMV 免疫组化、抗酸及弱抗酸染色（－）。

诊治经过

予全肠外营养支持、氢化可的松 100mg qd iv、美沙拉秦 1g qid 治疗。

2018 年 6 月 20 日，患者突发大量下消化道出血，血红蛋白 53g/L。腹盆 CTA 第 5 组小肠见造影剂外溢。急诊行手术探查：术中见小肠系膜根部大量肿大淋巴结，距回盲部约 60cm 处回肠及以下可见肠壁充血，肠管黏膜面大量散在溃疡，切除距离回盲部 5～50cm 处约 45cm 长的病变小肠；行小肠吻合。术后病理提示小肠黏膜慢性炎，隐窝结构紊乱，可见假幽门腺化生，多灶溃疡形成，溃疡多数累及肠壁下层，黏膜下层水肿，部分纤维组织增生，病变邻近两断端，系膜切缘未见特殊。淋巴结呈慢性炎。CMV 免疫组化（－），抗酸染色（－），EBER ISH（散在＋）；TCR 重排：TCRβ（＋），TCRδ（－），TCRγ（＋）。复查血 EBV VCA-IgA（＋）4.948U/mL，EA-IgA（＋）4.524U/mL，VCA-IgG（＋）2.677U/mL，VCA-IgM（－），EBNA-IgG（＋）3.537；骨髓穿刺、骨髓活检大致正常。

影像科多学科讨论意见

2018 年 6 月，小肠重建（图 23-2）见回肠末段 - 回盲瓣、盲肠及直肠肠壁毛糙、增厚，黏膜面可见异常强化，浆膜面毛糙，肠腔狭窄，腹膜后、肠系膜上可见多发淋巴结。需结合临床及肠镜结果进一步明确。

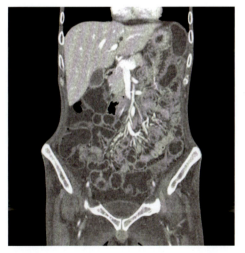

图 23-2 小肠重建（2018 年 6 月）：回肠末段 - 回盲瓣、盲肠及直肠肠壁毛糙、增厚，黏膜面异常强化，肠腔狭窄，腹膜后、肠系膜多发淋巴结

病理科多学科讨论意见

本例患者小肠黏膜见散在溃疡，多数较小，直径在 1～3mm，也可见到 1～2cm 的溃疡，多数累及黏膜下层，偶见累及肌层。黏膜见慢性损伤，隐窝结构紊乱，部分隐窝萎缩缺失（图 23-3）。除溃疡区外，活动性炎较轻，可见炎性息肉，溃疡底及附近多量淋巴细胞浸润，T 细胞、B 细胞均见增生，EBER 染色（＋）。肌层尚规则，未见明显神经纤维增生。肠周淋巴结呈反应性增生，EBER 染色（＋）。病理检查结果不支持克罗恩病、肠道血管炎或血管病等，淋巴组织增生表现突出，结合 EBER 染色和 TCR 重排结果，尚不满足淋巴瘤诊断标准，需考虑 EBV 相关淋巴增殖性疾病（EBV-LPD）。

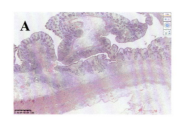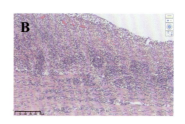

图 23-3　小肠手术病理（HE 染色）。图 A：可见多灶溃疡形成；图 B：溃疡底多量淋巴细胞浸润

血液科多学科讨论意见

患者肠道多发溃疡，病程中 EBV-DNA 拷贝数增高，复查存在 EBV 抗体异常改变，病程中出现下消化道出血，结合肠道切除手术术后病理，考虑 EBV-LPD 可能，肠道受累为主。EBV 感染累及胃肠道而无明确的淋巴瘤证据，同时也无全身症状，较为少见。这类疾病多发生于免疫缺陷人群，尤其是移植后患者，既往也有使用硫唑嘌呤免疫抑制治疗的炎症性肠病患者发生 EBV-LPD 胃肠道受累的报道。相比之下，在免疫功能正常的成年人（如本例患者）中极罕见 EBV 感染累及胃肠道的情况。美国杜兰大学医学院于 2011 年报道了首例免疫功能正常的 EBV 感染弥漫性累及结肠的成年患者，这也是首次报道的类似 IBD 的长期临床病程的 EBV 感染患者。此外，亦有免疫功能正常的个体 EBV-LPD 小肠受累的报道，表明即使在免疫功能正常的人群，也存在继发于潜在疾病的局部抗病毒免疫缺陷的可能，在相应部位的肠道黏膜病理学检查中可发现 EBV 病毒颗粒。

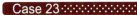

最终诊断与后续随访

患者术后肠外、肠内营养支持，口服美沙拉秦。2018 年 9 月复查肠镜，见回肠吻合口无异常、多发结肠溃疡愈合（图 23-1B）。一般情况较前好转，仍有腹泻，6 ～ 8 次 / 日，解黄色稀糊便，约 400 ～ 500mL，每日可进食瑞素 300 ～ 500mL，体重较入院下降 1kg。后续失访。

总　结

该患者为青年男性，以腹痛、黏液脓血便起病，消耗症状重；病程中，外周血 EBV-DNA 拷贝数增高，抗病毒治疗转阴后复查 EBV 相关抗体（＋）；肠镜提示小肠及结肠多发性溃疡，病变呈节段性分布，溃疡较大，边界清，底部干净。病程中发生下消化道出血。手术病理提示多发溃疡，累及肌层，小肠黏膜及肠系膜淋巴结 EBER 散在（＋）、TCR 重排 βγ（＋）。

结合患者病史、内镜表现、病初病理检查结果，诊断首先考虑炎症性肠病。病初，患者肠镜示脾曲以下结直肠黏膜充血、水肿，多发浅溃疡，病理见隐窝脓肿，口服美沙拉秦治疗有效，表现符合溃疡性结肠炎。但随病程进展，患者出现下消化道多发节段性分布溃疡，存在肠腔狭窄，近肛门处可疑窦道形成，需考虑克罗恩病的可能。然而，整体病程呈阶段性进展，消耗表现突出，肠系膜多发淋巴结肿大，溃疡深大、边缘清晰且底部干净，周围无明显增生表现，糖皮质激素治疗效果欠佳，为克罗恩病诊断不支持点。

患者病程中出现 EBV-DNA（＋），结合糖皮质激素治疗效果、手术病理，诊断应考虑 EBV 相关淋巴增殖性疾病（EBV-LPD）的可能。根据一项纳入 12 例 EBV-LPD 胃肠道受累患者的病例回顾，这类患者起病时临床可表现为间歇性发热、腹痛、便血和腹泻，11 例患者以结肠和回肠受累为主，肠镜下可见多节段不规则、大小不等的溃疡，孤立的巨大溃疡和弥漫性炎症。这类患者常被误诊为炎症性肠病，但当患者存在多个非典型的炎症性肠病肠道溃疡且临床病程不典型时，需考虑 EBV-LPD 胃肠道受累的可能，因为两种疾病的治疗策略和预后存在较大的差异。EBV-LPD 胃肠道受累患者总体生存率较低，既往报道中化疗和免疫抑制治疗均无法带来明显的生存获益，仅 1 例患者在接受造血干细胞移植后获得了持续 21 个月的临床缓解。但本例患者小肠黏膜及肠周淋巴结 EBER 染色均仅呈散在阳性，且同时段 EBV-DNA（一），与 EBV 相关肠道疾病不平行，另患者发热表现不突出，考虑明确诊断 EBV-LPD 仍然存在一定困难。其他诊断方面，患者除肠道表现外无其他系统性血管炎表现，临床进展迅速，亦不支持血管炎诊断。此外，患者手术病理尚无明确淋巴瘤证据，患者后续失访，也为明确诊断带来了困难。综合现有资料，仍考虑患者 EBV-LPD 可能性大。此类患者临床少见，需密切随访病情变化，积极活检，进一步确定诊断。

参考文献

[1] Kim HJ, Ko YH, Kim JE, Hematopathology Study Group of the Korean Society of Pathologists. Epstein-Barr virus-associated lymphoproliferative disorders: review and update on 2016 WHO classification [J]. J Pathol Transl Med, 2017, 51(4): 352-358.

[2] Toner K, Bollard CM. EBV+ lymphoproliferative diseases: opportunities for leveraging EBV as a therapeutic target [J]. Blood, 2022, 139(7): 983-994.

[3] Karlitz JJ, Li ST, Holman RP, Rice MC. EBV-associated colitis mimicking IBD in an immunocompetent individual [J]. Nat Rev Gastroenterol Hepatol, 2011, 8(1): 50-54.

[4] Na HK, Ye BD, Yang SK, et al. EBV-associated lymphoproliferative disorders misdiagnosed as Crohn's disease [J]. J Crohns Colitis, 2013, 7(8): 649-652.

[5] Wang Z, Zhang W, Luo C, et al. Primary Intestinal Epstein-Barr virus-associated natural killer/T-cell lymphoproliferative disorder: a disease mimicking inflammatory bowel disease [J]. J Crohns Colitis, 2018, 12(8): 896-904.

北京协和医院

羽 思 李 玥

Case 24

溃疡性结肠炎合并原发性硬化性胆管炎病例多学科讨论

患者，男性，49 岁，因"间断排稀便 1 年，加重 1 周"入院。

患者自 2013 年开始排稀便，1～2 次/日，便中有黏液，无脓血，无腹痛。

2014 年 2 月，患者排便次数增加至 2～3 次/日，至中国医科大学附属盛京医院门诊。肠镜检查（图 24-1）示：全结肠黏膜充血、水肿，散在糜烂、溃疡及出血点。诊断为溃疡性结肠炎。予美沙拉秦 1.5g/d 口服半个月，症状无缓解，后自行停药并口服中药。

2014 年 6 月，患者排水样便，5～6 次/日，无黏液及脓血，无腹痛，无发热。于外院行肠镜检查示：回盲瓣充血、水肿，全结肠肠壁变厚，弥漫性浅表溃疡及糜烂。予美沙拉秦 3.0g/d 口服，庆大霉素联合氟美松灌肠治疗 2 周，症状较前好转，患者自行停用美沙拉秦。

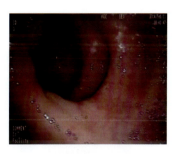

图 24-1　肠镜检查（2014 年 2 月）示：距肛门 40cm 至回盲部见黏膜充血、水肿明显，散在黏膜糜烂、溃疡及出血点

2014 年 7 月 22 日入院前 6 天，患者在不洁饮食后再次排水样便，2～3 次/日，收入盛京医院消化科。

▶ **体格检查**

腹部平坦，未见胃肠型和蠕动波，腹软，全腹无压痛、反跳痛及肌紧张。

患者病来无发热，无盗汗，无周身关节疼痛，无口腔溃疡及肛周疾病，饮食、睡眠可，小便正常，近期体重无明显变化。

▶ **实验室检查**

血常规：白细胞计数 20.4×10^9/L，淋巴细胞 13.16×10^9/L，淋巴细胞百分率 64.5%，血红蛋白 119g/L，血小板 449×10⁹/L。肝功能：总蛋白 50.8g/L，白蛋白 24.6g/L。红细胞沉降率 22mm/h。C 反应蛋白正常。肠道菌群：细菌数 101～500/油镜，革兰阴性杆菌 60%，革兰阳性球菌 40%。TSPOT（＋）。余离子、尿常规、肿瘤标志物、肝炎病毒等均正常。

2014 年 7 月，肠镜检查（图 24-2）示：回盲部至距肛门 20cm 以上可见黏膜轻度充血、水肿，血管纹理不清，散在糜烂；余大肠黏膜光滑、色泽正常，血管纹理清晰。病理：黏膜炎症改变，伴腺体增生性息肉改变。

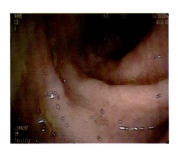

图 24-2 肠镜：回盲部至距肛门 20cm 以上可见黏膜轻度充血、水肿，血管纹理不清，散在糜烂

2014 年 7 月，腹部增强 CT 检查（图 24-3）示：升结肠局部管壁局限性不均匀增厚，肠腔缩窄，浆膜面欠光滑，增强扫描黏膜面明显强化；下腹部小肠肠壁多发增厚，增强扫描黏膜面明显强化。胸部 CT：左肺下叶小结节，倾向炎性肉芽肿。

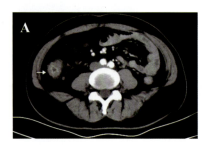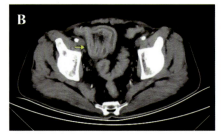

图 24-3 腹部增强 CT 检查。图 A：升结肠局部肠壁局限性不均匀增厚，肠腔缩窄，浆膜面欠光滑，增强扫描黏膜面明显强化；图 B：下腹部小肠肠壁多发增厚，增强扫描黏膜面明显强化

2014 年，患者肠镜下黏膜特点符合溃疡性结肠炎，但直肠不受累，且 TSPOT（＋），胸部 CT 可见肺小结节，故先予诊断性抗结核治疗 3 个月后复查。

2014 年 11 月，抗结核治疗 3 个月后，患者腹泻症状缓解，复查结肠镜却未见好转。建议再次入院进一步明确诊断，但患者拒绝，并继续抗结核治疗 1 年。

2016 年 6 月，患者腹泻较前加重，伴发热，于外院就诊，予诊断肠结核，并再次予以抗结核治疗（口服异烟肼、利福平、吡嗪酰胺）。3 个月后，复查肠镜示：进镜至回肠末段 20cm，所见回肠黏膜光滑，回盲瓣平薄，持续开放，盲袋变浅，所见盲肠、升结肠、横结肠、降结肠至乙状结肠距肛门 20cm 黏膜弥漫性颗粒样改变，血管纹理消失，结肠袋变浅，多发瘢痕形成，可见多发散在片状浅溃疡。病理：结肠多灶慢性活动性炎及溃疡，倾向于克罗恩病，但不能排除感染、药物、缺血等。予口服美沙拉秦 1.0g/ 次，3 次 / 日。

2017 年 7 月，患者再次于外院复查肠镜，提示结肠病变未见改善，诊断克罗恩病，予甲泼尼龙口服。

2018 年 5 月，患者解稀便，1 次 / 日，无黏液及脓血，无腹痛，伴双手指间关节肿胀，晨僵。入盛京医院复查。血常规：白细胞计数 10.9×10^9/L，淋巴细胞 4.3×10^9/L，淋巴细胞百分率 39.8%，血红蛋白 138g/L，血小板计数 342×10^9/L。未见异型淋巴细胞。肝功能：白蛋白 30.6g/L，谷氨酰转移酶 108U/L，余酶学均正常。红细胞沉降率 20mm/h。C 反应蛋白 4.35mg/L。TSPOT（＋）。EBV-IgM（－），EBV-IgG（＋），EBV-DNA 1.49×10^9/L；2 周后复查 EBV-DNA（－）。余 ANA、免疫球蛋白、IgG_4、抗核抗体均（－）。肠镜检查（图 24-4）示：大肠黏膜充血、水肿，管壁僵硬，管腔略窄，回盲部黏膜充血、水肿严重，片状糜烂及浅溃疡，质硬，取组织 4 块进行病理检查。

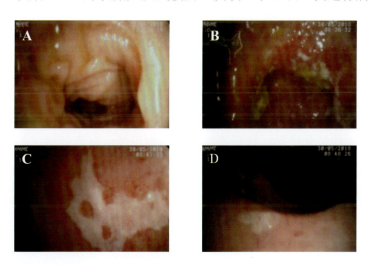

图 24-4　肠镜检查（2018 年 5 月）。图 A：回肠末段黏膜光滑；图 B：回盲部黏膜充血、水肿严重，片状糜烂及浅溃疡，质硬；图 C：距肛门 50cm 以下见黏膜充血、水肿严重，血管纹理不清，片状糜烂、溃疡及出血点；图 D：直肠可见糜烂

病理：腺体无明显异型，间质有较多淋巴细胞、一些嗜酸性粒细胞、中性粒细胞。免疫组化：CMV（－），EBER 原位杂交（－）。CTE（图 24-5）示：乙状结肠近端大范围管壁增厚，以降结肠和回盲部为重。回肠末段受累约

5cm，其余小肠未见确切肠壁增厚，符合炎症性肠病表现。

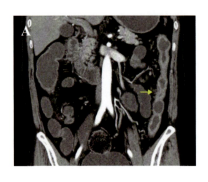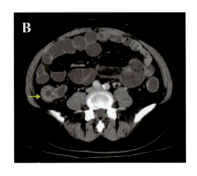

图 24-5　CTE（2018 年 5 月）。图 A：乙状结肠近端大范围肠壁增厚，以降结肠及回盲部为重；图 B：回肠末段肠壁增厚，受累约 5cm

骨髓象：增生活跃骨髓象，粒、红比例偏低，可见少量不典型淋巴细胞。诊断炎症性肠病未分型，予甲泼尼龙（32mg/d）联合沙利度胺（50mg/d）口服，后患者因沙利度胺不耐受（出现手指麻木）更换为硫唑嘌呤（50mg/d）口服。

2019 年 4 月随访，患者排便 1 次 / 日，成形便，无腹痛及便血。血常规：白细胞计数 9.2×10⁹/L，淋巴细胞 3.5×10⁹，淋巴细胞百分率 37.6%，血红蛋白 140g/L，血小板计数 227×10⁹。肝功能：白蛋白 37.6g/L，谷丙转氨酶 40U/L，谷草转氨酶 50U/L，谷氨酰转移酶 557U/L，碱性磷酸酶 204U/L。红细胞沉降率 15mm/h。C 反应蛋白 2.1mg/L。EBV-DNA（－）。患者谷氨酰转移酶和碱性磷酸酶明显升高，进一步完善自身免疫性肝病相关检查，结果示免疫球蛋白、抗核抗体、抗线粒体抗体、抗平滑肌抗体均为阴性。复查肠镜（图 24-6）示：

进镜抵达回肠末段 3cm，可见黏膜散在糜烂；回盲瓣变形；回盲部至距肛门 20cm 见黏膜充血、水肿，血管纹理不清，可见局部白色瘢痕，散在黏膜糜烂及出血点；距肛门 20cm 以下，大肠黏膜光滑、色泽正常，血管纹理清晰。

多次复查肠镜均未达到黏膜愈合，建议患者更换为生物制剂治疗，但患者因经济原因拒绝，并继续口服甲泼尼龙（4mg/d）联合小剂量沙利度胺（25mg/d）

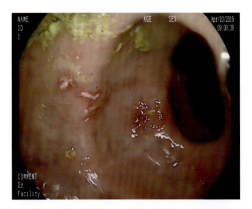

图 24-6　肠镜检查（2019 年 4 月）：回盲部至距肛门 20cm 见黏膜充血、水肿，血管纹理不清，可见局部白色瘢痕，散在黏膜糜烂及出血点

控制病情。

2020 年 11 月,患者再次入院复查。血常规:白细胞计数 $6.2×10^9$/L,淋巴细胞 $2×10^9$/L,血红蛋白 129g/L,血小板计数 $392×10^9$/L。肝功能:白蛋白 34g/L,谷丙转氨酶 61U/L,谷草转氨酶 46U/L,谷氨酰转移酶 1008U/L,碱性磷酸酶 391U/L,总胆红素 29.2μmol/L,结合胆红素 20.2μmol/L。红细胞沉降率 60mm/h。C 反应蛋白 10.6mg/L。EBV-DNA(-)。患者谷氨酰转移酶和碱性磷酸酶持续升高,复查自身免疫性肝病相关抗体均为阴性。复查肠镜(图24-7)示:进镜抵达回肠末段 3cm,可见黏膜散在充血糜烂;回盲瓣变形,回盲部至距肛门 25cm 见黏膜充血、水肿,散在黏膜糜烂及出血点,血管纹理不清;距肛门 25cm 以下大肠黏膜光滑、色泽正常,血管纹理清晰。完善 CTE、MRCP 检查,并进行多学科会诊。

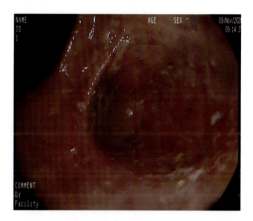

图 24-7 肠镜检查(2020 年 11 月)示:回盲瓣变形,回盲部至距肛门 25cm 见黏膜充血、水肿,散在黏膜糜烂及出血点,血管纹理不清

放射科多学科讨论意见

2019 年 4 月,CTE(图 24-8)示:肝内外胆管未见异常,乙状结肠近端肠壁不均匀增厚,范围较前略增大,部分肠壁较前增厚,管腔变窄,浆膜面欠光滑,增强扫描黏膜面呈明显强化,回肠末段肠壁增厚同前。要考虑克罗恩病或者炎症性肠病未定型,略呈节段性改变。

2020 年,CTE 检查可见肠道病变呈连续性分布,以升结肠为著,浆膜面毛糙,增强后可见稍高强化。此外,肝内胆管轻度增宽,左右肝管至胆总管壁

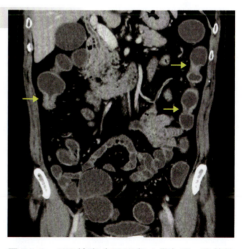

图 24-8 CTE 检查(2019 年 4 月)示:乙状结肠近端肠壁不均匀增厚,范围较前略增大,部分肠壁较前增厚,管腔变窄,浆膜面欠光滑,增强扫描黏膜面呈明显强化。升结肠、降结肠肠壁增厚(箭头所示)

稍厚，强化明显。MRCP（图24-9）可见肝内外胆管走行僵直，呈枯树枝样改变。以上特点支持原发性硬化性胆管炎诊断。

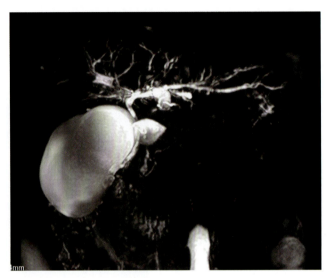

图24-9　MRCP：肝内外胆管走行僵直，呈枯树枝样改变

病理科多学科意见

该患者肠黏膜活检可见腺体不规则，大量炎症细胞浸润，淋巴组织增生，局灶可见隐窝炎，伴溃疡形成，病理表现符合炎症性肠病诊断。

血液科多学科意见

该患者反复化验，血常规中淋巴细胞升高，但两次骨髓穿刺见少量不典型淋巴细胞，免疫分析未见异常，暂不支持淋巴系统增殖性疾病，可排除淋巴瘤、急慢性白血病，无须特殊治疗。

消化科汇总多学科意见

该患者病史长，发病初期肠镜特点符合溃疡性结肠炎诊断，但多次复查肠镜显示直肠黏膜正常，且患者CTE可见小肠炎症改变，故诊断炎症性肠病未定型。随着疾病进展，患者逐渐表现出肝脏酶学指标升高，结合影像学特点，考虑为原发性硬化性胆管炎。溃疡性结肠炎合并原发性硬化性胆管炎常表现为右半结肠炎症较重，且直肠不受累，与该患者内镜下肠道特点相符。

最终诊断及后续治疗

最终诊断为溃疡性结肠炎合并原发性硬化性胆管炎。

治疗上，给予患者口服泼尼龙（5mg/d）、硫唑嘌呤（100mg/d）、沙利度胺片（25mg/d）、优思弗（250mg，日 3 次），监测肝功能，并告知患者未来有可能需要肝移植。末次随访时间为 2024 年 9 月，患者排便 2 次 / 日，无黏液及脓血。复查肝功能示：白蛋白 33.5g/L，谷丙转氨酶 67U/L，谷草转氨酶 95U/L，谷氨酰转移酶 481U/L，碱性磷酸酶 416U/L，总胆红素 28.5μmol/L，结合胆红素 16.4μmol/L。

总　结

原发性硬化性胆管炎（primary sclerosing cholangitis，PSC）是一种慢性胆汁淤积性肝病，其特征是胆管炎症和纤维化导致的胆管狭窄，最终可进展为肝硬化、肝衰竭。原发性硬化性胆管炎患者中合并炎症性肠病（inflammatory bowel disease，IBD）的比例高达 70% ～ 80%，其中 75% 以上为溃疡性结肠炎。相比之下，炎症性肠病患者中出现原发性硬化性胆管炎的非常少见，其中在溃疡性结肠炎患者中出现原发性硬化性胆管炎的有 0.8% ～ 5.6%，在克罗恩病患者中出现原发性硬化性胆管炎的有 0.4% ～ 6.4%。

PSC-IBD 的并发机制尚不清楚，可能与遗传、环境、免疫、胆汁酸代谢紊乱及肠道菌群失调等多种因素共同作用有关。原发性硬化性胆管炎合并溃疡性结肠炎的特征性肠镜表现有全结肠炎、右侧结肠炎症重于左侧、直肠豁免和倒灌性回肠炎等；此外，还有结直肠癌变高发。当原发性硬化性胆管炎合并克罗恩病时，肠道炎症以结肠为主，伴或不伴回肠末段受累，独立的回肠末段炎症或其他小肠炎症相对较少，狭窄和穿透型病变也少见。因此，当原发性硬化性胆管炎和炎症性肠病并存时，根据其肠道特点往往难以界定是溃疡性结肠炎还是克罗恩病。

原发性硬化性胆管炎的药物治疗主要是熊去氧胆酸（UDCA），自诊断起进展至死亡或需肝移植的中位时间为 12～18 年。有症状的原发性硬化性胆管炎患者随访 6 年后，有 41% 出现肝功能衰竭、胆管癌等。肝移植是终末期原发性硬化性胆管炎的唯一有效的治疗方法。有研究发现，年轻和合并溃疡性结肠炎是肝移植后复发以及不良预后的高危因素。此外，结肠切除可降低原发性硬化性胆管炎肝移植后复发的风险。肝移植后，炎症性肠病病情可能改善、恶化或不变，但结肠癌的发生风险仍逐渐增高，且有可能出现新发炎症性肠病。

本例患者发病初期肠黏膜特点支持溃疡性结肠炎诊断，但其直肠豁免和小肠受累并不是溃疡性结肠炎的特征性表现。随着疾病进展，患者出现肝脏淤胆指标异常，最终影像学确诊为原发性硬化性胆管炎。因此，对炎症性肠病患者，需密切监测肝功能，如出现肝酶异常，尤其是谷氨酰转移酶和碱性磷酸酶升高，需注意合并原发性硬化性胆管炎的可能；而对于原发性硬化性胆管炎患者，即使无肠道症状，也应常规进行肠镜检查和活检，以确认有无炎症性肠病。

参考文献

[1] 中华医学会肝病学分会，中华医学消化病学分会，中华医学会感染病学分会.原发性硬化性胆管炎诊断和治疗专家共识（2015）[J].中华传染病杂志，2016，34（8）：449-458.

[2] Ricciuto A, Kamath BM, Griffiths AM. The IBD and PSC phenotypes of PSC-IBD [J]. Curr Gastroenterol Rep, 2018, 20(4): 16.

[3] Lazaridis KN, LaRusso NF. Primary sclerosing cholangitis [J]. N Engl J Med, 2016, 375(12): 1161-1170.

[4] Fraga M, Fournier N, Safroneeva E, et al. Primary sclerosing cholangitis in the Swiss inflammatory bowel disease cohort study: prevalence, risk factors, and long-term follow-up [J]. Eur J Gastroenterol Hepatol, 2017, 29(1): 91-97.

[5] Halliday JS, Djordjevic J, Lust M, et al. A unique clinical phenotype of primary sclerosing cholangitis associated with Crohn's disease [J]. J Crohns Colitis, 2012, 6(2): 174-181.

[6] Yimam KK, Bowlus CL. Diagnosis and classification of primary sclerosing cholangitis [J]. Autoimmun Rev, 2014, 13(4-5): 445-450.

[7] Kingham JG, Kochar N, Gravenor MB. Incidence, clinical patterns, and outcomes of primary sclerosing cholangitis in South Wales, United Kingdom [J]. Gastroenterology, 2004, 126(7): 1929-1930.

[8] Ravikumar R, Tsochatzis E, Jose S, et al. Risk factors for recurrent primary sclerosing cholangitis after liver transplantation [J]. J Hepatol, 2015, 63(5): 1139-1146.

[9] Singh S, Loftus EV Jr, Talwalkar JA. Inflammatory bowel disease after liver transplantation for primary sclerosing cholangitis [J]. Am J Gastroenterol, 2013, 108(9): 1417-1425.

中国医科大学附属盛京医院

李　卉　田　丰

Case 25

缺血性肠病病例多学科讨论

患者，男性，46 岁，因"腹泻 7 个月，黏液便 2 个月"于 2024 年 5 月入院。

2023 年 10 月，患者受凉后出现腹泻，解稀水便，10 余次 / 日，总量 1000 ~ 1500mL/d，进食后加重，无黏液脓血。粪便隐血试验（＋），粪便白细胞、红细胞、粪便细菌培养（－）。血常规、肝肾功能、炎症指标正常，ANA、ANCA（－）。结肠镜检查：距肛门 50cm 以下黏膜弥漫性粗糙、水肿。病理：（直肠、乙状结肠）灶状淋巴细胞及浆细胞浸润。予抗感染、对症治疗，效果欠佳。

2024 年 3 月，患者腹泻逐渐好转，可解成形便，但解黏液便增加，10 余次 / 日，10 ~ 20mL/ 次，伴肛门坠胀、里急后重。粪便常规示红细胞 30/HPF，白细胞 8/HPF。C 反应蛋白、红细胞沉降率、D- 二聚体（－）。腹盆增强 CT：直肠、乙状结肠、降结肠肠壁弥漫性增厚。复查结肠镜：降结肠至直肠黏膜充血、水肿，降结肠系膜对侧水肿明显，系膜侧黏膜光滑。病理：（乙状结肠）黏膜慢性炎，伴糜烂，伴小血管扩张、充血，符合缺血性改变。腹部血管超声：肠系膜上静脉未见明确血流。予抗感染治疗 2 周，黏液便无明显好转，后加用美沙拉秦栓（0.5g，qn）置肛，夜间黏液便次数减少。近半个月，患者食欲明显减低，体重下降 12kg（75kg → 63kg）。

▶ 既往史

2017 年，诊断为膜性肾病、肾病综合征、肠系膜静脉血栓，曾予抗凝治疗 2 个月，服用他克莫司至 2019 年停用。

▶ 体格检查

生命体征平稳，心肺无殊。腹软，上腹部轻压痛，无反跳痛，肠鸣音 4 ~

6 次 / 分。

▶ **辅助检查**

血常规、肝肾功能正常，D- 二聚体 1.75mg/L FEU，超敏 C 反应蛋白 4mg/L，血清抗 PLA2R 抗体（—），24 小时尿蛋白定量在正常范围。

腹主动脉 CTA（图 25-1A ～ D）示：未见肠系膜上静脉、下静脉主干显影；肠系膜上静脉走行周围及腹腔内多发增粗迂曲侧支血管形成，结肠周围系膜血管迂曲增多。结肠镜（图 25-1E）示：结肠脾曲以下降结肠、乙状结肠、直肠环周弥漫性充血肿胀、散在溃疡，符合缺血性病变。病理：降结肠慢性炎症，灶性血管扩张，不除外脉管阻塞或缺血。

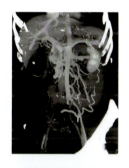
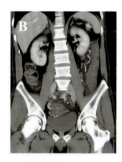
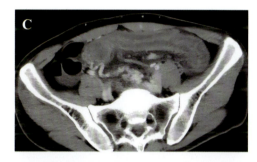
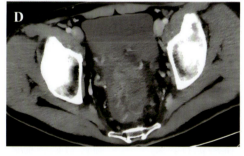
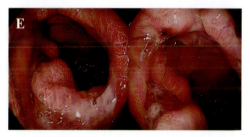

图 25-1　腹主动脉 CTA 及结肠镜检查。图 A：肠系膜上静脉主干闭塞，其走向区域多发侧支循环形成；降结肠（图 B）、乙状结肠（图 C）、直肠（图 D）肠壁弥漫性增厚、分层强化，部分黏膜强化减低；图 E：结肠镜下肠壁弥漫性充血肿胀，溃疡形成

结合患者病史、影像学及内镜表现，考虑诊断缺血性肠病，肠系膜上静脉、下静脉均闭塞（血栓形成可能性大），肠系膜上静脉回流区域侧支循环丰富，肠系膜下静脉回流区域即脾曲以远降结肠、乙状结肠及直肠缺血改变。2024 年 5 月 16 日，加用低分子量肝素（6000U，qd）抗凝，出现便血；5 月 19 日停用。经肠内营养支持、美沙拉秦抗炎治疗后，黏液便部分好转，患者出院随诊。

影像科多学科讨论意见

2024 年 5 月 11 日，腹主动脉 CTA 检查情况如下。①肠壁方面：降结肠、乙状结肠、直肠肠壁弥漫性模糊增厚，强化减低。②静脉方面：肠系膜上静脉显影欠清晰，肠系膜上静脉走行周围及腹腔内多发增粗迂曲侧支血管形成，结肠周围系膜血管迂曲增多；肠系膜下静脉主干未见明确显影。③动脉方面：腹主动脉及其分支充盈均匀，管壁未见明显钙化及非钙化斑块，管壁未见明显增厚，管腔未见明显狭窄及闭塞性病变。综上，从影像学角度，考虑患者肠系膜上静脉、下静脉闭塞，肠系膜上静脉回流区域多发侧支循环形成，肠系膜下静脉回流区域肠管符合缺血改变。

病理科多学科讨论意见

结肠镜下活检病理可见乙状结肠黏膜慢性炎症及轻度活动性炎症，小血管扩张，管壁略增厚；病变提示左侧结肠慢性炎症，灶性血管扩张，不除外脉管堵塞或缺血。

血管外科多学科讨论意见

结合临床表现及影像学检查，患者肠系膜上、下静脉闭塞明确，肠系膜上静脉回流区域因侧支循环丰富暂无缺血性病变，肠系膜下静脉回流区域（包括降结肠、乙状结肠及直肠）发生缺血性病变。

治疗从以下几个方面考虑和分析。①抗凝治疗：结合患者膜性肾病、肠系膜静脉血栓病史，考虑闭塞原因为血栓的可能性大，但目前无新鲜血栓证据，血栓处于慢性期，抗凝获益降低；此外，患者腹盆腔内多发迂曲扩张静脉丛，抗凝再发出血的风险高。可暂不予抗凝治疗。②介入治疗：对于慢性血栓，介入治疗（如球囊扩张或支架置入）可能改善局部血流，但肠系膜静脉介入治疗暂无有效入路，可行性欠佳。③外科手术：无肠系膜静脉闭塞手术指征，需基本外科评估缺血性肠病手术指征。

基本外科多学科讨论意见

结合临床表现、影像学及肠镜检查结果，患者缺血性肠病诊断明确，病变位于降结肠、乙状结肠及直肠。该患者肠道病变存在手术指征，但症状主要表现为黏液便，暂无急诊手术指征。结合患者本人及家属意愿，可尝试保守治疗，监测腹部症状、体征变化，如有肠道缺血加重、肠坏死、出血等表现，可再次评估手术治疗。

诊治经过

2024 年 5 月 22 日，患者突发大量便鲜血，约 1000mL，伴晕厥，查血红蛋白 116g/L → 77g/L，考虑缺血性肠病、消化道出血。遂急诊行左半结肠及直肠切除术、横结肠造口术，过程顺利。

术后病理

肠系膜血管内见血栓形成；结直肠黏膜慢性炎症及活动性炎症，伴多发溃疡，黏膜下层血管增生。

最终诊断

①缺血性肠病；②肠系膜下静脉血栓形成；③肠系膜上静脉血栓形成；④肠系膜上静脉回流区域侧支循环形成；⑤膜性肾病史。

总　结

该患者既往患膜性肾病，有肠系膜静脉血栓形成史，抗凝治疗不充分。本次病程主要分为两个阶段。第一阶段表现为受凉后腹泻，症状呈自限性趋势，不除外一过性感染或刺激因素所致，但腹泻致肠蠕动加快，可加重缺血损伤。第二阶段以黏液便为主要表现，结肠镜检查提示降结肠、乙状结肠、直肠肠壁黏膜充血肿胀；CT 检查提示肠系膜上、下静脉闭塞，肠系膜上静脉周围多发侧支循环，降结肠、乙状结肠、直肠肠壁明显增厚，符合肠系膜下静脉回流区域缺血改变。考虑患者肠系膜静脉血栓继发缺血性肠病相对明确，病变主要集中在肠系膜下静脉回流的左半结肠。患者肠系膜上静脉血栓未规范抗凝，病程较长，静脉狭窄闭塞，多发侧支循环形成。再次尝试抗凝治疗后出现便血，遂停用。后经肠内营养支持、美沙拉秦抗炎等保守治疗后，症状有所好转。但随访过程中出现消化道大出血，行左半结肠及直肠切除术。术后病理可见肠系膜血管内血栓形成。结合患者既往史、临床表现、影像学及病理检查结果，考虑患者缺血性肠病、肠系膜静脉血栓形成诊断明确。

肠系膜静脉血栓形成导致对应节段肠壁充血、水肿、出血、缺血、坏死，是一类凶险的缺血性肠病，根据病程可分为急性、亚急性及慢性。肠系膜静脉血栓形成在住院患者的发生率为 $1/15000 \sim 1/5000$，占全部肠系膜缺血的 $6\% \sim 28\%$，其中以急性、亚急性常见。慢性肠系膜静脉血栓形成因多数无临床症状，故临床漏诊率高。增强CT是肠系膜静脉血栓形成首选的影像学检查方法。此外，还需鉴别导致静脉血栓的基础病因，如先天性或获得性易栓症等因素。在治疗方面，抗凝治疗是肠系膜静脉血栓形成的首要治疗方法，小样本队列研究提示抗凝治疗可使部分慢性肠系膜静脉血栓形成患者获益。介入下溶栓、取栓以及外科手术治疗也是部分患者的治疗选择，在充分保守治疗后症状无法控制，或发生出血、穿孔、狭窄等并发症时，需要外科手术干预。

参考文献

[1] Russell CE, Wadhera RK, Piazza G. Mesenteric venous thrombosis[J]. Circulation, 2015, 131: 1599-1603.

北京协和医院

周玉平　陈　洋

Case 26

克罗恩病合并强直性脊柱炎病例多学科讨论

消化科病史汇报

患者，女性，53岁，因"反复腹泻30余年，加重半个月"于2023年7月至上海交通大学医学院附属瑞金医院消化科就诊。

▶ **现病史**

30余年前，患者在无明显诱因下出现腹泻，2～3次/日，多不成形，带少量黏液，时有里急后重感，偶有腹痛、腹胀，排便后缓解，进食油腻食物后加重，清淡饮食可缓解。20余年前，患者因腹泻症状反复，于当地医院就诊，行肠镜检查，确诊为结肠溃疡，当地医院予美沙拉秦口服治疗，症状较前稍有缓解。2021年，患者症状再次加重，每日腹泻七八次，带黏液，无脓血黑便、鲜血便等。2023年6月20日，于当地医院就诊，肠镜检查示：回肠末段、直肠病变。病理示：（回肠末段）黏膜呈中度慢性活动性炎伴糜烂；（直肠）黏膜呈中度慢性炎，间质淋巴组织增生。胃镜示：慢性萎缩性胃炎伴糜烂，十二指肠霜斑样溃疡。病理示：（胃窦）中度慢性浅表性胃炎伴糜烂。

▶ **既往史和个人史**

追问病史：20余年前，患者确诊为强直性脊柱炎，接受重组人Ⅱ型肿瘤坏死因子受体抗体融合蛋白（1支，biw）治疗，后逐渐减量。患者有高血压病史4年余，服用硝苯地平，血压控制可；干眼症病史2年余，用玻璃酸钠滴眼液及普拉洛芬滴眼液改善症状。

手术史：2011年，乳腺结节手术史；2018年，肛周脓肿手术史、肛瘘手术史。

个人史：否认吸烟、饮酒史。

婚育史：已婚已育，育有1女，体健。

家族史：否认家族相关自身免疫性疾病病史。

▶ 体格检查

体温 36.6℃，脉搏 80 次 / 分，呼吸 16 次 / 分，血压 130/80mmHg。神清，精神差，对答切题，查体合作。颈软，全身皮肤黏膜、巩膜无黄染，无瘀点、瘀斑。双肺呼吸音清。心律齐，各瓣膜区未及病理性杂音。腹软，全腹无压痛、反跳痛，无肝区叩击痛，无肾区叩击痛，墨菲征（－），移动性浊音（－）。双下肢无明显水肿，四肢肌力正常，生理反射存在，病理反射未引出。

▶ 实验室检查

血常规、肝肾功能、电解质、DIC 全套均未见明显异常。免疫指标：抗核抗体（＋）；ANA 主要核型为核颗粒型，主要核型强度 1∶160；HLA-B27（－），余自身免疫指标未见异常。炎症感染指标：肝素结合蛋白 32.10ng/mL（↑），余 CRP、SAA、PCT、ESR、IL 家族等未见异常。粪便钙卫蛋白 26.9μg/g（↑）。病原学：细小病毒 B_{19} IgM 抗体 1.8（↑）；乙肝病毒、丙肝病毒、艾滋病毒、梅毒螺旋体、结核分枝杆菌均为（－）；艰难梭菌（－）；CMV-IgM、EBV-IgM 均为（－），CMV-IgG、EBV-IgG 均为（＋）。肿瘤标志物：神经元特异性烯醇化酶 33.40ng/mL（↑），CA724 16.60ng/mL（↑），余未见异常。脂肪代谢、甲状腺功能等内分泌代谢指标未见明显异常。

放射科多学科讨论意见

2023 年 7 月 12 日，患者小肠 CT 检查（图 26-1）提示：回肠下段、回肠末段多发溃疡；肠腔病灶呈多节段偏心性改变，提示克罗恩病可能性大。

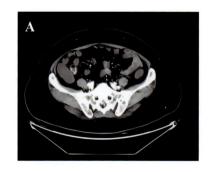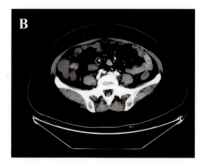

图 26-1　小肠 CT 检查（2023 年 7 月 12 日）。图 A：小肠 CT 可见回肠下段溃疡；图 B：小肠 CT 可见回肠末段溃疡

2023 年 8 月，患者骶髂关节 CT（图 26-2）提示：骶髂关节融合，骨质破坏表现，考虑为强直性脊柱炎。

风湿免疫科多学科讨论意见

结合骶髂关节 CT 提示骶髂关节融合、骨质破坏，抗核抗体（＋），ANA 主要核型为核颗粒型，主要核型强度 1 ∶ 160；HLA-B27（－），考虑 HLA-B27 阴性强直性脊柱炎。

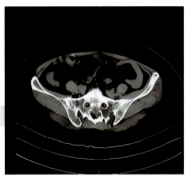

图 26-2　骶髂关节 CT 提示：双侧骶髂关节融合、骨质破坏

消化科多学科讨论意见

结合小肠 CT 结果，患者当前尚需完善小肠镜检查。2023 年 8 月，小肠镜检查（图 26-3）示：回盲瓣形态异常，回肠多发跳跃性纵形溃疡，考虑克罗恩病。

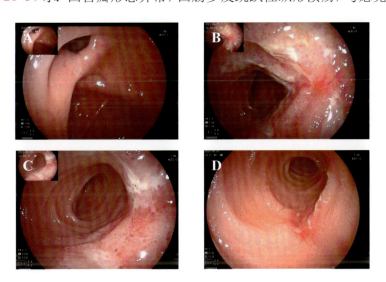

图 26-3　小肠镜检查（2023 年 8 月）。图 A：回盲瓣形态异常，见浅溃疡形成，伴凹陷。图 B ～ D：可见回肠多发跳跃性纵形溃疡形成

2023 年 8 月，病理检查示：回肠可见小肠绒毛结构，绒毛充血、水肿，腺体形态尚规则，间质充血、水肿，伴大量淋巴细胞、浆细胞及中性粒细胞浸润，符合小肠急慢性炎症病理改变。

诊断、治疗及预后

诊断：①克罗恩病；②强直性脊柱炎；③干眼症；④糜烂性胃炎；⑤高血压1级（中危）。

予阿达木单抗，每2周1次，皮下注射治疗。经治疗，患者腹泻症状及腰痛症状均缓解，腹泻平均2～3次/日，偶可见成形大便。

出院半年后，2024年3月19日小肠镜复查（图26-4）示溃疡愈合，患者恢复良好。

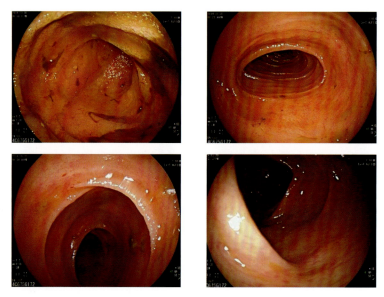

图26-4　小肠镜示回肠中下段未见溃疡、糜烂，提示黏膜愈合

讨　论

炎症性肠病（inflammatory bowel disease，IBD）是一种全身性疾病，主要累及胃肠道，在许多患者的肠外器官也有所表现，可累及皮肤、口腔、骨骼、肌肉、眼、肝胆、血液等多个器官和系统。肠外表现的发生率高达47%，约24%的炎症性肠病患者在胃肠道症状之前有肠外表现。

脊柱关节炎（spondyloarthritis，SpA）主要包括强直性脊柱炎（ankylosing spondylitis，AS）、银屑病关节炎、反应性关节炎、炎症性肠病相关脊柱关节炎（IBD-SpA）、幼年型脊柱关节炎和未分化脊柱关节炎等。IBD-SpA是指脊柱关节炎和炎症性肠病的共患病状态，两者之间相关联的致病机制尚不明确，关节症状可能出现在炎症性肠病诊断前或诊断后，炎症性肠病患者脊柱关节炎的发病率在6%～62%不等，在克罗恩病患者更为多见，且发病率随着年龄的增长而降低。IBD-SpA主要表现为外周型关节炎，常累及单个大关节，关节受累数一般少于5个，且一般不引起关节畸形。而强直性脊柱炎属于中轴型关节炎，病变累及全脊柱，影像学检查可见关节炎、骨质破坏、关节融合等表现。本例患者最终被诊断为炎症性肠病相关性强直性脊柱炎。

HLA-B27在90%以上的强直性脊柱炎患者中表现为阳性；而在合并炎症性肠病的患者中，HLA-B27的阳性率明显降低（50%～70%）。50%以上的克罗恩病患者在影像学上存在轴型关节炎表现，症状型患者占比约为8%；对于伴有背部疼痛的炎症性肠病患者，需考虑完善影像学检查，以评估脊柱关节炎的可能性。

脊柱关节炎和炎症性肠病存在潜在的共同致病机制，两者在治疗方式上具有一定的相似性，但各种治疗手段的安全性和有效性仍存在差异。非甾体抗炎药常用于缓解脊柱关节炎患者的症状，但应避免用于炎症性肠病尤其是活动期患者。治疗脊柱关节炎的传统药物有甲氨蝶呤和柳氮磺吡啶，两者对外周型脊柱关节炎有一定疗效，但对中轴型脊柱关节炎无效。类固醇药物对炎症性肠病有一定疗效，但对中轴型脊柱关节炎无效。目前，抗TNF单抗仍是治疗IBD-SpA的最有效药物，英夫利昔单抗和阿达木单抗在国内外均已被批准用于治疗炎症性肠病和脊柱关节炎。本例患者在接受阿达木单抗治疗后，症状即明显好转。乌司奴单抗是一种抗IL-12和IL-23的单克隆抗体，已被证明可以有效治疗炎症性肠病相关的外周型关节炎，但对于中轴型关节炎无效。托法替尼是JAK1和JAK3的抑制剂，被批准用于治疗中重度溃疡性结肠炎及脊柱关节炎。乌帕替尼为JAK1的选择性抑制剂，在美国已被用于治疗中重度类风湿关节炎，且对溃疡性结肠炎和克罗恩病均有较好的疗效。对于溃疡性结肠炎患者，手术切除病变肠段可缓解外周型关节炎，但中轴型关节炎未见明显好转；对于克罗恩病患者，切除病变肠段也无法有效延缓脊柱关节炎进展。

参考文献

[1] Kilic Y, Kamal S, Jaffar F, et al. Prevalence of extraintestinal manifestations in inflammatory bowel disease: a systematic review and meta-analysis [J]. Inflamm Bowel Dis, 2024, 30(2): 230-239.

[2] Carubbi F, Alunno A, Viscido A, et al. SpA plus IBD or IBD plus SpA: does commutative property apply? [J]. Autoimmun Rev, 2023, 22(10): 103443.

[3] Karreman MC, Luime JJ, Hazes JMW, et al. The Prevalence and incidence of axial and peripheral spondyloarthritis in inflammatory bowel disease: a systematic review and meta-analysis [J]. J Crohns Colitis, 2017, 11(5): 631-642.

[4] Fragoulis GE, Liava C, Daoussis D, et al. Inflammatory bowel diseases and spondyloarthropathies: from pathogenesis to treatment [J]. World J Gastroenterol, 2019, 25(18): 2162-2176.

[5] Rogler G, Singh A, Kavanaugh A, et al. Extraintestinal manifestations of inflammatory bowel disease: current concepts, treatment, and implications for Disease Management [J]. Gastroenterol, 2021, 161(4): 1118-1132.

太仓市娄江新城医院（上海交通大学医学院附属瑞金医院太仓分院）

龚淞楠

上海交通大学医学院附属瑞金医院

顾于蓓

Case 27

接受粪菌移植后出现直肠阴道瘘的溃疡性结肠炎病例多学科讨论

消化科病史汇报

患者，女性，43岁，因"间断排黏液脓血便14年，加重2周"入院。

患者于2010年开始排不成形便，4～5次/日，偶有黏液，无便血，无腹痛。当地医院行肠镜检查，结果示溃疡性结肠炎，予美沙拉秦口服及灌肠治疗。症状缓解后，患者开始间断应用美沙拉秦治疗，病情反复发作。

2022年11月，患者症状加重，排黏液脓血便（频次＞10次/日），伴腹痛。当地医院行结肠镜检查，结果示回肠末段散在片状糜烂，盲肠、直肠、结肠黏膜粗糙、充血，并见活动性出血，黏膜呈颗粒样改变，散在多发片状溃疡，底覆白苔。予维得利珠单抗治疗后，症状缓解；至第5次用药后，病情反复发作；末次用药时间为2023年9月，累计用药6次。后患者自行应用艾灸等治疗，症状控制不佳。

2024年6月3日，患者于当地医院接受菌群移植治疗。6月10日，患者出现发热，体温最高39℃，伴左下腹痛、便血、肛周疼痛、阴道流液，可见粪渣，至当地医院就诊，诊断为"炎症性肠病，直肠阴道瘘"。予抗感染等治疗后，症状缓解，排稀便4～5次/日，伴里急后重，偶有便鲜血。遂转入中国医科大学附属盛京医院消化科。

▶ 体格检查

腹部平坦，未见胃肠型和蠕动波，腹软，全腹无压痛、反跳痛及肌紧张。患者发病以来无口腔溃疡，无周身关节痛，无结节性红斑，无腹部包块，无肛周疾病，小便正常，饮食及睡眠欠佳，近期体重无明显下降。

▶ **实验室检查**

血常规：白细胞计数 13.8×10^9/L，中性粒细胞百分率 73.6%，血红蛋白 89g/L，平均红细胞体积 74fL，血小板计数 527×10^9/L。肝功能：总蛋白 62.9g/L，白蛋白 27.2g/L。红细胞沉降率 87mm/h。C 反应蛋白 21.9mg/L。余抗核抗体、免疫球蛋白、肿瘤标志物、T-SPOT 等指标均正常。

▶ **辅助检查**

结肠镜检查（图 27-1）：进镜抵达回肠末段 3cm，散在斑片状糜烂及浅溃疡；升结肠至盲肠散在瘢痕样改变，黏膜粗糙不平，横结肠以下所见黏膜充血、水肿，血管纹理不清，密布片状溃疡，散在息肉样增生不平。

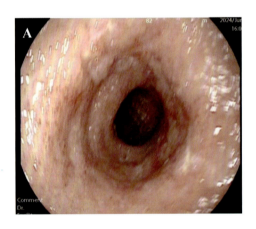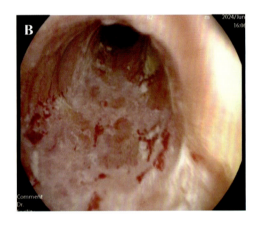

图 27-1 结肠镜检查。图 A：升结肠至盲肠散在瘢痕样改变，黏膜粗糙不平；图 B：横结肠见黏膜充血、水肿，血管纹理不清，密布片状溃疡，散在息肉样增生不平

放射科多学科讨论意见

CTE 检查（图 27-2）可见结肠、直肠肠壁弥漫性增厚水肿，以左半结肠及直肠为著，密度不均，边缘毛糙，增强后可见分层强化，肠周血管增多，可见多发稍大淋巴结。直肠 MRI（图 27-3）可见从肛管内侧到阴道壁背侧的连续高信号区域，符合直肠阴道瘘的特点。

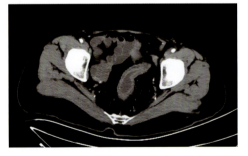

图 27-2 腹部增强 CT：结肠、直肠肠壁弥漫性增厚水肿，以左半结肠及直肠为著，密度不均，边缘毛糙，增强后可见分层强化，肠周血管增多，可见多发稍大淋巴结

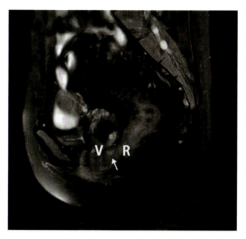

图 27-3　直肠 MRI（T$_2$WI）：从肛管内侧到阴道壁背侧的连续高信号区域。V：阴道；R：直肠

病理科多学科讨论意见

肠黏膜活检可见炎症细胞浸润，未见隐窝改变。

妇科多学科讨论意见

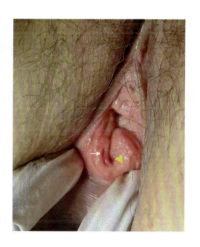

该患者近 2 周出现阴道排粪样液体。妇科检查（图 27-4）：阴道左侧壁距阴道口处女膜缘上方约 2cm 处可见直径 0.5cm 的瘘口，无液体流出，阴道外口 7 点钟处阴道壁黏膜局部缺损，范围约为 1.5cm×1.0cm，配合肛诊检查，未形成瘘道。建议患者继续抗感染治疗联合生物制剂治疗，如瘘口持续存在或症状加重，可考虑手术治疗。

图 27-4　阴道左侧壁距阴道口处女膜缘上方约 2cm 处可见直径 0.5cm 的瘘口（黄色三角所示），阴道外口 7 点钟处阴道壁黏膜局部缺损，范围约为 1.5cm×1.0cm（白色箭头所示）

消化科多学科讨论意见

结合患者病史及肠镜特点，溃疡性结肠炎诊断成立。患者在接受粪菌移植治疗后出现直肠阴道瘘。

直肠阴道瘘多见于克罗恩病患者，较少见于溃疡性结肠炎患者。该患者直肠阴道瘘的形成考虑与直肠炎症严重、继发感染有关。

最终诊断及后续治疗

最终诊断为溃疡性结肠炎合并直肠阴道瘘。予以抗感染、对症支持治疗，患者阴道流液症状缓解，予英夫利昔单抗诱导并维持治疗。

总 结

直肠阴道瘘是指直肠与阴道之间形成了一个异常的通道，导致粪便或气体从阴道排出。其形成的原因包括产科损伤、隐匿性腺脓肿、外伤、放射治疗、手术并发症或炎症性肠病等。在炎症性肠病患者中，克罗恩病患者发生直肠阴道瘘的情况比溃疡性结肠炎患者更为常见。据文献报道，克罗恩病患者合并直肠阴道瘘的发生率为10%，而溃疡性结肠炎患者合并直肠阴道瘘的发生率仅为0.5%～2.2%。炎症性肠病合并直肠阴道瘘可导致大便失禁，复发性阴道或尿路感染，阴道、会阴或肛门周围的皮肤出现刺激或炎症，以及瘘管复发等，严重影响患者的生活质量。针对直肠阴道瘘的特点，如瘘管的大小、位置，括约肌功能和病因，可采用多种治疗技术，如松解引流挂线、直接手术修复、瘘管切开术、纤维蛋白胶滴注、直肠内或阴道推进皮瓣、腹部结肠直肠或结肠肛门吻合术，以及肠管成形术等。炎症性肠病患者由于直肠炎症反复发作，所以局部手术治疗的成功率通常很低。研究发现，英夫利昔单抗对溃疡性结肠炎患者回肠袋肛门吻合术后合并直肠阴道瘘有一定的疗效，有文献报道成功率为54%。

直肠阴道瘘虽多见于克罗恩病患者，但重症溃疡性结肠炎患者亦可出现透壁性炎症。本例患者溃疡性结肠炎诊断明确，未予系统治疗，导致疾病控制不佳、肠道黏膜炎症严重。患者在接受粪菌移植治疗后出现直肠阴道瘘，故考虑直肠阴道瘘的形成与肠道炎症严重以及合并感染有关。因此，对于重症溃疡性结肠炎患者，积极控制肠道炎症是至关重要的。

参考文献

[1]　Zinicola R, Nicholls RJ. Restorative proctocolectomy in patients with ulcerative colitis having a recto-vaginal fistula [J]. Colorectal Dis, 2004, 6(4): 261-264.

[2]　Edwards FC, Truelove SC. The course and prognosis of ulcerative colitis. Iii. complications [J]. Gut, 1964, 5: 1-22.

[3]　Pye PK, Dada T, Duthie G, et al. Surgisistrade mark mesh: a novel approach to repair of a recurrent rectovaginal fistula [J]. Dis Colon Rectum, 2004, 47(9): 1554-1556.

[4]　Zhu YF, Tao GQ, Zhou N, et al. Current treatment of rectovaginal fistula in Crohn's disease [J]. World J Gastroenterol, 2011, 17(8): 963-967.

[5]　Froines EJ, Palmer DL. Surgical therapy for rectovaginal fistulas in ulcerative colitis [J]. Dis Colon Rectum, 1991, 34(10): 925-930.

[6]　Viscido A, Habib FI, Kohn A, et al. Infliximab in refractory pouchitis complicated by fistulae following ileo-anal pouch for ulcerative colitis [J]. Aliment Pharmacol Ther, 2003, 17(10): 1263-1271.

[7]　Haveran LA, Sehgal R, Poritz LS, et al. Infliximab and/or azathioprine in the treatment of Crohn's disease-like complications after IPAA [J]. Dis Colon Rectum, 2011, 54(1): 15-20.

中国医科大学附属盛京医院

李　卉　田　丰

Case 28

合并直肠阴道瘘的溃疡性结肠炎外科治疗病例多学科讨论

消化科病史汇报

患者，女性，17岁，因"反复腹痛、腹泻5年"就诊。

5年前（2018年），患者在无明显诱因下出现腹泻，3～6次/日，伴下腹部绞痛，便后好转。2018年10月，患者腹泻加重，10余次/日，解糊状便，表面可见黏液，至当地医院就诊。腹部CT检查提示：直肠、乙状结肠、降结肠、横结肠左侧肠壁弥漫性增厚。肠镜检查提示：距肛门40cm以下降结肠、乙状结肠、直肠黏膜弥漫性充血、水肿、糜烂及溃疡形成，可见纵形溃疡。肠镜病理检查提示：慢性活动性炎症，可见隐窝脓肿，考虑克罗恩病可能。2018年10月23日，给予英夫利昔单抗200mg治疗，次日出现发热，体温最高40℃，炎症指标升高，遂予以头孢菌素类、亚胺培南西司他丁钠等抗感染治疗，然患者仍反复发热。遂转诊至浙江大学医学院附属邵逸夫医院治疗。入院后，结合患者症状、影像学资料、肠镜及外院病理会诊，经过多学科讨论，考虑溃疡性结肠炎，由于合并感染，继续予以抗感染治疗。住院期间，患者出现便血加重，肠镜检查提示溃疡性结肠炎重症活动期表现，告知进一步治疗方案：①在抗感染的基础上应用激素冲击治疗；②手术治疗。患者选择激素治疗，经氢化可的松琥珀酸钠注射剂（0.1g q6h）治疗后，症状逐渐改善。但出院后，患者仍有间断性发热、腹泻，在外院相继使用英夫利昔单抗、阿达木单抗、硫唑嘌呤、美沙拉秦等药物治疗，效果欠佳。于2023年7月28日，再次至浙江大学医学院附属邵逸夫医院治疗。

▶ 既往史

直肠阴道瘘病史；2018年7月，在外院行阴道瘘修补术；幼年关节炎病史。

▶ **体格检查**

体温 39.4℃，脉搏 111 次 / 分，呼吸 20 次 / 分，血压 105/63mmHg。神志清，精神可，口唇无发绀，巩膜稍黄染。双肺呼吸音稍粗，无明显干湿啰音。心律齐，心率快，各瓣膜听诊区未及明显病理性杂音。腹平软，肠鸣音活跃，全腹部按压后不适，无明显包块及反跳痛，肝脾肋下未及。双下肢轻度水肿，病理征未引出。

▶ **实验室检查**

白细胞计数 5.6×10^9/L，中性粒细胞百分率 51%，血红蛋白 10.5g/L，血小板计数 317×10^9/L，白蛋白 37.3g/L，C 反应蛋白 1.4mg/L，红细胞沉降率 27mm/h，大便潜血（＋），粪便钙卫蛋白＜ 15μg/g。

放射科多学科讨论意见

2023 年 7 月 31 日，肠道 CT 检查（图 28-1）显示：可见直肠、乙状结肠及部分降结肠肠壁增厚，周围肠系膜血管纹理增多伴淋巴结稍饱满。整体肠道 CT 检查结果符合溃疡性结肠炎炎症活动期表现。

2023 年 8 月 1 日，肛管 MRI 检查（图 28-2）显示：肛管齿状线上缘 12 点钟方向可见长 T_2 条片影走行于内外括约肌之间，瘘管向前下方开口于左侧阴道壁。考虑直肠阴道瘘。

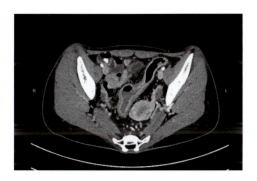

图 28-1　肠道 CT：乙状结肠肠壁增厚、强化

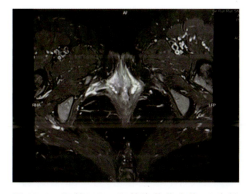

图 28-2　肛管 MRI：肛管齿状线上缘 12 点钟方向可见长 T_2 条片影走行于内外括约肌之间，瘘管向前下方开口于左侧阴道壁

消化科多学科讨论意见

2023 年 8 月 1 日，复查肠镜（图 28-3）提示：距肛门 40cm 以下结肠僵硬呈铅管样改变，其中距离肛门 20 ～ 40cm 处散在瘢痕及息肉，黏膜散在充血红斑，距离肛门 20cm 至肛门黏膜粗糙呈颗粒状，散在表浅溃疡，黏膜质脆，接触性出血，血管纹理消失，其中近肛门可见狭窄，经手指扩张后内镜可进入。Mayo 评分 2 ～ 3 分。

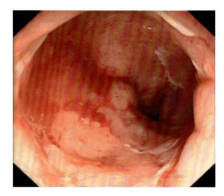

图 28-3　结肠镜检查：距离肛门 20cm 至肛门黏膜粗糙呈颗粒状，散在表浅溃疡，黏膜质脆，接触性出血，血管纹理消失

考虑既往阿达木单抗治疗效果不佳，建议给予以下方案：①硫唑嘌呤；②激素＋免疫抑制剂；③乌帕替尼治疗；④手术治疗。患者选择乌帕替尼治疗，于 2023 年 8 月 3 日起口服乌帕替尼（45mg/d），辅以美沙拉秦栓塞肛治疗。

最终诊断

溃疡性结肠炎（中度活动期）；直肠阴道瘘。

后续治疗

1 周后，患者再次出现发热，停用乌帕替尼，于当地医院接受抗感染、退热等对症治疗后，仍有反复发热、腹泻，并出现左侧膝关节肿胀，活动受限；2023 年 8 月 27 日，再次至邵逸夫医院就诊，加用激素、硫唑嘌呤、环孢菌素、万古霉素等药物治疗，症状仍无法得到有效控制。2023 年 9 月 1 日，复查肠镜（图 28-4）示：距离肛门 30cm 至肛门黏膜弥漫粗糙呈颗粒样，弥漫纤维素渗出及糜烂，散在少许浅凹溃疡，自发性及接触性出血，黏膜血管纹理消失。内镜诊断：溃疡性结肠炎，Mayo 评分 3 分。

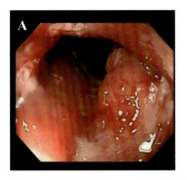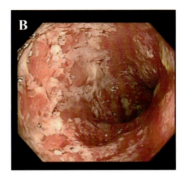

图 28-4　复查肠镜，示距离肛门 30cm 至肛门黏膜弥漫粗糙呈颗粒样，弥漫纤维素渗出及糜烂，散在少许浅凹溃疡，自发性及接触性出血，黏膜血管纹理消失。图 A：直肠；图 B：乙状结肠

外科多学科讨论意见及治疗

　　患者于 2023 年 8 月 27 日第 3 次入邵逸夫医院，诊断重症溃疡性结肠炎，既往已经使用多种药物治疗，效果欠佳，具有手术处理指征，建议手术治疗。

　　2023 年 9 月 13 日，行腹腔镜次全结肠切除＋直肠阴道瘘挂线。术中见大肠肠管充血、水肿，肠壁增厚，系膜挛缩，以横结肠、降结肠为剧。回盲部结构尚清，无明显充血、水肿。自回盲部开始切除大部结肠，远端切除至乙状结肠、直肠交界处，直肠残端吊于下腹壁，探查余肠管未见明显异常。直肠阴道瘘予以挂线处理。剖视手术标本（图 28-5），见肠黏膜水肿、充血、糜烂，肠壁增厚，病变以横结肠及降结肠为主。

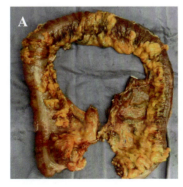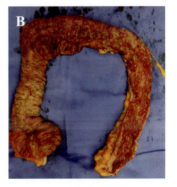

图 28-5　手术标本。图 A：次全结肠切除标本；图 B：剖视肠腔。肠黏膜水肿、充血、糜烂，肠壁增厚，病变以横结肠及降结肠为主

病理科多学科讨论意见

送检病变结肠切除标本，小肠长 1.5cm，大肠长 45cm，黏膜面见鹅卵石样隆起；光镜示黏膜炎症以大肠黏膜层及黏膜肌下方为著，局灶可见全壁炎症，隐窝弥漫扭曲，部分黏膜表面呈绒毛状改变，部分上皮脱落缺失；黏膜内见大量淋巴细胞、浆细胞浸润，伴基底部浆细胞增多，黏膜活动性炎症伴隐窝脓肿形成。典型镜下表现如图 28-6 所示。

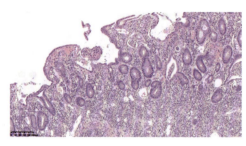

肠旁淋巴结 13 枚，呈反应性增生。上切缘未见明显异常，下切缘见慢性结肠炎改变。结论：（病变结肠）切除标本符合溃疡性结肠炎。

2024 年 1 月 8 日，行残余直肠切除＋回肠储袋肛管吻合＋回肠保护性造口＋阴道瘘修补术。患者取折刀位，经肛探查可见齿状线上方 1cm 有一直

图 28-6　活动性慢性结肠炎，见大量隐窝脓肿，表面上皮不规则呈绒毛状改变，基底部浆细胞密集增多，杯状细胞减少，局灶间质出血（HE 染色，×100）

径 2cm 的直肠瘘口与前方阴道相通（图 28-7A），距离瘘口上方 3cm 可触及直肠狭窄环，分离直肠黏膜瓣暴露瘘口（图 28-7B），重叠缝合肛提肌、肛门括约肌及直肠黏膜以闭合直肠瘘口（图 28-7C）。

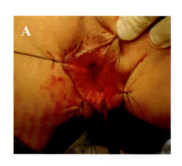 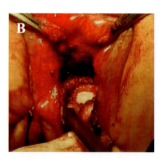 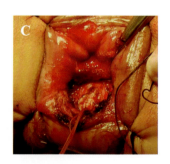

图 28-7　手术情况。图 A：经肛暴露直肠阴道瘘口；图 B：分离直肠黏膜瓣暴露瘘口；图 C：缝合闭合瘘口

患者改截石位，腹腔镜下游离残余直肠至齿状线上 2cm 离断之（标本见图 28-8A），将末端小肠 "J" 形折叠，完成回肠储袋制作（图 28-8B）。自肛门置入圆形吻合器，完成肛管与回肠储袋吻合。距离回肠储袋约 30cm 小肠行回肠保护性造口。

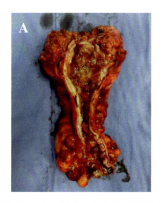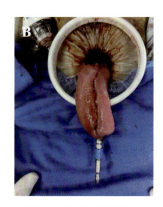

图 28-8 切除标本和储袋。图 A：残余直肠切除标本；图 B："J"形回肠储袋

总 结

直肠阴道瘘在溃疡性结肠炎患者中相对少见，是一种罕见的溃疡性结肠炎并发症，其确切发生率目前未见统计数据。溃疡性结肠炎患者如合并直肠阴道瘘，可能存在肠道炎症累及肠壁道全层，需要排除克罗恩病。溃疡性结肠炎合并阴道瘘虽然少见，但会显著影响患者的生活质量。

对溃疡性结肠炎合并阴道瘘的手术方式，根据瘘口的高低不同有不同的处理策略。

方式一：二期手术时先经阴道手术，修剪瘘口后修补直肠阴道瘘，然后行直肠黏膜剥除及储袋肛管吻合术。

方式二：二期手术先经直肠修补直肠阴道瘘，行直肠黏膜剥除，从齿状线开始，向近端剥离 3 ～ 4cm，遇到直肠阴道瘘时，切除瘘管直达阴道，然后缝合直肠括约肌及直肠阴道膈组织，无须缝合阴道黏膜，保持开放。

方式三：会阴切开＋直肠肛门括约肌成形术，适用于较低位直肠阴道瘘。首先，沿直肠阴道瘘表面皮肤切开会阴部，同时行瘘管清创，此时切口类似于会阴 4 度撕裂伤；然后，向两侧分离括约肌，分步缝合直肠黏膜，交叠缝合括约肌；最后，缝合阴道黏膜。完成直肠阴道瘘修补后，再行储袋肛管吻合术。

方式四：直肠黏膜瓣推移＋储袋肛管吻合，经肛游离直肠黏膜瓣，关闭阴道瘘口，向下推移直肠黏膜瓣覆盖瘘口，完成直肠阴道瘘修补，再完成回肠储袋与肛管的吻合。

该患者采用方法二完成直肠阴道瘘修补。

虽然有个案报道应用英夫利昔单抗治疗溃疡性结肠炎术后阴道瘘，以及采用局部注射血小板富集血浆等治疗直肠阴道瘘，但目前主流的治疗方式仍是手术。

参考文献

[1]　Froines EJ, Palmer DL. Surgical therapy for rectovaginal fistulas in ulcerative colitis [J]. Dis Colon Rectum, 1991, 34(10): 925-930.

[2]　Zinicola R, Nicholls RJ. Restorative proctocolectomy in patients with ulcerative colitis having a recto-vaginal fistula [J]. Colorectal Dis, 2004, 6(4): 261-264.

[3]　Hermann J, Cwaliński J, Banasiewicz T. Application of platelet-rich plasma in rectovaginal fistulas in the patients with ulcerative colitis [J]. Langenbecks Arch Surg, 2022, 407(1): 429-433.

[4]　Nirei T, Kazama S, Hiyoshi M, et al. Successful treatment of rectovaginal fistula complicating ulcerative colitis with infliximab: a case report and review of the literature [J]. J Clin Med Res, 2015, 7(1): 59-61.

浙江大学医学院附属邵逸夫医院

戚卫林　周　伟

Case 29

克罗恩病样病变：罕见的新生儿坏死性小肠结肠炎术后远期并发症病例多学科讨论

儿科病史汇报

患儿，女性，12 岁零 2 个月，以"头晕 3 个月余，腹痛 2 个月"入院。

3 个月余前，患儿在无明显诱因下出现头晕，呈阵发性，伴乏力，坐位转站立位时眼前黑矇，无意识障碍，无摔倒，无皮疹、抽搐，无发热，无胸闷，无心悸。至当地医院就诊，查血红蛋白 61g/L；口服"铁剂"（具体不详）1 个月后，自行停药，未复查血常规，症状无明显改善。2 个月前，患儿在无明显诱因下出现腹痛，呈阵发性，以下腹部为著，性质描述不清，排便后缓解，偶有上腹部灼热感，食欲欠佳，无呕吐、恶心，无胸骨后疼痛，无血便等。就诊于当地诊所，口服中药治疗（具体不详），效果差。遂至空军军医大学附属西京医院就诊，查血红蛋白 51g/L。予急诊输注红细胞悬液 1U 后，患儿头晕稍缓解。为进一步治疗，急诊以"贫血、腹痛"收入院。

发病以来，患儿精神一般，食纳欠佳，无口腔溃疡，无反复发热，无关节疼痛、结节红斑等，无明显消瘦，无进行性吞咽困难，无皮疹及出血点，解大便 1 次 / 日，黄色糊状便，量多，小便正常。

患儿为 36 周早产儿，出生 1 周龄时在某儿童医院新生儿外科因新生儿坏死性小肠结肠炎（necrotizing enterocolitis，NEC）接受手术治疗，术中行坏死肠切除，范围为距回盲部约 45cm，升结肠及回结肠近肝区约 3cm，行回肠、横结肠端端吻合。个人史及家族史无特殊。

▶ 体格检查

体温 36.5℃，脉搏 70 次 / 分，呼吸 19 次 / 分，血压 105/63mmHg，体重 41kg。神志清，精神尚可，面色苍白，浅表淋巴结未触及肿大。双侧睑结膜苍白，口唇苍白，咽部充血。双肺呼吸音清，未闻及干湿啰音。心界大小正常，心率 70 次 / 分，心律齐，心音、各瓣膜听诊区未闻及杂音。腹软，下腹部可见一长约 8cm 的横行手术瘢痕，剑突下压痛阳性，无反跳痛及肌紧张，无肝脾大，无移动性浊音，肠鸣音 4 次 / 分。

▶ **辅助检查**

急查血细胞分析＋五分类：白细胞计数 3.91×10^9/L，中性粒细胞计数 1.95×10^9/L，淋巴细胞计数 1.65×10^9/L，红细胞计数 2.70×10^{12}/L，血红蛋白 55g/L，血小板计数 178×10^9/L，网织红细胞计数 22.70×10^9/L，网织红细胞百分率 0.84%。粪便常规未见红细胞及白细胞，隐血试验（＋）；粪便钙卫蛋白检测正常。Rh 血型鉴定（＋），ABO 血型鉴定为 O 型。超敏 C 反应蛋白、红细胞沉降率大致正常。细胞因子十二项检测：IL-1β 13.49pg/mL，稍高。肝功能十项：总胆红素 29.1μmol/L，直接胆红素 10.8μmol/L。电解质、淀粉酶、肾功能、心肌酶、脂肪酶、血糖、凝血功能正常。血清维生素 D 定量测定：7.28ng/mL。微量元素提示：缺锌、缺铁。乙肝系列、感染性疾病筛查、宫内感染、G 实验、GM 实验、PPD、结核 T-SPOT 未见异常。EBV 系列：EBV 核抗原 IgG 抗体（＋），EBV 衣壳抗原 IgG 抗体（＋），提示既往感染。碳 13 呼气试验（－）。补体 C3/C4、体液免疫、IgE、抗核抗体系列、抗中性粒细胞胞浆抗体正常。变应原（吸入＋食入）：尘螨组合（屋尘螨 / 粉尘螨）＋＋＋。T.B.NK 淋巴细胞免疫分析（静脉血）：淋巴细胞计数（CD45$^+$）1637/μL，NK 细胞比例（CD16$^+$CD56$^+$/CD45$^+$）为 4%，NK 细胞计数（CD16$^+$CD56$^+$）70/μL，B 淋巴细胞比例（CD19$^+$/CD45$^+$）为 22%。

胃镜提示：距门齿 17cm、21cm、28cm 处分别可见一个 0.2cm×0.3cm 的隆起性病变，与周围食管黏膜分界清楚；胃窦部黏膜红白相间，以红为主。镜检诊断：食管乳头状瘤？慢性浅表性胃炎。

结肠镜检查（图 29-1）示：距肛门 55cm 可见吻合口环周溃疡，表面有白苔覆盖，无活动性出血；吻合口上方黏膜散在点片状浅溃疡，表面有白苔覆盖。镜检诊断：吻合口溃疡（性质待病理明确）。

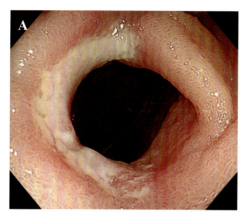 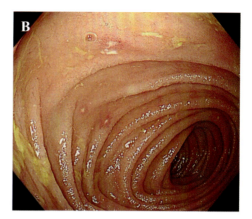

图 29-1　治疗前结肠镜检查。图 A：吻合口溃疡；图 B：吻合口上方黏膜散在点片状浅溃疡

胶囊内镜检查示：经口吞入胶囊内镜，可见吻合口近回肠侧黏膜片状溃疡，吻合口处可见环周溃疡，周围黏膜充血，表面覆有白苔。余所见黏膜光滑，血管纹理清楚，未见明显隆起及凹陷性病变。

放射科多学科讨论意见

患者腹部 CT 提示：直肠肠壁局部稍增厚、毛糙、异常强化，建议行直肠镜检查。胸部（正位）DR 检查：心、肺、膈未见明显异常。彩超检查：腹部（肝、胆、胰、脾、胃肠道）既往有小肠切除手术史；腹腔未见明显包块及包裹性积液，未见明显急腹症征象；肠系膜淋巴结较大，约 10mm×3mm，主要考虑炎症所致。目前，患者腹部 CT 表现为非特异性。

病理科多学科讨论意见

病理提示难以区分患者溃疡性质：（食管肿物）鳞状上皮乳头状瘤，嗜酸性粒细胞计数 0～2/HPF；（吻合口溃疡处）黏膜活动性炎症，嗜酸性粒细胞计数约 25/HPF；（吻合溃疡周围）黏膜活动性炎症，嗜酸性粒细胞计数约 20/HPF。免疫组化：HP（－）。CMV（－），原位杂交 EBER（－）。

儿科汇总多学科讨论意见

患儿以"重度贫血、腹痛"为主要表现，出生时系早产儿，并于 1 周龄时因新生儿坏死性小肠结肠炎接受手术治疗。

入院后，粪便隐血试验（＋），首先考虑消化道出血导致的重度贫血，需进一步完善胃肠镜检查协助诊断。患儿生长发育正常，入院后完善相关炎症指标，仅提示IL-1β 13.49pg/mL（稍高），C反应蛋白、红细胞沉降率、血小板计数、白蛋白均正常，自身抗体系列（－），病原学相关检查均为（－），骨髓细胞学检查提示缺铁性贫血骨髓象，胃肠镜及胶囊内镜检查结果均提示吻合口溃疡，结合病理及患儿手术史，考虑患儿贫血、腹痛与坏死性小肠结肠炎术后吻合口溃疡有关。

最终诊断

①吻合口溃疡；②坏死性小肠结肠炎术后；③食管乳头状瘤；④慢性胃炎；⑤维生素D缺乏症；⑥营养元素缺乏（缺锌、缺铁）。

治疗和后续随访

入院后，给予输注悬浮红细胞4U纠正贫血。诊断明确后，给予琥珀酸亚铁片纠正贫血、全肠内营养、美沙拉秦抗炎、奥美拉唑抑酸，以及补充维生素D、锌剂等对症治疗。

患儿入院后，因尿常规可见白细胞，暂停美沙拉秦治疗，继续接受全肠内营养、补铁等对症治疗3个月。复查血细胞分析＋五分类：血红蛋白111g/L，较前明显好转。复查肠镜（图29-2A）：距肛门55cm处见吻合口环周溃疡，周围黏膜充血、水肿，表面覆盖白苔，较前无明显好转。考虑患儿吻合口溃疡属于坏死性小肠结肠炎术后远期并发症，相对少见，治疗效果欠佳。文献报道有激素、免疫抑制剂、抗TNF-α单抗或手术治疗等方案，可以尝试，但效果一般。考虑到该患儿为学龄儿童，肠镜下吻合口溃疡较深，有穿孔和渗出导致腹腔粘连的风险，不建议随诊观察，建议积极治疗。经与家长充分沟通并告知阿达木单抗副作用，家长表示知情，同意使用皮下注射阿达木单抗治疗。经皮下注射阿达木单抗治疗3个月，再次复查肠镜，可见吻合口片状黏膜缺损，吻合口溃疡较前明显愈合（图29-2B）。

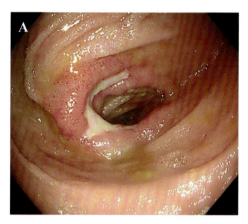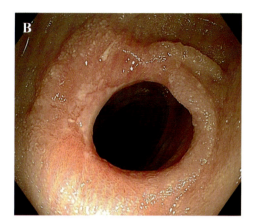

图 29-2　复查肠镜。图 A：全肠内营养治疗 3 个月后，吻合口溃疡较前无好转；图 B：皮下注射阿达木单抗治疗 3 个月后，吻合口溃疡较前明显好转

讨　论

消化道术后吻合口溃疡（digestive perianastomotic ulcerations，DPAU）是在新生儿或儿童肠切除术后发生的一种罕见的远期并发症，可发生于坏死性小肠结肠炎（necrotizing enterocolitis，NEC）、肠息肉、肠闭锁、先天性巨结肠（hirschsprung disease，HD）、先天性胃裂、炎症性肠病、肠移植或肠道恶性肿瘤等疾病外科手术后，发生率约为 8%。儿科最常见的消化道术后吻合口溃疡部位有回肠 - 结肠吻合口和结肠 - 结肠吻合口。消化道术后吻合口溃疡形成的时间从术后几个月到几年不等。临床表现包括不明原因的缺铁性贫血、腹痛、腹胀、便血等。

消化道术后吻合口溃疡与克罗恩病（Crohn's disease，CD）在临床、生物学、内镜和组织学等表现上有许多相似之处。事实上，在没有明确手术史的情况下，对这些儿童要考虑克罗恩病的可能。消化道术后吻合口溃疡的病因目前尚不清楚，可能是多因素的，部分病因与克罗恩病类似。例如，有研究提出消化道术后吻合口溃疡发展的病因与邻近结肠对小肠的细菌感染有关，由此产生的细菌过度生长可能破坏肠道稳态和肠道屏障功能，对部分患者给予抗菌药物治疗可部分控制症状，亦解释了该病因。另外，吻合口缺血可能也是消化道术后吻合口溃疡发生的原因，但部分患者会存在远离吻合口的片状溃疡，不能用缺血解释，且目前亦没有研究证明手术的缝合方式或吻合方式与吻合口溃疡的发生有关。此外，*NOD2* 是克罗恩病的易感基因，在消化道术后吻合口溃疡患者中也发现较高频率的 *NOD2* 突变。

根据文献报道，消化道术后吻合口溃疡的治疗存在一定的困难，尚无特定的治疗方法推荐使用。目前，治疗方案包括肠内营养，及应用抗菌药物、美沙拉秦、免疫抑制剂、抗 TNF 治疗等，但这些治疗方案均不能避免二次手术的可能。当前研究建议循序渐进地治疗消化道术后吻合口溃疡。其一线治疗包括：①营养支持，纠正宏量和微量营养素缺乏症，补充铁元素；②质子泵抑制剂治疗 3～4 个月；③内镜评估和管理；④初次内镜检查时，对于未发现病因的不明原因消化道出血，需要进行胶囊内镜检查；⑤经验性应用抗菌药物治疗。对于初始治疗无应答的难治性消化道术后吻合口溃疡，应考虑局部抗炎的二线治疗，根据溃疡位置选择治疗方案，包括布地奈德、5-ASA 或氢化可的松灌肠等。三线治疗包括抗 TNF 或类固醇类药物治疗。如果所有药物治疗都难以治愈溃疡，那么应考虑二次手术。目前，有文献报道，有 9 例消化道术后吻合口溃疡患者接受抗 TNF-α 治疗（包括 2 例先天性胃裂术后、1 例肠闭锁术后、1 例假性肠梗阻术后、3 例先天性巨结肠术后，以及 2 例坏死性小肠结肠炎术后），其中仅 6 例患者获得部分或完全缓解。此外，值得注意的是，有文献报道 8 例消化道术后吻合口溃疡患者接受粪菌移植治疗，但仅在 2 例患者中观察到部分反应。当前，对此类患儿的治疗方案仍需要进一步的机制研究来探讨。

参考文献

[1] McKay S, Cohran V, Bass LM. Anastomotic ulcers: current understanding of the pathogenesis and management [J]. Curr Gastroenterol Rep, 2023, 25(7): 169-173.

[2] Freeman JJ, Rabah R, Hirschl RB, et al. Anti-TNF-α treatment for post-anastomotic ulcers and inflammatory bowel disease with Crohn's-like pathologic changes following intestinal surgery in pediatric patients[J]. Pediatr Surg Int, 2015, 31(1): 77-82.

[3] Madre C, Mašić M, Prlenda-Touilleux D, et al. A European survey on digestive perianastomotic ulcerations, a rare crohn-like disorder occurring in children

and young adults[J]. J Pediatr Gastroenterol Nutr, 2021, 73(3): 333-337.

[4] Frémond ML, Viala J, Tréton X, et al. Digestive perianastomotic ulcerations and Crohn's disease[J]. J Crohns Colitis, 2014, 8(12): 1624-1631.

空军军医大学附属西京医院

刘妍星　梁　洁

西安市儿童医院

韩亚楠

Case 30

肠系膜上静脉血栓导致小肠缺血梗阻病例多学科讨论

消化科病史汇报

患者，男性，42 岁，因"反复腹胀、腹痛 3 个月余"于 2024 年 6 月入院。

2024 年 2 月，患者饮酒和进食油腻食物后出现腹胀、中上腹绞痛、呕吐胃内容物、排气排便停止，伴低热。血常规示：白细胞计数 $12.73 \times 10^9/L$，中性粒细胞百分率 86.7%。粪便常规＋隐血、肝肾功能、胰功能均正常。凝血功能：D-二聚体 5.61mg/L → 21.24mg/L，FDP 29.8μg/mL → 80.1μg/mL，余大致正常。腹部 X 线平片提示空肠梗阻。胃镜、结肠镜和下肢深静脉超声未见异常。予禁食禁水、胃肠减压、抑酸，应用那曲肝素 5 日，症状好转，D-二聚体水平降至 11.3mg/L。出院后停抗凝药物，逐步恢复饮食。此后反复在快速进食后出现腹胀，伴腹部绞痛、呕吐，可触及左侧腹部包块，予禁食禁水、抑酸、抗感染治疗后缓解。外院考虑克罗恩病的可能，2024 年 4 月 30 日予以静脉注射乌司奴单抗 390mg。监测 D-二聚体水平在 1.05 ～ 1.57mg/L。复查 CT：见空肠近段局限性肠壁增厚，管腔扩张，周围渗出；随着病情进展，肠壁增厚逐渐缓解，局部肠腔狭窄、近段肠管扩张逐渐加重。

2024 年 6 月，腹部 CT ＋血管成像（图 30-1）：肠系膜上静脉近中段节段性闭塞，肠系膜见多发增粗的侧支静脉。予以低分子量肝素，后改为利伐沙班抗凝。患者自发病以来体重下降 28kg。

患者既往体健。饮酒 20 余年，发病后戒酒。婚育史、家族史无殊。

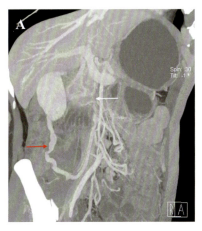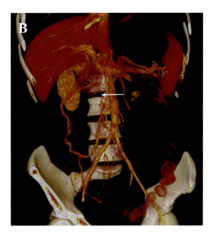

图 30-1　腹盆增强 CT ＋血管重建。图 A：门脉期腹部血管最大密度投影（MIP）示肠系膜上静脉主干闭塞（白色箭头所示），与肠系膜下静脉之间粗大侧支循环形成（红色箭头所示）；图 B：门脉期腹部血管容积再现（VRT）示肠系膜上静脉主干闭塞（白色箭头所示）

▶ **体格检查**

患者生命体征平稳，BMI 18.3kg/m²。心肺无殊。左中上腹部见肠型，左侧腹稍韧，无压痛，肠鸣音 1 次 / 分。双下肢无水肿。

▶ **辅助检查**

血常规、血生化正常。凝血功能大致正常，D- 二聚体 0.47mg/L，FDP 2.9μg/mL。超敏 C 反应蛋白 30.55mg/L，红细胞沉降率 25mm/h。ASCA-IgG（±），ASCA-IgA（＋），ANCA、ANA 17 项（－）。抗磷脂抗体谱：B2GP1-IgM（±）18.8 AU/mL，ACL-IgM（±）9.1MPLU/mL，aPS/PT-IgM/IgG（－）；LA（－）。APC 抵抗＋蛋白 C ＋蛋白 S ＋抗凝血酶（－）。PNH 克隆检测（－）。

腹盆增强 CT（图 30-2）＋小肠重建：肠系膜上静脉慢性血栓形成可能；左中上腹部小肠肠壁增厚伴强化。

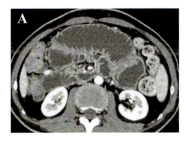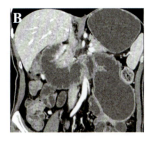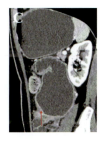

图 30-2　腹盆增强 CT。门脉期轴位（图 A）、冠状位（图 B）、矢状位（图 C）可见十二指肠、空肠近段肠腔明显扩张，最宽处约 86mm，局部突然变细，强化增高（红色箭头所示）

经口小肠镜检查（图30-3）：空肠上段肠腔闭塞，口侧肠管扩张，近端黏膜环周发红、粗糙。

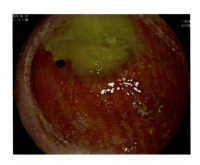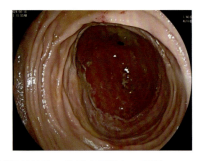

图30-3　小肠镜检查：可见空肠局部肠腔梗阻，近端肠腔扩张，黏膜环周发红、粗糙

PET/CT：未见代谢增高灶。考虑空肠近段机械性梗阻，缺血性肠病可能性大。2024年6月25日，行全麻下腹腔镜空肠部分切除术。术中见Treitz韧带处空肠约2cm环周狭窄，同网膜、横结肠系膜及中段小肠粘连成团，近端空肠明显扩张。切除病变肠段，空肠侧侧吻合（图30-4）。

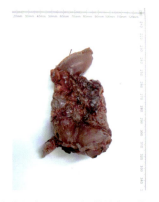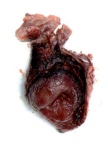

图30-4　手术大体标本：Treitz韧带处空肠约2cm环周狭窄，剖开可见肠腔近完全闭塞

术后病理：小肠肠壁组织急慢性炎症，局部伴溃疡，可见灶性钙化，浆膜下血管扩张、充血。考虑缺血性肠病，术后予低分子量肝素（4000U q12h）抗凝治疗，恢复良好。

全外显子组测序回报：*THBD*基因杂合突变c.1331delA（p.Glu444Glyfs*62）。

放射科多学科讨论意见

本例患者病程中多次行腹部CT平扫（图30-5和图30-6），病初可见近端空肠肠壁显著增厚水肿，肠腔淤张；随着病情进展，增厚的肠壁逐渐变薄，但出现局限性肠腔狭窄，近端肠腔明显扩张，提示肠梗阻加重。后完善增强CT，可见肠管狭窄处光滑，肠壁略增厚，延迟强化明显；同时，肠系膜上静脉主干未见明确显示，周围侧支循环形成，符合肠系膜上静脉慢性血栓形成的影像学表现。结合动态演变过程，符合肠缺血改变。

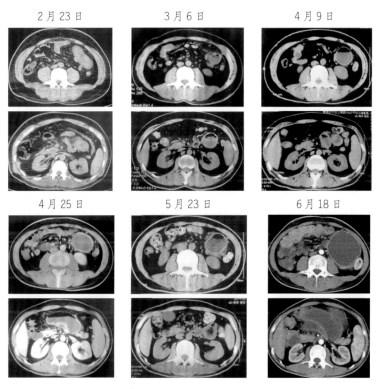

图 30-5 肠道 CTE 变化（轴位）：从左至右按时间顺序展示患者病程中缺血肠段的动态演变

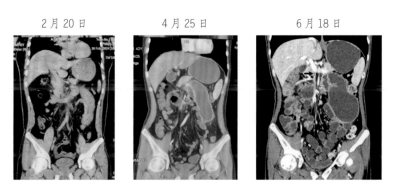

图 30-6 肠道 CTE 变化（冠状位）：从左至右按时间顺序展示患者病程中缺血肠段的动态演变

CT 对肠道缺血的诊断具有重要价值。在急性期，表现为局灶性或节段性肠壁增厚、黏膜下水肿或出血，严重者也可伴有肠壁气肿、门静脉积气等表现。随着病程延长，肠系膜静脉血栓后侧支循环建立，此时可能不再出现急性肠缺血和肠坏死的征象，但可能发生修复，包括炎症反应和组织重建，这个过程可能导致纤维组织增生，从而引起肠壁增厚和肠腔狭窄。本例患者 CT 所见动态演变，符合缺血性肠病急性期至慢性期的进展过程。

病理科多学科讨论意见

切除的空肠肠管可见一灰黑区，面积为 10cm×2.5cm，局部肠壁增厚 0.6cm，缺血段肠管与未累及肠管分界较清楚，呈较典型的缺血改变。光镜下可见送检肠管小肠肠壁组织显示急性及慢性炎症，局部伴溃疡，可见灶性钙化，浆膜下血管扩张、充血。由于肠黏膜位于血管供血最远端，缺血时最先受累，故急性肠缺血的最早改变为黏膜上皮坏死脱落，随后可出现隐窝上皮坏死、脱落，固有层和黏膜下层血管扩张、充血、出血，血管内微血栓等表现；损伤持续一段时间后，可出现浆膜层血管扩张、充血，间质水肿，伴中性粒细胞浸润。而慢性缺血性肠病则以固有层纤维化为典型表现。本例患者的肠道病理可符合亚急性或慢性期的缺血性肠病，但由于缺血性肠病的病理表现不具有特异性，故仍需排除其他感染、免疫介导的疾病。肠壁全层炎症的表现也可见于克罗恩病、白塞病等免疫介导的疾病，但从临床表现出发，上述疾病的支持证据并不充分。患者无感染症状，肠道病理免疫组化 CMV（－），原位杂交 EBER（－），抗酸、弱抗酸染色均未见异常，故基本排除感染性疾病，也未见异型细胞，不支持恶性疾病。综上，患者的肠道病变符合缺血性肠病。

血液科多学科讨论意见

该患者为中年男性，以肠梗阻症状起病，检查发现肠系膜上静脉血栓形成。肠系膜上静脉血栓属于少见部位的深静脉血栓形成，需进行易栓症病因筛查。根据病因，易栓症可分为获得性易栓症和遗传性易栓症，两者也可共存，此时更易发生血栓。获得性易栓症常见于自身免疫性疾病（如抗磷脂综合征、血管炎等）、实体肿瘤、血液系统恶性肿瘤、阵发性睡眠性血红蛋白尿症、感染等。

患者完善相关筛查，除抗磷脂抗体低滴度阳性外，其余均无明确阳性提示。而抗磷脂抗体低滴度阳性也可见于感染、生理性、暂时性状态，需定期复查，当前并不能明确诊断为抗磷脂综合征。而门静脉高压、右心功能不全、腹部外伤、腹腔感染、急性胰腺炎、肾病综合征等也可继发肠系膜上静脉血栓，但患者亦无上述合并症的证据。此外，还需筛查遗传性易栓症。本例患者蛋白 S、蛋白 C、APC 和抗凝血酶水平正常，但全外显子组测序技术发现存在血栓调节蛋白（thrombomodulin，THBD）基因的罕见杂合突变。血栓调节蛋白是一种抗凝蛋白，通过促进蛋白 C 的激活发挥抗凝功能。本例患者的基因突变为移码突变，能导致血栓调节蛋白翻译提前终止，引起血栓调节蛋白结构改变。根据人群研究，*THBD* 基因突变与血栓倾向相关，可表现为突发的动静脉血栓形成。综上，患者存在遗传性易栓症的可能。治疗上，初次发生血栓事件的易栓症患者，原则上需要抗凝治疗 3～6 个月；在本次血栓急性期治疗结束后，是否需要长期甚至终身抗凝，需个体化权衡血栓和出血的风险，未来在存在血栓诱因（如手术）时，需要启动预防性抗栓治疗。

最终诊断和后续随访

最终诊断：① *THBD* 基因突变相关遗传性易栓症可能；②肠系膜上静脉血栓形成导致缺血性肠病；③空肠梗阻。

出院后，患者继续接受低分子量肝素（4000U q12h）抗凝；3 个月后，调整为利伐沙班（20mg qd）抗凝。患者恢复正常进食后，未再出现梗阻症状或血栓事件，每 1～2 日排一次成形软便，无黑便或便血。体重逐步恢复。

总　结

该患者为中年男性，以反复不完全性肠梗阻的临床表现起病，结合腹部 CT 及小肠镜检查，考虑空肠近端狭窄梗阻。病初，患者 D- 二聚体水平显著升高，影像学检查提示肠系膜上静脉闭塞；抗凝治疗后，肠壁增厚改善，但局部肠腔短期内出现狭窄伴近端肠腔扩张的表现逐渐加重，影像学检查见肠系膜上静脉慢性血栓形成。综上，患者患缺血性肠病的可能性大。从病理生理学角度，在血栓形成急性期，相应节段的肠壁由于瘀血而增厚水肿；而在侧支循环形成、血供逐渐恢复后，血运相对较差的肠道节段可出现局限性肠管狭窄，且该种狭窄常为纤维性狭窄，难以自行恢复。遂行手术治疗，术中所见肠管坏死表现及术后病理检查结果均支持缺血性肠病的诊断。在鉴别诊断方面，患者空肠机械性狭窄梗阻明确，还需与肿瘤等占位性病变、克罗恩病、隐源性多灶性溃疡性狭窄性小肠炎等相鉴别。本例患者肠道病变演变迅速，临床表现和病理检查结果不符合上述疾病诊断特征。治疗上，本例患者机械性肠梗阻明确，而在内镜下处理缺血性病变导致的梗阻、出血、再狭窄的发生风险高，故优先考虑手术解除梗阻，协助明确诊断。

缺血性肠病中，肠系膜上静脉血栓和栓塞事件约占10%，若存在无法纠正的易栓因素，则需给予长期抗凝治疗。本例患者经获得性易栓症筛查未见明确阳性表现，但全外显子组测序发现存在血栓调节蛋白基因杂合突变，该基因突变可导致抗凝蛋白缺陷，提示遗传性易栓症的可能。后续治疗上，本次肠系膜血栓事件后需要抗凝治疗3～6个月；而长期、终身预防性抗凝能够预防血栓复发和新发，但同时应权衡出血的风险。应密切监测血栓指标，随诊确定后续抗凝计划，密切监测其他器官系统的血栓事件发生风险。

参考文献

[1] Anastasiou G, Gialeraki A, Merkouri E, et al. Thrombomodulin as a regulator of the anticoagulant pathway: implication in the development of thrombosis[J]. Blood Coagul Fibrinolysis, 2012, 23(1): 1-10.

[2] Manderstedt E, Hallden C, Lind-Hallden C, et al. Thrombomodulin (THBD) gene variants and thrombotic risk in a population-based cohort study[J]. J Thromb Haemost, 2022, 20(4): 929-935.

北京协和医院

周子月　陈　洋

Case 31

药物性回肠溃疡所致的消化道出血病例多学科讨论

消化科病史汇报

患者，男性，34岁，因"间断腹痛8个月余"于2024年7月至上海交通大学医学院附属瑞金医院消化科就诊。

▶ **现病史**

自2023年10月开始，患者间断出现剑突下、右上腹隐痛，多发生于晚餐后2～3小时，持续整晚，次日好转，并逐渐出现面色苍白，否认黑便、便血、呕血，否认头晕、黑矇、耳鸣，否认腹泻、恶心呕吐、食欲缺乏、反酸，否认发热、消瘦、胸闷等不适。至外院就诊，血常规示血红蛋白59g/L，粪便隐血（＋），予以输血治疗。2023年10月21日，外院胃镜检查示慢性胃炎，肠镜检查示内痔。外院不除外痔疮所致出血性贫血，遂于2023年10月26日行痔疮手术。术后予口服补铁，患者贫血较前改善。2024年1月1日，复查血红蛋白117g/L，但仍有间断腹痛，每月1～2次。2024年6月4日，患者再次因面色苍白至外院就诊，查血红蛋白55g/L，粪便隐血（＋），肿瘤标志物（CA19-9、CEA、AFP）正常，红细胞沉降率、免疫球蛋白、IgG$_4$、ANCA、抗GBM抗体、C反应蛋白、转铁蛋白、维生素B$_{12}$、叶酸水平均正常，输注红细胞2U。进一步完善腹部增强CT提示直肠肠壁局部增厚，节段性小肠肠腔扩张积液。再次复查胃肠镜，未见明确溃疡、出血、憩室、肿瘤病灶。2024年6月25日，完善胶囊内镜检查（图31-1）示：小肠溃疡性病灶。外院予琥珀酸亚铁片补铁、地衣芽孢杆菌活菌胶囊调节肠道菌群、复方谷氨酰胺调节肠道功能等对症支持治疗。

为进一步诊治，门诊拟"小肠溃疡"收入院。发病以来，患者神志清，精神可，饮食睡眠可，二便无殊，近期体重无明显减轻。

▶ **既往史**

患者有痛风病史5年，既往长期服用秋水仙碱、非布司他及某种网购镇痛药；2024年7月1日，痛风急性发作，加用激素后好转。否认高血压、糖尿病、冠心病等慢性疾病病史。有胆囊切除史。否认外伤史，否认食物药物过敏史，否认家族史，否认烟酒嗜好。

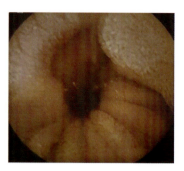

图31-1 胶囊内镜提示小肠溃疡周围黏膜隆起明显，病灶整体较僵硬，环周近1/2局部可见少许渗血，周围小肠绒毛水肿明显，肠腔稍狭小，胶囊内镜反复于病变肠段附近运动，未顺利通过狭窄处

▶ **体格检查**

患者神志清楚，查体合作。全身皮肤、黏膜稍苍白，全身浅表巴结未触及肿大。睑结膜、口唇稍苍白。双肺呼吸音清晰，未闻及干湿啰音，无胸膜摩擦音。心律齐，各瓣膜听诊区未闻及杂音，无心包摩擦音。腹平坦，未见胃肠型，无腹壁静脉曲张；全腹软，无压痛、反跳痛，未触及包块，肝、脾肋下未触及，墨菲征阴性。肝区无叩击痛，双肾区无叩击痛，移动性浊音阴性；肠鸣音无亢进或减弱，4次/分。未闻及血管杂音。双下肢无水肿。

▶ **实验室检查**

入院后完善实验室检查：血红蛋白111g/L（MCV 76.3fL，MCH 23.5pg，MCHC 308g/L）；C反应蛋白1mg/L；肝肾功能、电解质、凝血功能、肿瘤标志物、免疫球蛋白（-）；CMV-DNA、EBV-DNA（-）；便隐血、白细胞、红细胞（-）。

放射科多学科讨论意见

小肠CT检查（图31-2）示：回肠下段溃疡伴狭窄。

消化科多学科讨论意见

为进一步明确病因，建议患者实施小肠镜检查。2024年7月18日，小肠镜检查（图31-3）示：经肛进镜至回肠中下段（约距离回盲瓣80cm处）可见一个巨大圆形溃疡，大小约为3cm，底部洁净，周边黏膜可见渗血，肠腔轻度

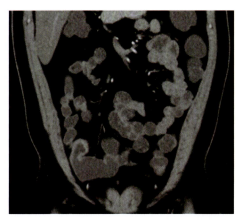

图 31-2 小肠 CT 提示回肠下段肠壁轻度增厚伴异常强化，肠壁轻度增厚，可见狭窄伴上游肠管轻度扩张（3～4cm），未见肠周水肿或炎症

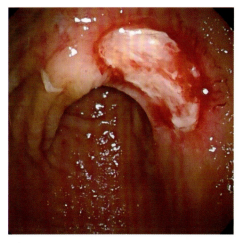

图 31-3 经肛小肠镜检查提示: 回肠中下段（约距离回盲瓣 80cm 处）可见一个大小约 3.0cm 的圆形溃疡伴活动性出血

狭窄，活检 3 块，并予以金属夹标记。经口进镜至空肠中段见金属夹标记及相应溃疡（完成对接），上游肠腔轻度扩张。小肠病理提示间质有较多淋巴细胞、浆细胞及散在中性粒细胞浸润，未见隐窝脓肿，未见上皮样肉芽肿。

后续治疗

结合患者病史、化验、检查及用药史，考虑药物性回肠溃疡可能性大。建议停用当前痛风用药，并予以美沙拉秦抗炎、琥珀酸亚铁补铁、瑞巴派特保护黏膜，嘱患者定期复查。2025 年 3 月，患者诉经治疗后腹痛、贫血无明显改善，遂再次入院接受手术治疗，最终接受回肠部分切除术。术中可见回肠深大圆形溃疡（图 31-4）。术后病理提示：符合药物性肠病。

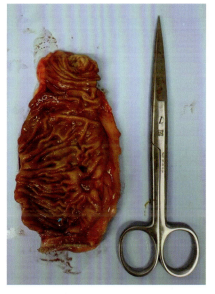

图 31-4 回肠可见深大圆形溃疡，予以回肠部分切除术

讨 论

非甾体抗炎药（NSAIDs）临床应用广泛，不良反应也凸显，特别是非甾体抗炎药相关肠病。非甾体抗炎药可诱发胃肠道多种不良反应，并以腹痛、便血、低蛋白血症为主要表现，且其40%以上的相关不良事件发生在下消化道。

目前普遍认为非甾体抗炎药对肠道损伤的病理生理机制与上消化道不同，其独特的亲脂理化特性和抑制环氧化物酶（COX）作用并不是导致肠道黏膜损伤的关键所在。近年研究提示，肠道菌群在非甾体抗炎药相关肠病的发生发展中有着重要的作用，主要通过参与胆汁肝肠循环加重局部损伤、菌群相关代谢产物失衡和菌群改变介导异常黏膜免疫反应及损伤而发挥作用。其中，参与胆汁肝肠循环加重局部损伤和代谢产物平衡破坏是启动因素，异常黏膜免疫反应及其诱发的炎症级联反应则是关键环节。

目前，内镜是诊断非甾体抗炎药诱导小肠损伤的"金标准"。内镜下表现包括水肿、发红、出血、糜烂和溃疡等非特异性黏膜病变。溃疡类型包括阿弗他溃疡、浅表溃疡、深凿样溃疡、环状溃疡、隔样狭窄等。

非甾体抗炎药相关肠炎的治疗方案尚不明确，唯一显著有效的方法是停用非甾体抗炎药。既往研究表明，米索前列醇、瑞巴派特、抗菌药物及其他新型药物对非甾体抗炎药诱导的小肠损伤有一定的防治作用。但部分患者的小肠损伤即使在停用非甾体抗炎药后依然持续存在，而需要手术治疗。

综上所述，非甾体抗炎药相关肠炎在诊断及治疗上仍存在挑战，其在内镜下主要表现为非特异性的黏膜病变，溃疡主要发生在回肠。对于非甾体抗炎药相关肠炎，详细的病史询问是诊断的基石；鉴别诊断需要重视内镜下病变分布、形态学，并结合肠外表现及病理综合判断。确诊后，应立即停用非甾体抗炎药，新型药物对非甾体抗炎药相关肠炎的小肠损伤的治疗作用仍需大规模、长期临床研究进一步验证。

参考文献

[1] Guo CG, Leung WK. Potential strategies in the prevention of nonsteroidal anti-inflammatory drugs-associated adverse effects in the lower gastrointestinal tract [J]. Gut and Liver, 2020, 14(2): 179-189.

[2] 王杨，宋佳，张晓岚 . 非甾体类抗炎药相关肠病与肠道菌群研究进展 [J]. 中华内科杂志，2021，60（2）：4.

[3] 高志芳 .NSAIDs 相关的小肠损伤机制及防治研究 [J]. 医学信息，2022，35 （4）：60-64.

[4] Scheiman JM. NSAID-induced gastrointestinal injury: a focused update for clinicians [J]. J Clin Gastroenterol, 2016, 50(1): 5-10.

[5] 陈佳祎，潘莹倩，张新军，等 . 非甾体抗炎药相关小肠损伤的研究进展 [J]. 中国现代医生，2023，61（29）：135-138.

上海交通大学医学院附属瑞金医院

张硕文　何子锐　顾于蓓

Case 32

克罗恩病肠道狭窄合并肠内肿瘤病例 多学科讨论

消化科病史汇报

患者，男性，37岁，因"间断腹痛、腹泻10年余，停止肛门排气1月余"于2018年7月入院。

2009年，患者因腹痛、腹泻至当地医院就诊，考虑肠炎，对症治疗，未完善内镜检查。2011年，患者出现明显消瘦，外院肠镜提示克罗恩病伴横结肠狭窄，予美沙拉秦治疗，症状有所好转。2013年，外院复查肠镜及小肠CTE提示疾病活动，予甲泼尼龙琥珀酸钠静滴冲击治疗后逐渐减停，改为硫唑嘌呤2#qd长期维持。2017年10月，评估后考虑硫唑嘌呤控制欠佳，调整为他克莫司治疗，使用6个月后患者再次出现腹泻，停用他克莫司，自行口服硫唑嘌呤。2018年6月起，患者出现腹胀伴恶心，食欲下降，无呕吐，后症状加重，并于7月出现肛门排气消失，CT平扫提示横结肠、升结肠及降结肠肠壁增厚伴周围渗出。2018年7月，复查CT平扫无明显缓解，收入上海交通大学医学院附属仁济医院住院治疗。

▶ 入院查体

体温37℃，脉搏82次/分，呼吸18次/分，血压128/82mmHg。神清，气平，精神可，全身皮肤、黏膜无黄染。双肺呼吸音清，未及干湿啰音。心律齐，未闻及病理性杂音。腹部膨隆，无压痛、反跳痛，肝脾肋下未及，肝颈反流征（－），肠鸣音正常，移动性浊音（－）。双下肢无水肿，神经系统病理征（－）。患者体重53kg，身高170cm，BMI 18.3kg/m^2。

▶ 既往史、个人史、家庭史

既往史：2017年9月行肛瘘手术。个人史、家族史：无殊。

▶ **实验室检查**

C 反应蛋白 23.31mg/L，红细胞沉降率 13mm/h，降钙素原 0.627ng/mL。白细胞 $5.08×10^9/L$，血小板 $425×10^9/L$，血红蛋白 136g/L。肝肾功能（－），白蛋白 29.5g/L。粪便钙卫蛋白 376μg/g。粪常规、尿常规（－）。RPR（－），HIV（－），乙肝五项（－），HCV-Ab（－），EBV（－），CMV（－），T.SPOT（－），粪涂片、粪培养（－），粪寄生虫、CDI（－），ANA 均质型，1∶160 ENA 系列抗体（－），ACL（－），MPO-ANCA（－），PR3-ANCA（＋），p-ANCA（－），c-ANCA（－），血 IgA、IgG、IgM、IgG_4 正常，抗 O、类风湿因子正常，dsDNA 正常，AFP 8.27ng/mL（↑），CEA、CA199、CA724、CA125（－），血清蛋白电泳及免疫固定电泳（－）。

入院前既往内镜及病理检查

2011 年肠镜检查：进镜 90cm，横结肠肠腔狭窄呈环状，黏膜增生呈鹅卵石样改变，有散在小溃疡，表面附脓苔；乙状结肠黏膜轻度充血、水肿，小片状糜烂。内镜下诊断克罗恩病可能。病理提示横结肠溃疡，未见肉芽肿性病变。

2013 年 8 月肠镜检查：进镜 50cm，横结肠肠腔狭窄呈环状，直肠黏膜轻度充血、水肿，有小片状糜烂。内镜下诊断克罗恩病，结核待排。病理示上皮样细胞肉芽肿性病变。

2017 年 1 月肠镜检查：插镜至横结肠距肛缘 50cm，见管腔环形狭窄，普通内镜无法通过横结肠，降结肠、乙状结肠散在结节样隆起，呈铺路石样改变，散在小溃疡，表面有脓苔附着；见直肠处黏膜轻度充血、水肿，有小片状糜烂。内镜下诊断克罗恩病可能。病理提示横结肠黏膜慢性炎，未见溃疡及肉芽肿性病变。

2017 年 10 月肠镜检查（图 32-1）：内镜插至横结肠中段，可见肠腔狭窄，不能继续进镜，结肠远段可见节段性病变，可见白色纵形溃疡，周围黏膜息肉样隆起。内镜下诊断克罗恩病累及结肠，活动期。病理提示轻－中度慢性肠炎，部分上皮呈息肉样增生。

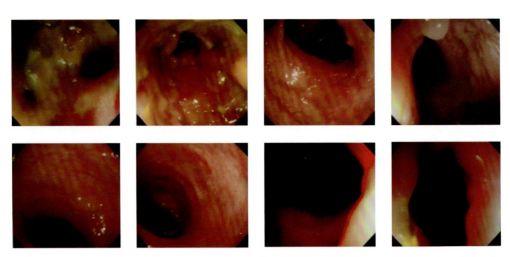

图 32-1　内镜插至横结肠中段，可见肠腔狭窄，不能继续进镜，远端结肠可见节段性病变，可见白色纵形溃疡，周围黏膜息肉样隆起

2013 年 9 月，CTE 显示升结肠、横结肠、小肠节段性肠壁增厚，局部管腔稍狭窄，考虑克罗恩病可能。

2017 年 10 月，CTE 显示克罗恩病，主要累及空肠远段、回肠末段及结肠，肠腔明显狭窄，腔内见明显息肉样隆起改变、系膜血管增生、肠系膜间隙多发淋巴结肿大；胰腺头部脂肪浸润。

2018 年 7 月，腹部 CT 平扫提示横结肠、升结肠及降结肠肠壁增厚伴周围渗出。

放射科多学科讨论意见

2018 年 8 月，肠道 CTE（图 32-2）提示：肠道改变考虑克罗恩病，空肠远段 - 回肠近段肠腔狭窄致上游空肠梗阻可能。乙状结肠走行至右侧髂窝并与盲肠分界不清，可疑内瘘形成，升结肠走行于腹腔中部，结肠局部黏膜增厚及息肉样隆起改变，建议情况允许时结合内镜检查；胰腺头部脂肪浸润。

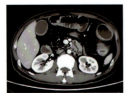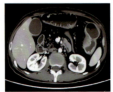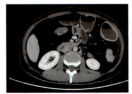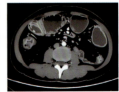

图 32-2　空肠远段 - 回肠近段肠腔狭窄致上游空肠梗阻可能和乙状结肠 - 盲肠内瘘可能

2018 年 8 月，肛瘘 MR 增强示肛瘘，穿括约肌型，内口大致位于截石位 11 点钟方向，大部分瘘管呈纤维化表现。

2018 年 8 月，腹部立位平片（图 32-3）显示肠梗阻，请结合临床并密切随访复查。

2018 年 8 月中旬，腹部平扫 CT 示克罗恩病，空肠远段－回肠近段肠腔狭窄致上游空肠梗阻扩张，梗阻情况较前片未见缓解，回肠末段及升横结肠肠壁可疑增厚；胰腺头部脂肪浸润，胆囊积液；盆腔少量积液；左下肺条片状渗出影。

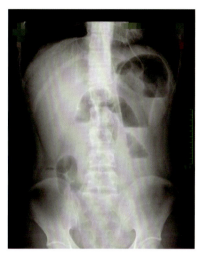

图 32-3　腹部立位平片显示肠梗阻

外科多学科讨论意见

患者有手术指征，内科治疗无效，肠梗阻难以改善，建议手术。

内科后续治疗

予以禁食、胃肠减压、肠外营养支持，并予奥美拉唑护胃、生长抑素抑制肠液分泌，先后予头孢菌素、甲硝唑、左氧氟沙星抗感染。因患者症状改善不明显，复查腹部 CT 示梗阻情况未见缓解，建议患者及其家属行外科手术治疗，患者家属坚持保守治疗，排除禁忌后予甲泼尼龙琥珀酸钠 40mg qd，后减量，复查腹部 CT 示梗阻未完全缓解，转外科手术治疗。

外科手术治疗

对该患者行腹腔镜下小肠部分切除术。术中见小肠上段扩张明显，肠壁及系膜充血、水肿，距屈氏韧带 120cm 处有明显狭窄肠段，长度约 10cm，肠壁质硬，表面覆污苔，小肠远段至回盲部未见明显扩张，腹腔内见淡血性腹水，探查肝脏、脾脏、盆腔（－），左侧腹部做辅助切口，拖出病变肠段，游离系膜，近端切开减压。两端置入 80# 侧侧吻合器，切割闭合后用 80# 侧侧吻合器离断标本，缝合加固吻合口，完善止血，置入负压球 2 根，清点器械纱布无误，逐个关闭切口，术闭。

病理科多学科讨论意见

病理检查（图 32-4）提示：小肠低分化腺癌（有两个病灶，8cm×4cm×2cm；5cm×3cm×2cm），侵至全层，累及神经束，脉管内见癌栓。其中，一侧切缘见癌组织浸润，另一侧切缘呈阴性。免疫组化：（小肠肿瘤）肿瘤细胞（A）CK（＋），vim（－），LCA（－），CEA（＋），CK7（少量＋），CHG（－），SYN（－），Ki-67（50％），结合 HE 切片符合低分化腺癌。

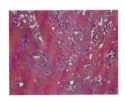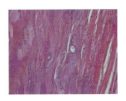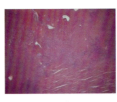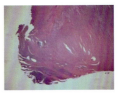

图 32-4　小肠低分化腺癌，侵至全层，累及神经束，脉管内见癌栓

外科手术后治疗

患者在术后 1 个月仍有梗阻，外科再次行小肠部分切除术＋复杂肠粘连松解术。术中见腹腔术后表现，小肠肠壁间、大网膜粘连，小肠原吻合口充血、水肿，系膜纠结成团，系膜根部见多发肿大淋巴结，盆腔、侧腹壁、大网膜见多发粟粒样结节，盆腔少量积液，探查肝脏、脾脏，未见明显异常。分离粘连，游离病变肠段；游离系膜根部血管，清扫系膜根部周围淋巴结；近远端小肠分别开洞，用 80# 侧侧吻合器行小肠侧侧吻合；用 3-0 缝线缝合加固吻合口；置负压引流 2 根于盆底引流；冲洗，完善止血，清点器械纱布无误，逐个关闭切口。

病理科再次多学科讨论意见

病理检查（图 32-5）示：（小肠）肠壁浆膜面见癌组织浸润；另见肠壁慢性炎伴溃疡形成。肠壁淋巴结（3/7）见癌组织转移。两侧切缘及肠系膜淋巴结阴性（0/2）。

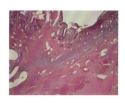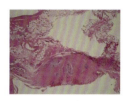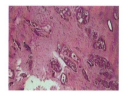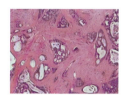

图 32-5　（小肠）肠壁浆膜面见癌组织浸润，另见肠壁慢性炎伴溃疡形成

肿瘤科多学科讨论及治疗

2018 年 10 月，血液基因检测示：*SNV* 基因突变，*KRAS*、*NRAS*、*PIK3CA*、*BRAF* 未见突变。开始第一次化疗，行术后辅助第 1 ～ 7 程 XELOX 方案化疗。

放射科化疗后多学科讨论意见

2019 年 4 月，上下腹部 CTA 检查（图 32-6）示：克罗恩病小肠术后改变，十二指肠水平段、空肠近段、回肠末段、结肠肠壁弥漫性增厚，盆腹腔渗出积液，较前均有所进展，较前新发右中腹部主动脉旁囊性灶（4.9cm），腹腔系膜、网膜旁多发小斑片结节影；中腹部肚脐后下缘局部腹壁疝样改变，伴局部肠道结构紊乱，局部肠壁旁可疑小点状游离积气影，局部粘连及微穿孔待排；胰腺头部脂肪浸润；胆囊炎症可能；腹腔多发小淋巴结。

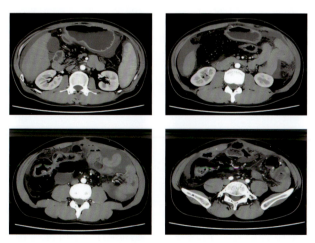

图 32-6　克罗恩病进展伴有癌变，考虑肿瘤种植

CT 提示回盲部乙状结肠存在内瘘，未及明显肠道穿孔，腹腔内覆膜尚可及种植转移灶。

肿瘤科再次多学科讨论意见

该患者克罗恩病诊断明确，治疗规范正确。克罗恩病是小肠癌的高发危险因素之一。当时，小肠癌术后未考虑靶向治疗是因为靶向药物易造成消化道出血、穿孔等，且靶向药物主要作用于大肠，而对小肠不敏感。当前，患者 CEA 进行性增高，考虑疾病进展、腹膜种植转移，建议更换化疗方式，考虑选择靶向治疗，要根据 *KRAS* 基因来定。

消化科再次多学科讨论意见

克罗恩病合并肿瘤，在 2 年内不用免疫抑制剂治疗；超过 5 年，可考虑使用免疫抑制剂治疗；2 ～ 5 年，可酌情考虑。如果肿瘤恶性程度较高，仍不能使用免疫抑制剂治疗。消化道肿瘤恶性程度多为中等，但如有腹膜转移种植，不能考虑免疫抑制剂治疗。当前，建议该患者采取肠内营养治疗。

后续治疗和随访

2019 年 5 月组织基因检测：（小肠）肠壁浆膜面见癌组织浸润，检测 *KRAS* 基因常见突变位点未见突变；检测 *NRAS* 基因常见突变位点未见突变；检测 *PIK3CA* 基因常见突变位点未见突变；检测 *BRAF* 基因常见突变位点未见突变。后行晚期一线第一程化疗——伊立替康＋亚叶酸钙＋ 5- 氟尿嘧啶，患者无法耐受继续化疗，放弃治疗。

总　结

该年轻患者被诊断为克罗恩病（$A_2L_3 + L_4B_{2p}$），先后予以美沙拉秦、激素、硫唑嘌呤、他克莫司等治疗，仍反复发生肠梗阻，内科保守治疗无效，最终手术切除小肠狭窄段，确诊克罗恩病合并小肠低分化腺癌，化疗及肠道原发疾病治疗控制不佳。研究报道，与非克罗恩病患者相比，克罗恩病患者发生小肠腺癌的风险增加数倍。此外，在克罗恩病患者中，小肠腺癌是最常见的小肠恶性肿瘤，并且相比于普通人群，在克罗恩病患者的诊断年龄更小，死亡风险增加7倍。小肠腺癌的临床表现是非特异性的，大多数诊断于术后切除梗阻性小肠段后获得。提高克罗恩病小肠肿瘤的检出率一直是临床关注的问题。对于诊断困难或高度疑诊肿瘤的患者，除常规的内镜检查及组织活检外，应强调早期手术治疗的重要性。

参考文献

[1] Pitra M, Karnos V. Small intestine adenocarcinoma associated with Crohn's disease [J]. Rozhl Chir, 2023, 102(2): 85-87.

[2] Faye AS, Holmer AK, Axelrad JE. Cancer in inflammatory bowel disease [J]. Gastroenterol Clin North Am, 2022, 51(3): 649-666.

上海交通大学医学院附属仁济医院

徐锡涛　沈　骏　冯　琦　赵子周

崔　喆　姜剑巍　肖秀英

Case 33

溃疡性结肠炎合并嗜酸性粒细胞增多症病例多学科讨论

消化科病史汇报

患者，男性，30岁，因"腹泻伴黏液脓血便半年，加重伴腹痛1天"入院。

2023年10月，患者在进食辛辣食物后排黄色稀糊状便，5～6次/日，无黏液脓血，无发热、腹痛，口服中药治疗无效，便次逐渐增至7～8次/日，伴脓血、里急后重感。外院行结肠镜检查：距肛门40cm以远可见糜烂及浅溃疡，黏膜充血、水肿。病理：中重度活动性炎，隐窝脓肿形成，病变符合溃疡性结肠炎。予口服美沙拉秦治疗；1周后，腹泻缓解，自行停药。2024年1月，患者进食豆制品后再发腹泻，解黏液脓血便，查血常规正常，口服美沙拉秦，症状缓解。2024年4月中旬，患者进食羊肉后症状反复，每日排黄色稀糊状便及脓血便10余次，伴左下腹隐痛，继续口服美沙拉秦治疗。复查血常规：白细胞计数 $9.09×10^9$/L，嗜酸性粒细胞计数 $0.86×10^9$/L，超敏C反应蛋白 10.65mg/L，红细胞沉降率 30mm/h。粪便常规：大量白细胞。粪便病原学阴性。肠道超声：全结肠肠壁增厚。予左氧氟沙星、甲硝唑口服1周，症状好转。4月29日，患者无诱因新发中上腹痛，NRS评分8分，放射至左背部，伴恶心，呕吐少量黄绿色液体1次，自服洛索洛芬钠后腹痛减轻。急诊查血常规：白细胞计数 $15.08×10^9$/L，嗜酸性粒细胞计数 $1.7×10^9$/L，超敏C反应蛋白 5.10mg/L。血清淀粉酶 198U/L，脂肪酶 391U/L。腹部CT检查示胰腺饱满、边缘毛糙，无明显渗出。以"溃疡性结肠炎可能"收入院。患者起病以来精神差，体重下降约15kg。

既往史、个人史、家族史、婚育史无特殊。

▶ **体格检查**

腹平软，中上腹及左上腹轻压痛，无反跳痛、肌紧张等。

▶ **辅助检查**

外周血白细胞计数 10.43×10^9/L，嗜酸性粒细胞计数 1.56×10^9/L；凝血、肝肾功能大致正常，血清脂肪酶 578U/L，血清淀粉酶 153U/L，超敏 C 反应蛋白 6.1mg/L。粪便常规＋隐血、便病原学均为阴性，便难辨梭菌毒素测定阴性。动植物、食物过敏原筛查阴性，麦胶性肠病自身抗体谱阴性。

胃镜检查示：慢性浅表性胃炎。结肠镜检查（图 33-1）示：全结肠、直肠黏膜弥漫性充血、水肿，多发点片状浅溃疡灶及糜烂灶，表面有薄白苔，质脆易出血。

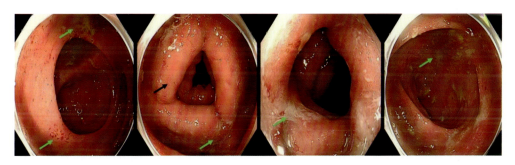

图 33-1 结肠镜表现：多发黏膜糜烂、溃疡（绿色箭头所示），表面覆白苔；黏膜明显充血、水肿（黑色箭头所示）

病理：活动性炎症，见隐窝脓肿，嗜酸性粒细胞浸润，部分标本嗜酸性粒细胞＞ 20/HPF。完善骨髓穿刺：未见原始细胞，嗜酸性粒细胞比例偏高；流式细胞学：CD3$^+$ T 细胞占淋巴细胞的 61.69%，其中 CD7dim$^+$ CD5dim$^+$ CD56part$^+$ CD8$^+$ CD4$^-$ 细胞占 20.80%，TRβC1$^+$ 占 11.38%，比例减低，考虑为克隆性 T 细胞；嗜酸性粒细胞占 16.84%，未见原始细胞。

考虑溃疡性结肠炎合并嗜酸性粒细胞增多症可能性大，予甲泼尼龙 40mg qd 静脉输液治疗。腹痛好转，排黄色糊状便，6 ～ 7 次 / 日，偶见少量鲜血。复查血常规：白细胞计数 12.18×10^9/L，嗜酸性粒细胞计数 0.39×10^9/L。1 周后，序贯口服泼尼松 45mg qd，患者解黄色成形软便，1 ～ 2 次 / 日。泼尼松每周减量 5mg，至 2024 年 8 月 14 日减停。复查肠道超声、血常规、超敏 C 反应蛋白正常，未复查肠镜。

影像科多学科讨论意见

患者先后三次完善肠道超声检查：发病时，肠道超声可见全结肠、直肠肠壁广泛增厚，未见腹腔积液。治疗后症状好转时复查，此前肠壁增厚完全好转。症状再发时，超声再次提示全结肠、直肠肠壁增厚。从肠道超声表现看，病变呈广泛连续性对称性分布，与治疗反应同步，均符合溃疡性结肠炎诊断。此外，超声未见浆膜腔积液、肠道狭窄等征象，也有助于鉴别诊断。2024 年 4 月 30 日，患者腹痛发作时完善腹部 CT 检查可见胰腺形态饱满，边缘毛糙，但未见明显渗出，血清学提示胰酶升高，不能除外轻症急性胰腺炎，患者后续保守治疗后症状好转，复查 CT 胰腺形态正常。建议继续动态随访，警惕胰腺炎再发。

病理科多学科讨论意见

患者两次肠道活检均提示黏膜活动性炎症伴大量炎症细胞浸润，可见隐窝炎、隐窝脓肿；第二次活检新见嗜酸性粒细胞增多。首先，患者肠道活检病理符合溃疡性结肠炎的组织学特征，即病变广泛，黏膜固有层内可见急慢性炎症细胞浸润，可见隐窝炎、隐窝脓肿。第二次病情活动，活检病理可见嗜酸性粒细胞增多，部分可多达 20/HPF，结合患者外周血嗜酸性粒细胞计数 $> 0.5 \times 10^9$/L，符合嗜酸性粒细胞增多症（eosinophilia）诊断标准。目前，研究发现部分溃疡性结肠炎患者在诊断明确时存在外周血和病变组织嗜酸性粒细胞增多症，这可能与预后不良相关。一项前瞻性队列研究纳入了 53 名未接受过药物治疗的新诊断中度溃疡性结肠炎患者，发现 37 名（占比约为 70%）患者存在病变组织内黏膜嗜酸性粒细胞增多症，而所有这些患者在接受为期 1 个月的激素联合美沙拉秦治疗后，均效果不佳，且其内镜下 Mayo 评分显著高于没有合并组织内嗜酸性粒细胞增多的患者，但该结果受纳入受试者数量过少的影响。还有研究表明，在溃疡性结肠炎患者中，组织内平均嗜酸性粒细胞密度增加与维得利珠单抗治疗无效存在相关性。因此，建议临床医师后续采取更积极的治疗策略来应对可能出现的治疗效果不佳等情况。其次，患者的情况需与嗜酸性粒细胞性胃肠炎相鉴别，后者的症状及组织学特点与肠壁受累深度相关。有研究指出，此类患者的每高倍镜下嗜酸性粒细胞计数显著升高，达 60 ～ 100/HPF，黏膜层受累的患者可以表现类似于溃疡性结肠炎患者的腹痛、血便等症状，但多数仍以恶心、腹胀等非特异性症状为常见表现，内镜下也可见类似于溃疡性结肠炎患者的表现，但以黏膜轻微水肿、红斑为主，且由于诊断嗜酸性粒细胞性胃肠炎需除外可能导致嗜酸性粒细胞继发性升高的疾病，故暂不考虑诊断该病。再次，患者肠道病理标本未见寄生虫存在证据，结合该患者外周血病原学检查，不考虑肠道寄生虫感染所致嗜酸性粒细胞增多症。最后，需除外原发血液系统疾病所致嗜酸性粒细胞增多症，结合骨髓穿刺病理结果：骨髓有核细胞数不少，未见原始细胞，嗜酸性粒细胞比例偏高，患者血液系统肿瘤证据不足。

血液科多学科讨论意见

该患者血液系统改变以嗜酸性粒细胞升高为主要特点，患者首次出现肠道症状时，第一次病变组织活检未见嗜酸性粒细胞增多；第二次肠道活检时，部分标本可见嗜酸性粒细胞聚集，且外周血白细胞计数 15×10^9/L，嗜酸性粒细胞计数 1.7×10^9/L。依据《中国嗜酸性粒细胞增多症诊断和治疗指南（2024版）》，当患者出现外周血嗜酸性粒细胞计数 $\geq 1.5 \times 10^9$/L，且白细胞分类计数嗜酸性粒细胞比例 $\geq 10\%$ 时，应进一步检查，以明确嗜酸性粒细胞增多症的病因。首先，需考虑患者是否存在可以解释嗜酸性粒细胞增多的原发疾病。患者起病时临床症状及内镜下表现、组织病理学特征表明溃疡性结肠炎诊断明确，且加用美沙拉秦治疗有效。故首要考虑消化系统疾病继发嗜酸性粒细胞增多症。现有研究表明，约 $10\% \sim 20\%$ 的溃疡性结肠炎患者在确诊溃疡性结肠炎时发现外周血嗜酸性粒细胞计数 $> 0.5 \times 10^9$/L，且与预后不良相关。其次，需要除外血液系统原发疾病导致嗜酸性粒细胞增多症，故对该患者完善骨髓穿刺涂片、病理检查及流式细胞分析，但未见骨髓细胞发育异常，未查见原始细胞或髓系、淋系肿瘤证据，仅见嗜酸性粒细胞比例升高，存在克隆性 T 细胞，不能除外 T 淋巴细胞变异型嗜酸性粒细胞增多症。该病属于继发性嗜酸性粒细胞增多症的一种，即由其他类型的细胞过量生成嗜酸性粒细胞生成因子，引起嗜酸性粒细胞的多克隆扩增，具体机制暂不明确，其可继发于实体肿瘤、T 细胞淋巴瘤等疾病。该病罕见，属非恶性淋巴细胞克隆群所导致的嗜酸性粒细胞增多，以皮肤和软组织受累为主，心血管系统、呼吸系统和关节受累较为少见，肠道受累更为罕见。

最后，可能引起外周血及组织嗜酸性粒细胞升高的疾病还有寄生虫感染及过敏性疾病等，患者已完善相关检验检查，无诊断线索，暂不考虑。

综上，该患者首要考虑溃疡性结肠炎继发嗜酸性粒细胞增多症，结合流式细胞分析的结果不除外 T 淋巴细胞变异型嗜酸性粒细胞增多症。在治疗方面，均可以考虑糖皮质激素治疗；如治疗效果不佳，则需考虑 T 淋巴细胞变异型嗜酸性粒细胞增多症的可能，届时可酌情加用美泊利单抗（IL-5 特异性单抗）或干扰素治疗。

最终诊断

溃疡性结肠炎继发嗜酸性粒细胞增多症；T 淋巴细胞变异型嗜酸性粒细胞增多症不除外；轻症急性胰腺炎可能。

总　结

该患者以腹痛、腹泻伴黏液脓血便起病，血清学提示白细胞、中性粒细胞、嗜酸性粒细胞计数升高，炎症指标明显升高；粪便常规可见大量红细胞、白细胞；结肠镜检查发现全结肠、直肠黏膜弥漫性充血、水肿，散在浅溃疡，表覆白苔，触之易出血。两次病理均见大量炎症细胞浸润伴隐窝炎、隐窝脓肿，第二次病理回报可见嗜酸性粒细胞浸润。在诊断方面，首先结合患者临床表现、实验室检查、内镜及病理组织学进行综合判断，考虑溃疡性结肠炎诊断成立。其次，患者在病程中查见外周血嗜酸性粒细胞计数 $> 0.5 \times 10^9$/L，符合嗜酸性粒细胞增多症诊断，病因考虑为溃疡性结肠炎继发嗜酸性粒细胞增多症。在鉴别诊断方面，需与嗜酸性粒细胞性胃肠炎相鉴别，后者可以表现为腹痛、腹泻及血便等症状，内镜下也可见黏膜溃疡、水肿，活检可见隐窝受损，且患者合并外周血 IgE 升高，这些均为支持点。但嗜酸性粒细胞性胃肠炎症状多样，因受累肠道壁层次不同，可以有腹痛、腹泻、肠梗阻、肠套叠、腹腔积液等多种表现，临床表现不特异，且内镜下表现以非特异性的水肿、红斑等为主，病变部位以上消化道、小肠最多见；免疫组化方面，嗜酸性粒细胞性胃肠炎以嗜酸性粒细胞广泛浸润为主，数量可高达 50 ~ 60/HPF，而隐窝炎、隐窝脓肿等隐窝结构的破坏并不常见。最后，嗜酸性粒细胞性胃肠炎的诊断成立必须除外可能导致该现象的原发病。综上，该患者暂不考虑嗜酸性粒细胞性胃肠炎。此外，患者骨髓中发现部分克隆 T 细胞，故还需与血液系统原发疾病相鉴别。完善骨髓穿刺，送检涂片、病理及流式细胞学检查，但未见原始细胞，未见其他可能导致嗜酸性粒细胞增多症的造血系统疾病（如髓系或淋系肿瘤），但鉴于流式细胞学检查发现患者明确存在克隆 T 细胞，仍不除外 T 淋巴细胞变异型嗜酸性粒细胞增多症，后者临床表现常以皮肤和软组织受累为主，肠道受累罕见。研究指出，部分患者可能在多年后进展至淋巴瘤。故后续还需密切关注外周血嗜酸性粒细胞计数变化。综上，该患者全部病程及临床表现可以溃疡性结肠炎为原发病解释，从一元论角度出发诊断溃疡性结肠炎继发嗜酸性淋巴细胞增多症更为合适。

目前研究认为，嗜酸性粒细胞升高虽不是溃疡性结肠炎的典型表现，但在疾病活动期或溃疡较为严重的区域可能存在嗜酸性粒细胞浸润，嗜酸性粒细胞可以通过释放炎性介质参与肠道屏障的破坏。最新研究发现，溃疡性结肠炎患者起病时外周血嗜酸性粒细胞计数与患者的疾病严重程度及预后存在关联，溃疡性结肠炎患者在起病时如发现外周血嗜酸性粒细胞计数 > $0.5 \times 10^9/L$，与后续病程中出现激素依赖、使用多种生物制剂治疗以及接受溃疡性结肠炎相关手术治疗存在相关性。部分溃疡性结肠炎患者可能因为对某些食物的过敏反应或合并寄生虫感染而导致嗜酸性粒细胞升高。对于本例患者，后续亦完善动植物及食物等过敏原筛查，并无阳性发现，考虑过敏性疾病的可能性小。

治疗方面，无论是溃疡性结肠炎还是嗜酸性粒细胞增多症，均可首先尝试糖皮质激素治疗，又因本例患者在病程中发现嗜酸性粒细胞升高，根据现有研究，该现象可能与不良预后相关，故可选择更为积极、强度更高的治疗策略。在积极加用静脉激素治疗并序贯口服激素治疗后，患者肠道症状缓解明显，外周血嗜酸性粒细胞计数迅速降至正常水平，在序贯口服激素逐渐减停过程中，症状基本稳定。上述均符合溃疡性结肠炎合并嗜酸性粒细胞增多症的诊断。

参考文献

[1] Leoncini G, Villanacci V, Marin MG, et al. Colonic hypereosinophilia in

ulcerative colitis may help to predict the failure of steroid therapy [J/OL]. Techniques in Coloproctology, 2018, 22(12): 941-946.

[2] Yerushalmy-feler A, Lujan R, Loewenberg Weisband Y, et al. Peripheral blood eosinophilia at diagnosis of inflammatory bowel disease is associated with severe disease course; a nationwide study from the epi-IIRN cohort[J/OL]. J Crohn Colitis, 2024: jjae130.

[3] Click B, Anderson AM, Koutroubakis IE, et al. Peripheral eosinophilia in patients with inflammatory bowel disease defines an aggressive disease phenotype[J/OL]. Am J Gastroenterol, 2017, 112(12): 1849-1858.

北京协和医院

徐 蕙

北京协和医学院

田博文

Case 34

克罗恩病狭窄并发小肠腺癌病例多学科讨论

消化科病史汇报

患者，女性，34岁，因"反复腹痛、腹泻9年余，加重4天"入院。

2014年，患者在无明显诱因下出现左下腹疼痛，解脓血便，至当地医院就诊。肠镜检查示炎症性肠病，病理示黏膜组织慢性炎，间断用柳氮磺吡啶及美沙拉秦治疗，症状稍有改善，但左下腹疼痛仍反复发作，大便2～3次/日，黄糊状。2015年7月，至南京大学医学院附属鼓楼医院消化科就诊。肠镜检查（图34-1）示回盲瓣狭窄，内镜无法通过，窥见回肠末段有纵形溃疡，病理示符合克罗恩病。遂于2015年8月31日启用英夫利昔单抗治疗，用药期间无明显不适，第四次用药前，未按医嘱行英夫利昔单抗浓度及抗抗体检测。2016年8月，患者再发腹痛、腹泻，大便2～3次/日，混有黏液，症状不能缓解。8月9日，复查肠镜（图34-2）示：回盲瓣变形，持续开放，轻度狭窄，肠镜通过稍有阻力，回肠末段见纵形溃疡，基底为疤痕样改变，表面糜烂，全结肠见散在阿

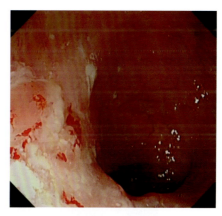

图34-1　肠镜检查（2015年7月13日）示：回肠末段见纵形溃疡，回盲瓣狭窄

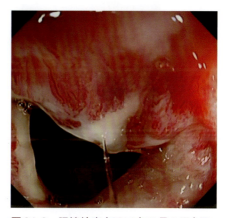

图34-2　肠镜检查（2016年8月9日）示：回盲瓣持续开放，轻度狭窄，回肠末段溃疡，基底为疤痕样改变，全结肠见散在阿弗他溃疡，直肠溃疡表面有脓性分泌物

弗他溃疡，直肠溃疡稍大，0.5～0.6cm，肛门口显著充血，表面有脓性分泌物，诊断克罗恩病（活动期）。同期病理示：（回肠末段）慢性非活动性肠炎；（横结肠）慢性活动性肠炎伴肉芽组织增生；（直肠）慢性活动性肠炎伴肉芽组织增生，局部见神经节细胞增生。

小肠CT提示回盲部及回肠末段局部肠管不均匀增厚伴分层样强化，系膜侧多发渗出伴多发小淋巴结。考虑患者克罗恩病活动期，加用硫唑嘌呤50mg qd治疗，后因白细胞计数减低而停用。继续在鼓楼医院消化科规律行英夫利昔单抗治疗。2017年，患者因怀孕自行停药；后于2018年7月20日恢复使用英夫利昔单抗；至2019年10月29日查英夫利昔单抗浓度＜0.4μg/mL，抗抗体（＋），C反应蛋白、血小板计数轻度升高，考虑继发性失应答。从2020年1月开始应用阿达木单抗治疗，其间曾因再次怀孕而短暂停药，具体时间不详，未予规律复查。2023年9月11日，患者腹痛加剧，多为进食后出现，伴呕吐，有排气、排便，发热热峰38.5℃。9月12日，当地医院查腹部CT（图34-3A）示：腹部肠腔积液伴气液平，考虑肠梗阻可能，盆腔少量积液。当地医院予以禁食、补液、抗感染等治疗后，患者腹痛好转。9月17日，复查CT（图34-3B）示：部分小肠肠壁增厚，部分肠管轻度扩张伴气液平，较前片部分好转。

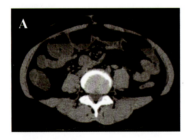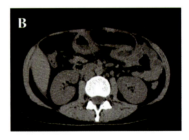

图34-3　全腹部CT检查示：肠腔积液伴气液平，局部小肠壁增厚。图A：2023年9月12日CT；图B：2023年9月17日CT

2023年9月27日，鼓楼医院肠道超声检查（图34-4）示：回肠末段、远段节段性肠壁增厚，肠壁内溃疡形成，伴肠壁周围渗出，考虑炎性病变，伴肠系膜炎性脂肪增生、肠系膜淋巴结肿大、腹盆腔积液，IBUS-SAS总分97分。

2023年9月28日，小肠CT三维成像（图34-5）示：①回肠末段、降结肠、乙状结肠、直肠壁及盆腔内部分小肠肠壁增厚，回盲部及回肠末段肠壁为著，局部管腔狭窄，肠系膜间隙浑浊伴多发渗出、多发小淋巴结；②部分肠管异常扩张伴气液平；③盆腔积液，腹腔少量积液。

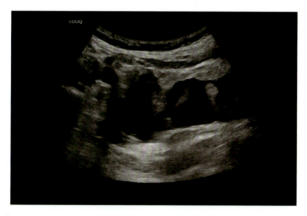

图 34-4　肠道超声（2023 年 9 月 27 日）：回肠末段、远段节段性肠壁增厚，肠壁内溃疡形成，伴肠壁周围渗出，考虑炎性病变，伴肠系膜炎性脂肪增生、肠系膜淋巴结肿大、腹盆腔积液

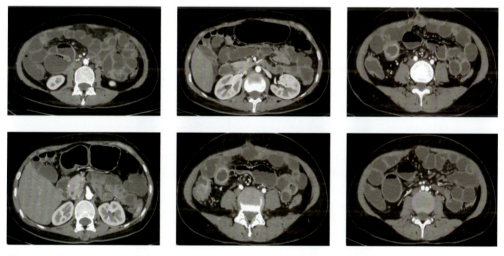

图 34-5　小肠 CT 三维成像（2023 年 9 月 28 日）：腹部肠腔积液伴气液平，考虑肠梗阻可能，盆腔少量积液

2023 年 9 月 29 日，腹部平片（图 34-6A）示肠梗阻，予以禁食、胃肠减压、补液、抗感染等治疗；1 天后（9 月 30 日），复查腹部平片（图 34-6B）示肠梗阻征象较前（9 月 29 日）减轻。

2023 年 10 月 1 日，开始鼻饲全肠内营养液，逐渐过渡至百普力肠内营养液 100mL/h，回当地医院后改用能全力肠内营养液鼻饲。2023 年 10 月 25 日晚间，患者再发腹痛、腹胀，肛门停止排气。腹部立位片（图 34-7）提示肠梗阻。10 月 26 日，鼓楼医院急诊行全腹部 CT 平扫（图 34-8）示：腹盆腔内多发肠管积气积液扩张伴多发气液平，肠梗阻可能，部分肠壁增厚，腹盆腔内渗出、积液。

为进一步诊治，急诊以"克罗恩病，肠梗阻"收入消化科。本次发病后，患者未管饲，睡眠欠佳，未解大便，伴排气，体重变化不明显。

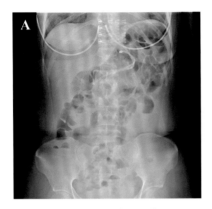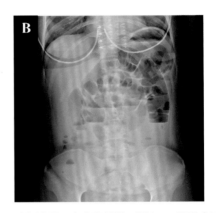

图 34-6　立位腹平片。图 A：（2023 年 9 月 29 日）肠腔气液平，考虑肠梗阻；图 B：1 天后（9 月 30 日），肠梗阻较前改善

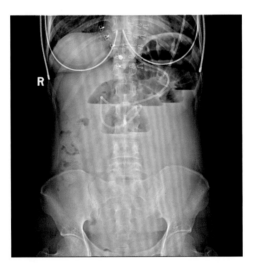

图 34-7　立位腹平片（2023 年 10 月 25 日）：肠腔宽大气液平，提示肠梗阻加重

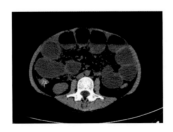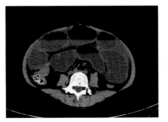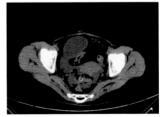

图 34-8　全腹部 CT 平扫（2023 年 10 月 26 日）：腹盆腔内多发肠管积气积液扩张伴多发气液平，肠梗阻可能，部分肠壁增厚，腹盆腔内渗出、积液

▶ **体格检查**

体温 36.3℃，脉搏 56 次 / 分，呼吸 18 次 / 分，血压 121/88mmHg，BMI 19.92kg/m²，神志清楚，精神可，中度贫血貌，皮肤、巩膜无黄染，浅表淋巴结未触及肿大，腹部膨隆，可见陈旧性剖宫产手术疤痕，腹部稍饱满，脐周压痛，无腹部反跳痛，无肌紧张，肝脾肋下未触及，墨菲征（－）。肝肾区无叩击痛，移动性浊音（－），肠鸣音约 1 次 / 分。双下肢无水肿。

▶ **实验室检查**

血常规：白细胞计数 7.2×10⁹/L，中性粒细胞百分率 61%，血红蛋白量 89g/L，血小板计数 287×10⁹/L。尿常规：尿蛋白弱（＋），尿酮体（3＋）。大便常规＋隐血：隐血（＋）。生化全套：白蛋白 33.1g/L，肌酐 34μmol/L，余无明显异常。C 反应蛋白 38.6mg/L。降钙素原 0.037ng/mL。消化道肿瘤六项、传染病八项、T-SPOT、抗心磷脂抗体四项、CMV-DNA、EBV-DNA、免疫球蛋白 IgG₄、甲状腺功能五项、抗中性粒细胞胞浆抗体、自身抗体、凝血四项和 D- 二聚体、大便菌群比和大便培养均未见异常。

▶ **辅助检查**

2023 年 10 月 31 日，全腹部增强 CT 检查（图 34-9）示：下腹部局部小肠增厚伴软组织肿块，其以上肠管扩张。网膜增厚、浑浊伴多发软组织结节；腹盆腔肠系膜多发淋巴结，部分肿大。腹盆腔渗出，积液较前（2023 年 10 月 26 日）增多。

影像科多学科讨论意见

2023 年 9 月，该患者 CT 检查见回肠远端呈活动性改变，肠黏膜强化明显，肠壁增厚水肿，分层样改变。2023 年 10 月，CT 检查见胸腔、腹腔积液明显增加，腹膜见多发小结节（图 34-9A），肠管扩张明显（图 34-9B），除有梗阻表现外，腹膜浑浊，肠系膜多发淋巴结，回肠中远段可见梗阻部位肠壁明显增厚狭窄（图 34-9C），周围有软组织密度影（图 34-9D），盆腔腹膜也明显增厚。根据影像学表现，结合既往病史，克罗恩病诊断明确，但患者病情在 1 个月内进展明显，胸腹水明显增加，肿瘤也不能排除。

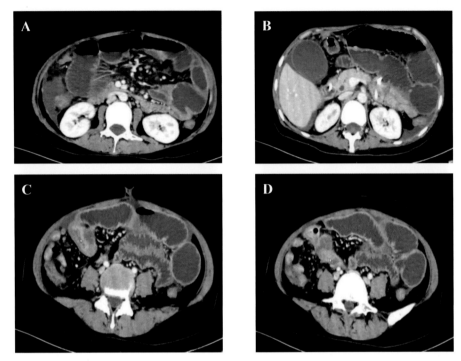

图 34-9　全腹部增强 CT（2023 年 10 月 31 日）：下腹部局部小肠增厚伴软组织肿块，其以上肠管扩张。网膜增厚、浑浊伴多发软组织结节；腹盆腔肠系膜多发淋巴结，部分肿大。腹盆腔渗出，积液较前（2023 年 10 月 26 日）增多

消化科多学科讨论意见

　　该患者为青年女性，有克罗恩病病史 9 年，曾使用传统治疗（激素、硫唑嘌呤）以及生物制剂治疗（英夫利昔单抗、阿达木单抗），病程中多次出现肠梗阻表现。2023 年 9 月，腹部 CT 检查提示肠壁分层明显，考虑肠道炎症较重造成梗阻表现，原拟肠内营养治疗诱导缓解后行小肠镜检查，但治疗 1 个月后再发梗阻。复查增强 CT 即可见腹膜浑浊明显，肠系膜多发淋巴结肿大，且狭窄部位可见软组织肿块，考虑局部狭窄经内科治疗效果不佳，且不能排除克罗恩病合并小肠癌可能，有外科手术指征。

普外科多学科讨论意见

　　同意消化科意见，患者有反复肠梗阻表现，且腹部 CT 检查提示肠梗阻较前加重，合并腹膜浑浊表现，肠系膜淋巴结肿大。2023 年 9 月，腹部 CT 检查

回肠分层强化明显处，在此次 CT 上可见不规则肿块影，伴肠管狭窄，目前有剖腹探查指征，依据术中情况再决定下一步治疗措施。

最终诊断

①肠梗阻；②克罗恩病活动期（$A_2B_2L_3$）；③腹腔占位？

治疗及随访

在患者住院期间，予以禁食、胃肠减压、补液、抗感染等对症治疗后，于 2023 年 10 月 30 日置入深静脉导管行完全肠外营养支持治疗。10 月 31 日，转至普外科行开腹探查术。术中见腹腔大量淡黄色腹水，总量约 2000mL，距离回盲部 40cm 处小肠质硬狭窄，表面见粟粒样结节，考虑小肠占位可能性大，远端肠腔空虚，近端扩张梗阻，继续探查见大网膜、小肠系膜、结肠系膜、肠脂垂及盆壁多发质硬结节，考虑小肠占位伴腹腔广泛转移可能性大，向医疗组主任汇报，并再次与患者家属沟通，术中诊断考虑：①小肠占位伴腹腔广泛转移可能；②肠梗阻；③腹腔粘连；④剖宫产术后。遂最终决定行"开腹探查术＋腹腔粘连松解术＋小肠减压术＋小肠部分切除术＋网膜结节活检术＋回肠末段造口术＋腹腔冲洗引流术"。术中病理（图 34-10）见：距 4.5cm 切缘的 10cm 处局部肠壁增厚伴肠腔狭窄，大小约为 5cm×2cm×2cm，周围肠壁部分区黏膜面灰红粗糙，并可见纵形溃疡。肠管局部浆膜面可见多枚结节状凸起，直径为 0.2～1.0cm。检查结论：（部分肠管）腺癌，中－低分化，局灶为黏液腺癌成分。组织穿透肠壁肌层达浆膜面，浆膜面见多灶癌结节形成，脉管内见癌栓，肠周淋巴结 2/6 枚见癌转移；周

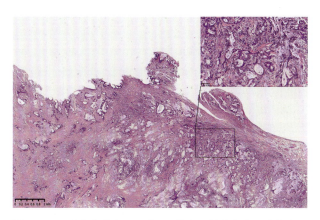

图 34-10 手术病理（2023 年 10 月）：低分化小肠腺癌（HE 染色，×20；×40）

围肠黏膜示慢性活动性肠炎伴广泛幽门腺化生，系膜侧溃疡形成伴黏膜肌层增厚，并可见裂隙状溃疡，符合克罗恩病病理组织学改变；（网膜结节）脂肪组织内见癌组织。免疫组化：癌细胞表达 EGFR（－），MLH1（＋），MSH2（＋），MSH6（＋），PMS2（＋），Ki67（密集区约 80%＋），CK20（＋），CDX-2（3＋），HER2（4B5）（3＋），SATB2（弱＋）。

术后，患者于 2023 年 11 月 30 日至鼓楼医院肿瘤科行后续治疗。2023 年 12 月 2 日，复查 CT 提示腹部术后观，右侧下腹部造瘘口，部分肠管局部增厚；腹盆腔积液、渗出，腹水较前（2023 年 10 月 30 日）减少；网膜增厚、浑浊伴多发软组织结节，腹腔、腹膜后多发淋巴结肿大，较前进展。2023 年 12 月 6 日，行 FOLFOX 双周方案化疗，过程顺利；12 月 23 日，行西妥昔单抗＋FOLFOX 双周方案化疗，过程顺利；但患者于 2024 年 1 月再发肠梗阻，无法进行后续化疗，转回当地。目前已失访。

讨　论

炎症性肠病是一组以慢性炎症为特征的疾病，这些疾病通常涉及消化道的不同部位，导致症状持续或反复发作，例如腹痛、腹泻、疲劳和体重减轻等。已有研究表明，炎症性肠病患者，特别是病程长、炎症活动较重的患者，患恶性肿瘤的风险较一般人群高。最常见的肿瘤类型有结肠癌和小肠腺癌。这些肿瘤通常发生在长期慢性炎症的背景下，在溃疡性结肠炎患者中更为突出。小肠腺癌（small intestine adenocarcinoma）是起源于小肠黏膜表面腺细胞的恶性肿瘤，属于小肠恶性肿瘤的一种类型，通常发生在十二指肠、空肠和回肠等部位。小肠腺癌相对罕见，约占所有消化道恶性肿瘤的 2%～3%，预后通常较差，因为大多数病例在发现时已达晚期。

克罗恩病合并小肠腺癌患者的存活率低于散发性小肠腺癌。研究报道，克罗恩病相关的小肠腺癌患者的两年存活率为 9%，而新诊断的小肠癌患者的两年存活率为 15%～25%。因此，尽早识别并研究克罗恩病并发小肠癌的临床特点和转归是至关重要的。

近期有文献对 7 例克罗恩病并发小肠癌的患者进行回顾性研究和分析，发现克罗恩病与小肠癌共患病具有一定的临床特点：患者以男性为主；克罗恩病多先于小肠癌发生；回肠受累，及出现狭窄、慢性瘘管等复杂的疾病行为。与散发性病例相比，有小肠癌的克罗恩病患者明显更年轻，回肠受累比例更高，肿瘤分化程度也更差。临床医生应尽早识别这些共患因素，并及时发现相关疾病。此外，该患者肿瘤样本存在 *TP53*、*SMAD4*、*STK11* 等体细胞驱动基因突变，及 *FAT1*、*BRCA2* 等胚系易感基因突变，提示相关信号通路可能在炎癌转化方面发挥作用。

克罗恩病并发小肠癌的临床鉴别诊断存在困难，极易发生漏诊。目前，小肠癌的诊断主要依赖于手术后组织样本的病理检查或小肠镜活检，但对于小肠狭窄部位的癌变，活检标本的阳性率不高，而腹部 CT 等影像学检查的诊断效能有限，也缺乏相关的预测模型。

回顾该病例的诊治过程，患者虽然相对早地使用了生物制剂，但其间两次因怀孕而自行停药，用药及检查依从性相对不高，直至肠梗阻频繁发作才重视。因此，该病例提醒我们，遇到慢性克罗恩病并发肠梗阻的患者要警惕小肠癌的可能，临床医生需要对患者加强健康宣教，并对潜在的恶性转变保持警惕，及时筛查和诊断对患者的治疗和预后是至关重要的。

参考文献

[1]　Barsouk A, Rawla P, Barsouk A, et al. Epidemiology of cancers of the small intestine: trends, risk factors, and prevention [J]. Medical Sciences, 2019, 7(3): 46.

[2]　Widmar M, Greenstein AJ, Sachar DB, et al. Small bowel adenocarcinoma in Crohn's disease [J]. J Gastrointest Surg, 2011, 15(5): 797-802.

[3]　Axelrad JE, Olén O, Sachs MC, et al. Inflammatory bowel disease and risk of small bowel cancer: a binational population-based cohort study from Denmark and Sweden [J]. Gut, 2020: gutjnl-2020-320945.

南京大学医学院附属鼓楼医院
张晓琦

Case 35

肠套叠伴小肠梗阻病例多学科讨论

消化科病史汇报

患者，女性，33 岁，因"反复腹痛 2 年，加重伴呕吐 1 周"入院。

2020 年，患者在无明显诱因下反复出现中上腹部隐痛，每次持续约半天，后可自行缓解，当时未予重视。2022 年底，患者腹痛症状较前加重，伴有恶心、呕吐，呕吐物为胃内容物，遂至上海交通大学医学院附属仁济医院就诊。查腹部 CT 平扫：左侧腹部肠套叠伴小肠梗阻，肝实质小片低密度灶。查腹部 CTA：空肠、回肠肠腔内多发占位，伴空回肠交界处套叠样改变，息肉或者间质瘤待排，请结合临床并完善小肠镜检查；肝脏近膈顶微小囊肿，肝右叶血管瘤及钙化灶；盆腔少量积液。后予以禁食、补液支持治疗。急诊复查血红蛋白 75g/L，病程中，患者无腹泻，无黑便，无黏液脓血便，无里急后重感，无便秘，无发热、寒战，无胸闷、心悸，无咳嗽、咳痰，无头晕、头痛，无晕厥等不适。为进一步检查治疗，收入住院。

▶ **体格检查**

体温 36.5℃，脉搏 74 次 / 分，呼吸 20 次 / 分，血压 116/65mmHg，神清，气平，贫血貌。眼睑无水肿，睑结膜苍白，巩膜无黄染，双侧瞳孔等大等圆。颈软。双肺呼吸音清，未闻及干湿啰音。心率 74 次 / 分，律齐，各瓣膜未及病理性杂音。腹部外形无异常，腹部软，无压痛反跳痛，肝脾肋下未及，无移动性浊音，肠鸣音存在（3 次 / 分）。四肢肌力、肌张力正常，双下肢无水肿。

▶ **实验室检查**

白细胞计数 $3.85×10^9$/L，红细胞计数 $4.12×10^{12}$/L，血红蛋白 76.0g/L（↓），血小板计数 $469.00×10^9$/L（↑），超敏 C 反应蛋白 ＜ 0.499mg/L，钾 3.76mmol/L，钠 140.6mmol/L，氯 103.0mmol/L，红细胞比容 0.28L/L（↓），

红细胞平均体积 67.50fL（↓），平均血红蛋白量 18.40pg（↓），平均血红蛋白浓度 273.00g/L（↓），淋巴细胞比率 30.40％，嗜碱性粒细胞比率 0.30％，嗜酸性粒细胞比率 4.70％，单核细胞比率 13.20％（↑），中性粒细胞比率 51.40％，淋巴细胞数 $1.17×10^9$/L，嗜碱性粒细胞 $0.01×10^9$/L，嗜酸性粒细胞 $0.18×10^9$/L，单核细胞 $0.51×10^9$/L，中性粒细胞数 $1.98×10^9$/L，红细胞分布宽度 47.90％。临检检验报告：红细胞沉降率 6mm/h。免疫检验报告：乙肝表面抗体 1000.00 mU/mL（↑），乙肝表面抗原、乙肝 e 抗原、乙肝 e 抗体、乙肝核心抗体、乙肝核心 IgM 抗体、丙肝病毒抗体、甲型肝炎抗体 IgM、戊型肝炎抗体 IgG、戊型肝炎抗体 IgM、乙型肝炎病毒前 S1 抗原、人类免疫缺陷病毒抗体、梅毒螺旋体抗体阴性。肝肾功能、血脂正常。免疫检验报告：甲胎蛋白 0.5ng/mL，癌胚抗原 0.72ng/mL，糖类抗原 125 6.1U/mL，糖类抗原 153 10.30U/mL，糖类抗原 199 10.50U/mL，糖类抗原 242 8.46U/mL，糖类抗原 50 6.38U/mL，糖类抗原 724 0.93U/mL，非小细胞肺癌相关抗原 2.99ng/mL，神经原特异烯醇化酶 7.86ng/mL。出凝血系列和甲状腺功能正常。

放射科多学科讨论意见

复习辅助检查：2023 年 1 月 5 日，仁济医院腹部 CT 平扫示左侧腹部肠套叠伴小肠梗阻，肝实质小片低密度灶。2023 年 1 月 6 日，腹部 CTA 检查（图 35-1）示：空肠、回肠肠腔内多发占位伴空回肠交界处套叠样改变，息肉？间质瘤？请结合临床并完善小肠镜检查，肝脏近膈顶微小囊肿，肝右叶血管瘤及

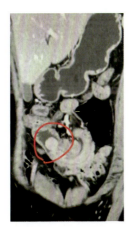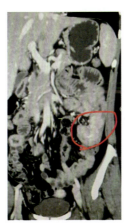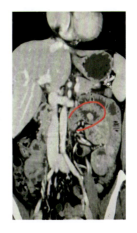

图 35-1　红色圈画部分为肠梗阻，可疑息肉

钙化灶，盆腔少量积液。2023 年 1 月 11 日，腹部 CT 复查示：肠梗阻，左中下腹小肠多发肠壁增厚，肠腔狭窄，左侧腹部小肠套叠可能。

2023 年 1 月 13 日，下腹部肠道增强 MRE 示左上腹部空肠肠壁局部增厚伴套叠样改变，空回肠肠交界处肠腔内占位一肿瘤？请结合临床及内镜进一步检查。

放射科整体意见：患者左下腹小肠息肉可能，如梗阻难以缓解，可以考虑手术。该患者不考虑克罗恩病。

消化科多学科讨论意见

再次体检，着重检查患者口唇侧，可见色素沉着（图 35-2），需要考虑患者家族性腺瘤性息肉病或者 Peutz-Jeghers 综合征（Peutz-Jeghers syndrome，PJS）。

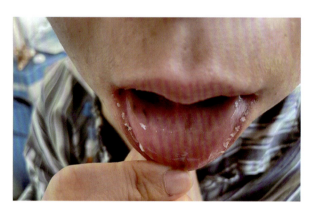

图 35-2　下唇可见色素沉着

外科多学科讨论意见

由于该患者肠梗阻是明确的，所以建议在有条件的情况下择期完善肠道 MRE 检查以明确诊断；如患者不愿意再行检查，可以手术治疗，建议与患者沟通。

后与患者及其家属沟通，患者选择手术。

病理科术后多学科讨论意见

该患者切除部分为小肠，病理检查（图 35-3）示：小肠肿瘤其一为 Peutz-Jeghers 息肉，小肠肿瘤其二为 Peutz-Jeghers 息肉伴局灶高级别上皮内瘤变，肠管两侧切缘、基底切缘均为（－）。结合患者的下唇色素沉着，提示有 Peutz-Jeghers 综合征的可能，请密切随访。

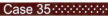

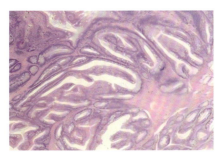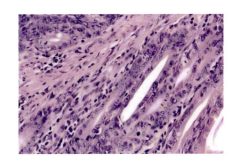

图 35-3　小肠病理表现为 Peutz-Jeghers 综合征

消化科多学科讨论意见

患者进一步查全外显子组测序 *STK11* 基因，STK11:c.464 ＋ 1G ＞ C 被认为是致病性变异。该患者为杂合性（图 35-4）。

样本类型	血液样本		医疗机构	上海交通大学医学院附属仁济医院		送检日期	2023-01-12
样本编号						采样日期	2023-01-12
肿瘤史							
家族史	无						

附注：以上信息以受检者送检时提供的信息为准，本次检测不对这些内容进行判断或解读。

检测结果				
➕ 阳性，检测到具有临床意义的变异				
基因	**转录本**	**检测结果**	**基因型**	**临床提示**
STK11	NM_000455.5	c.464+1G>C	杂合型	致病性变异

图 35-4　全外显子组测序显示该患者 *STK11* 基因杂合性突变

最终诊断

最终诊断为黑斑息肉综合征、小肠肿瘤、肠梗阻、肠套叠、中度贫血。

讨　论

Peutz-Jeghers 综合征是一种错构瘤性息肉综合征，发生胃肠道（如结直肠、胃和小肠）和肠道外（如乳腺、胰腺、宫颈、子宫、卵巢、睾丸和肺部）癌症的累积终身风险非常高（高达 93%）。患者需终身接受强化癌症监测（包括预防性息肉切除术），以预防息肉病并发症，以及在更早期发现癌症。小肠梗阻是常见的并发症，高达 70% 的患者在 18 岁前需要进行开腹手术。Peutz-

Jeghers 综合征是一种罕见的常染色体显性遗传疾病，以 *STK11* 基因生殖细胞系突变导致的错构瘤性息肉为特点。*STK11* 基因（也称 *LKB1*）编码一种丝氨酸 / 苏氨酸激酶，该激酶可以激活 AMPK 和负调控 mTOR 信号通路 1。*STK11* 是一个抑癌因子，功能缺失后可以促进细胞增殖和肿瘤发生。该变异引起标准剪切位点突变，命名为 *STK11*:c.464 ＋ 1G ＞ C，使 *STK11* 基因的第 3 号内含子的标准剪切供体发生变化。在 NHLBI 的 Exome 测序项目中，约 6500 名欧洲和非洲裔美国人血统中未观察到该变异，表明其不是这些人群中的良性变异。生物信息学预测分析表明，该变异可能影响蛋白结构或功能。多项研究表明，基因剪切异常可能引起无义突变介导的 mRNA 降解，从而导致 STK11 蛋白表达缺失，剪接供体位点变异通常是致病性的。根据已有的证据，*STK11*:c.464 ＋ 1G ＞ C 被认为是致病性变异。界定性特征是皮肤黏膜色素沉着和胃肠道息肉。

参考文献

[1] Jelsig AM, Wullum L, Kuhlmann TP, et al. Risk of cancer and mortality in Peutz-Jeghers syndrome and Juvenile Polyposis syndrome: a nationwide cohort study with matched controls[J]. Gastroenterol, 2023, 165(6): 1565-1567.

上海交通大学医学院附属仁济医院

沈　骏　冯　琦　赵子周　崔　喆　姜剑巍

上海交通大学医学院附属仁济医院宝山分院

陈　叶　方亚琼

Case 36

溃疡性结肠炎合并周围神经病变病例多学科讨论

患者，女性，69 岁，因"腹泻半年"入院。

半年前，患者在无明显诱因下出现腹泻，排黄色稀水样便，约 10 次 / 日，无黏液及脓血，无腹痛，无恶心、呕吐，无发热；随着病情演变，患者开始排黏液便，偶有少量鲜血，排便次数较前无明显减少，未系统诊治。半个月前，患者出现明显里急后重感，遂至当地医院就诊。肠镜检查示：直肠黏膜明显充血、水肿、出血、糜烂，有颗粒感，表面可见针尖样、线性或斑块状浅溃疡形成，溃疡表面附脓血及渗出物。考虑溃疡性结肠炎，予美沙拉秦口服联合局部治疗，效果不佳。至就诊前仍排稀便，约 4 ～ 5 次 / 日，就诊于中国医科大学附属盛京医院。患者病来乏力明显，下肢酸痛无力，无发热、盗汗，无咳嗽、咳痰，进食差，就诊前几日尿量减少，近半年体重下降约 10kg。既往体健。

▶ 体格检查

体温 36.5℃，脉搏 90 次 / 分，呼吸 18 次 / 分，血压 140/80mmHg。贫血貌，睑结膜苍白。全腹平软，无压痛，无反跳痛及肌紧张，肠鸣音约 5 次 / 分。

▶ 实验室检查

血常规：白细胞计数 $6.69×10^9/L$，血红蛋白 89g/L，平均红细胞体积 89fL，血小板计数 $366×10^9/L$。白蛋白 26.1g/L，C 反应蛋白 91.4mg/L。血钾 3.13mmol/L。便常规：白细胞 14 ～ 20/HP，红细胞 10 ～ 14/HP。肠道菌群：细菌总数＜ 10/LP，可见大量白细胞。便培养：沙门菌、志贺菌（－）。艰难梭菌（－）。结核斑点试验（－）。贫血系列：EPO 16.41mU/mL。铁蛋白 231ng/mL，叶酸 2.7ng/mL。血清铁 7μmol/L，未饱和铁结合力 22.8μmol/L，总铁结合力 30μmol/L，转铁蛋白饱和度 23.49%。病毒相关：EBV（－），CMV（－）。

▶ **辅助检查**

结肠镜检查（图 36-1）：距肛门 30cm 以下直肠、乙状结肠下段黏膜广泛糜烂、浅溃疡。病理：肠黏膜慢性炎症改变，见淋巴细胞、浆细胞浸润，伴肉芽组织形成。腹部增强 CT 检查（图 36-2）示：乙状结肠末段至直肠肠壁增厚水肿。

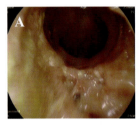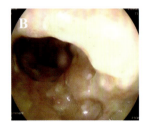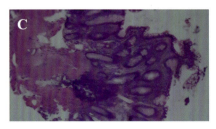

图 36-1　结肠镜检查。图 A：直肠；图 B：乙状结肠；图 C：病理（HE 染色，×200）示肠黏膜慢性炎症改变

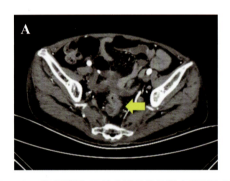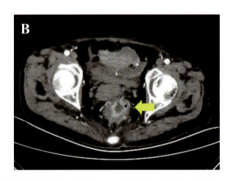

图 36-2　腹部增强 CT 检查示乙状结肠末段至直肠肠壁增厚水肿。图 A：乙状结肠；图 B：直肠

神经内科多学科讨论意见

患者近半年出现双下肢酸痛不适，伴双下肢乏力，影响行走，无言语不清，无意识障碍及抽搐发作。补钾治疗后血钾正常，但仍有明显双下肢无力。神经科专科查体：神清，语明，双瞳孔等大正圆，对光反射存在。眼球活动不受限。面纹对称，伸舌居中。四肢肌力、肌张力Ⅳ级，巴宾斯基征 L（－）、R（－）。颈软。建议完善四肢肌电图及头 CT 检查。暂给予甲钴胺口服营养神经治疗。头 CT 检查示：脑内少许腔隙性脑梗死。肌电图检查示：四肢周围神经病变，感觉及神经均受累。

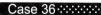

最终诊断与后续随访

溃疡性结肠炎合并周围神经病变。应用英夫利昔单抗治疗后，患者排便次数明显减少，每日排便 2 次，无脓血便，无腹痛，下肢无力明显缓解，考虑患者周围神经病变为溃疡性结肠炎肠外表现。此后，患者继续规律应用英夫利昔单抗治疗，未再出现下肢无力表现。

总　结

溃疡性结肠炎的肠外表现受累器官主要有皮肤、肌肉、肝脏、胰腺、胆囊、肺、心血管以及神经系统。其中，神经系统病变包括中枢神经系统病变和周围神经系统病变。中枢神经病变包括脑血管疾病（如脑卒中、脑血栓形成）、多发性硬化、神经脱髓鞘等，其中以脑血管疾病最常见；周围神经病变常因感觉神经纤维受累引起感觉异常和疼痛，包括肌炎、肌无力、颅神经病变（如视神经炎）等。据文献报道，0.2% ～ 67.0% 的炎症性肠病患者合并神经系统病变，周围神经系统病变的发生率为 0.9% ～ 3.6%。有研究显示，33% 的克罗恩病患者和 40% 的溃疡性结肠炎患者的周围神经病变与炎症性肠病病情加重呈时间相关性；随着炎症性肠病病情活动的控制，神经系统表现也有相应缓解。周围神经病变可为局灶性、多灶性或全身性神经病变，多为感觉异常。研究显示，炎症性肠病合并周围神经病变的患者在接受免疫抑制剂治疗后，其周围神经病变亦可好转。

本例患者溃疡性结肠炎诊断明确，有明显双下肢无力且影响行走。入院初期，患者的血钾低，补钾治疗后，血钾已恢复正常水平，但仍有下肢无力，故不能用低钾血症来解释。后续完善肌电图检查提示周围神经病变。给予英夫利昔单抗治疗后，患者溃疡性结肠炎病情好转，同时双下肢无力也得到明显改善。后在继续英夫利昔单抗维持治疗的过程中，患者未再出现下肢无力的表现。因此，本例患者的周围神经病变考虑为溃疡性结肠炎的肠外表现，其生物制剂的治疗效果与文献报道相一致。此外，在炎症性肠病的诊疗过程中，对于出现神经系统症状的患者，我们需要充分考虑肠外表现，还需要鉴别共患疾病（如多发性硬化、重症肌无力等）、药物相关不良反应、神经系统并发症（如脑梗死等）的可能性。

参考文献

[1] Harbord M, Annese V, Vavricka SR, et al.; European Crohn's and Colitis Organisation. The first European evidence-based consensus on extra-intestinal manifestations in inflammatory bowel disease [J]. J Crohns Colitis, 2016, 10(3): 239-254.

[2] Shapiro M, Blanco DA. Neurological complications of gastrointestinal disease [J]. Semin Pediatr Neurol, 2017, 24(1): 43-53.

[3] Gondim FA, Brannagan TH 3rd, Sander HW, et al. Peripheral neuropathy in patients with inflammatory bowel disease [J]. Brain, 2005, 128(Pt 4): 867-879.

[4] Casella G, Tontini GE, Bassotti G, et al. Neurological disorders and inflammatory bowel diseases[J]. World J Gastroenterol, 2014, 20(27): 8764-8782.

中国医科大学附属盛京医院

解 莹 李 卉 田 丰

Case 37

反复腹泻 – 朗格汉斯细胞组织细胞增生症病例多学科讨论

儿科病史汇报

患儿，男性，7 月龄 11 天，因"反复腹泻 3 个月余"至空军军医大学附属西京医院就诊。

2022 年 10 月，患儿因呼吸道感染口服"炎宁糖浆、环酯红霉素、复方福尔可定口服液"等药物后出现腹泻，解黄色稀糊便，8～10 次 / 日，未见黏液、脓血，无排便哭吵，持续 2～3 天后停用上述口服药物，腹泻次数减少，约 6～8 次 / 日，性质同前，无发热，无烦躁不安，无呕吐、腹胀，间断口服布拉氏酵母菌、蒙脱石散（1g/ 次，3 次 / 日）治疗有好转，约 4～5 次 / 日，停药后有反复，腹泻时轻时重，偶可见血丝，但精神状态及食欲可。2023 年 1 月 20 日，家属发现患儿上腭肿胀明显，遂至口腔科就诊，考虑为溃疡性口炎，予重组人碱性成纤维生长因子、康复新液涂口腔，好转不明显，且患儿出现咳嗽，2～3 声 / 次，4～5 次 / 日，以干咳为主，日间明显，伴声音嘶哑，无犬吠样咳嗽及呼吸困难，无鸡鸣样回声，门诊以"腹泻"收入院。

患儿患病来无发热，精神可，入院前 1 周夜间哭闹明显，醒时与家属互动减少，奶量 700～800mL/d，体重增长 2kg。

▶ 既往史

患儿 41 天龄时因腹泻至门诊就诊，考虑"肠炎"。口服抗感染对症治疗，仍有腹泻，5～6 次 / 日，后考虑"牛奶蛋白过敏"。换用氨基酸奶粉喂养后好转，1～2 天解大便 1 次。4 月龄时，患儿出现皮疹，主要分布于胸腹部及背部，初为粟粒样皮疹，外用"炉甘石、丹皮酚"治疗，门诊考虑"湿疹"，未予特殊用药，皮疹变化不明显。4 月龄左右，患儿反复出现"中耳炎"，不易好转。

否认肝炎、结核或其他传染病病史，否认滥用药物史，否认其他手术史，否认输血史。计划免疫接种有漏种。

▶ 个人史

患儿系第 1 胎第 1 产，足月剖宫产，出生体重 3.9kg，出生时无窒息。人工喂养，生长发育同正常同龄儿。

▶ 体格检查

体温 36.8℃，脉搏 130 次 / 分，呼吸 40 次 / 分，血压 70/50mmHg，体重 10.2kg。神志清，精神好。躯干部可见较多粟粒样红色斑丘疹，胸腹部为主，部分结痂，有脂溢样脱屑，可见色素沉着，未见抓痕，头面部可见散在粟粒样丘疹，伴痒感。左侧颞部可见大小为 6cm×2cm 的包块，质软，边界不清晰，局部皮肤无发红，皮温不高，触之无哭闹。上腭可见黄白色脓苔，左侧齿龈 - 上腭可见大小为 2cm 的溃疡，上覆黄白色脓苔，周围软组织肿胀。咽部充血，扁桃体未见。双肺呼吸音清，未闻及干湿啰音。心律齐，心音有力，各瓣膜听诊区未闻及杂音。腹部平软，按压无哭吵加剧，肝脾肋下未触及，肠鸣音 6 次 / 分，无气过水声。神经系统查体未见异常。

▶ 辅助检查

血常规：白细胞计数 $11.71×10^9$/L，中性粒细胞计数 $4.75×10^9$/L，淋巴细胞计数 $5.76×10^9$/L，中性粒细胞百分率 40.6 %，淋巴细胞百分率 49.2%，红细胞计数 $3.92×10^{12}$/L，血红蛋白浓度 98g/L，血小板计数 $587×10^9$/L，超敏 C 反应蛋白 38.63mg/L。降钙素原 0.13ng/mL。体液免疫系列（三项）：免疫球蛋白 G 1.51g/L（↓）。总 IgE、补体 C3、C4 正常。T、B、NK 淋巴细胞免疫分析（静脉血）：Ts 细胞比例（CD3$^+$CD8$^+$/CD45$^+$）14%，Ts 细胞计数（CD3$^+$CD8$^+$）632/μL，NK 细胞比例（CD16$^+$56$^+$/CD45$^+$）2%、NK 细胞计数（CD16$^+$56$^+$）95/μL，B 淋巴细胞比例（CD19$^+$/CD45$^+$）38%，Th/Ts 比值（CD4$^+$/CD8$^+$）3.04。轮 - 腺病毒检测、诺如病毒均为（-）。粪便常规（仪器法）：白细胞 8 ～ 10/HP，红细胞 0 ～ 3/HP，脓细胞 0 ～ 3/HP，粪便隐血试验（+）。心肌酶、肾功能、电解质大致正常。肝功能十项：总蛋白 35.2g/L，白蛋白 20.6g/L。超敏 C 反应蛋白41.58mg/L。乙肝系列：乙型肝炎病毒表面抗体（+），余为（-）。感染性疾病筛查三项（-）。变应原（吸入＋食入）：猫毛（1 ＋）。

体表包块（常规）彩超：左侧颞部皮下低回声包块，考虑脓肿形成（未完全液化）。

胃肠道 B 超提示：肠胀气，可见数枚系膜淋巴结。耳镜显示：耳道深部少许脓性物。

胃镜检查（图 37-1）示：十二指肠黏膜可见多发缺损，上覆薄白苔。结肠镜检查（图 37-2）可见：回肠末段黏膜正常，阑尾内口及回盲瓣开口变形，升结肠、横结肠、降结肠、乙状结肠及直肠黏膜充血、水肿，可见弥漫性黏膜溃烂，上覆白苔，血管网模糊，质脆易出血，考虑炎症性肠病可能。

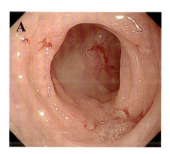 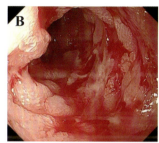

图 37-1 胃肠镜检查：十二指肠黏膜可见多发黏膜缺损，上覆薄白苔

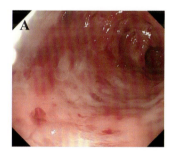 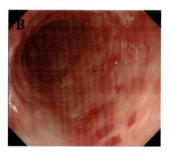 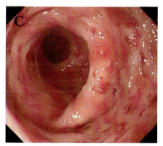

图 37-2 结肠镜检查：升结肠（图 A）、降结肠（图 B）、乙状结肠（图 C）黏膜充血、水肿，可见弥漫性黏膜溃烂，上覆白苔，血管网模糊，质脆易出血

粪便钙卫蛋白检测 744.36mg/kg。宫内感染、EBV 系列、结核 T-SPOT 均正常。自身抗体、抗中性粒细胞胞浆抗体（－）。维生素 D、微量元素水平正常。病理结果提示：十二指肠球部及降部黏膜活动性炎症伴糜烂，嗜酸性粒细胞计数分别为 25/HPF 和 5/HPF；回肠末段、直肠黏膜未见明显异常。HP（－）；CMV（－）；EBER（－）。全外显子组基因检测未见致病变异。

进一步检查：左侧腹壁皮肤活检可见鳞状上皮部分脱落，真皮浅层可见组织细胞增生，细胞核呈肾形或蚕豆样，部分细胞可见核沟，伴少量急慢性炎症细胞浸润，符合朗格汉斯细胞组织细胞增生症。

心脏彩超：心脏检查（常规）示心包积液（微量）；余心内结构及彩色血流未见明显异常；左心室收缩功能在正常范围内。阴囊彩超检查：阴囊、双侧睾丸、附睾（常规）示双侧睾丸鞘膜积液。颅脑 MRI：大脑脑沟稍增宽。肺功能：轻度阻塞性潮气肺功能减退。心电图：不完全性右束支传导阻滞。骨髓细胞学示：轻度感染骨髓象。

病理科多学科讨论意见

患儿左侧腹壁皮肤活检符合朗格汉斯细胞组织细胞增生症。建议再次对胃肠活检组织进行病理阅片，经过阅片提示固有层局部可见组织样细胞增生，结合临床，符合朗格汉斯细胞组织细胞增生症（图 37-3）。免疫组化：ALK（－），BRAF V600E（－），CD1a（＋），CD30（－），CD68（＋），Langerin（＋），S-100（＋）。

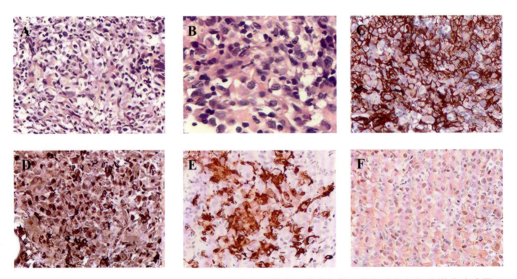

图 37-3　病理检查：结肠组织固有层可见组织样细胞增生，符合朗格汉斯细胞组织细胞增生症（图 A 和图 B）。免疫组化：（图 C）CD1a（＋），（图 D）CD68（＋），（图 E）Langerin（＋），（图 F）S-100（＋）

放射科多学科讨论意见

CT 平扫检查（颅脑、胸部、上腹部、下腹部、盆腔）示：颅骨、腰 3 左侧附件、左侧股骨上段多发骨质破坏，伴软组织肿块，符合朗格汉斯细胞组织细胞增生症；双肺少许间质改变；双侧腋淋巴结稍肿大；肝右叶小片状低密度影，建议增强 CT 检查。四肢长骨（尺桡骨、肱骨、股骨、胫腓骨）左正位、右正位、左侧位、右侧位 DR 检查示：四肢长骨多发骨质破坏，结合临床考虑朗格汉斯细胞组织细胞增生症。垂体 MR 平扫：未见明显异常。大脑脑沟稍增宽。

儿科汇总多学科讨论意见

朗格汉斯细胞组织细胞增生症（Langerhans cell histiocytosis，LCH）是一种罕见的炎性髓系肿瘤，其特征是 CD1a$^+$/CD207$^+$ 树突状细胞在许多器官中积聚并伴有炎症浸润，包括骨、皮肤、肺、肝、脾和脑垂体。朗格汉斯细胞组织细胞增生症的临床表现极其多样，病程和结果也各不相同，单一器官或系统的累及通常与良好的预后相关，而多系统朗格汉斯细胞组织细胞增生症（MS-LCH）的临床病程从自发缓解到迅速恶化，最终可能致命。朗格汉斯细胞组织细胞增生症的胃肠道受累并不常见，约占儿科系列的 2% ～ 3%。其临床表现有蛋白丢失性肠病、慢性腹泻、便血、吸收不良和生长迟缓等。

该患儿系 7 月余婴儿，以"反复发热、湿疹、腹泻半年余"入院。结合患儿查体、既往有外耳道炎、反复呼吸道感染病史，考虑朗格汉斯细胞组织细胞增生症。

最终诊断

结合患儿症状及肠镜病理，诊断为朗格汉斯细胞组织细胞增生症（胃肠道受累）、慢性结肠炎、低蛋白血症。

后续治疗和随访

2023 年 3 月，给予醋酸泼尼松、诱导化疗方案。治疗 3 个月后，患儿体温正常，大便正常，皮疹消失，头部包块变小，中耳炎分泌物减少，精神、食纳可。

讨 论

朗格汉斯细胞组织细胞增生症是一种病因不明的罕见疾病。它的特点是来源于骨髓的朗格汉斯细胞异常增殖和播散，其发病率在 1～5 岁的儿童中是最高的，儿童年发病率为（3～5）/100 万。朗格汉斯细胞组织细胞增生症可仅侵犯单个器官或系统，也可同时侵犯多个器官或系统，因此其临床表现复杂且差异极大。其中，骨及皮肤受累是最常见的，肺、脾受累既往亦有较多报道，但消化道受累较为罕见。

朗格汉斯细胞组织细胞增生症胃肠道受累的患儿预后差，病死率高。超过50% 的此类患者在诊断后 18 个月内死亡。朗格汉斯细胞组织细胞增生症胃肠道受累可发生于任何年龄，以儿童更为常见，1 岁内发病的占 72%，2 岁内发病的占 94%。朗格汉斯细胞组织细胞增生症胃肠道受累的临床表现有腹泻、便血、呕吐、便秘、肛周病变甚至肠穿孔等，病变可以累及消化道的任何部位。既往研究中，以十二指肠及结肠最为常见，内镜下主要表现为黏膜糜烂、黏膜溃疡、息肉样病变等。

在该患儿病初，先后考虑过牛奶蛋白过敏、感染性肠炎及早发型炎症性肠病等，其内镜下表现与过敏性结肠炎及溃疡性结肠炎相似。需注意的是，朗格汉斯细胞组织细胞增生症累及胃肠道的病理组织学表现，与朗格汉斯细胞组织细胞增生症的典型病理表现存在一定差异，其结肠受累可能是片状及局灶性的，多局限于上皮下固有层，而这种局灶性的组织细胞集落可能被误认为是非特异性黏膜固有层炎症改变而导致漏诊，需进一步完善免疫组织化学检查，如CD1a、CD207 和 S-100，帮助进一步鉴别诊断。

综上，朗格汉斯细胞组织细胞增生症胃肠道受累尽管罕见，但其提示多系统受累，预后欠佳，因此应将其作为儿童慢性腹泻、便血、蛋白丢失性肠病、早发型炎症性肠病等消化道疾病的鉴别诊断，并予以足够重视，及时诊治，减少严重后果的发生。

参考文献

[1] Milen M, Ulrike P, Nirav T, et al. Additive prognostic impact of gastrointestinal

involvement in severe multisystem Langerhans cell histiocytosis [J]. J Pediatr, 2021, 237: 65-70.e3.

[2]　许旭，陈晓炎，余熠，等 . 以胃肠道受累为首发表现的儿童朗格罕组织细胞增生症一例 [J]. 中华儿科杂志，2019，57（7）：562-564.

[3]　Wang L, Yang F, Ding Y, et al. Gastrointestinal Langerhans cell histiocytosis with unifocal, single-system involvement in adults: cases report and literature review [J]. J Clin Lab Anal, 2022, 36: e24765.

空军军医大学附属西京医院

梁　洁

西安市儿童医院

韩亚楠　张含花

感谢以下基金项目对本书内容出版的支持（按拼音字母排序）：

◇ 爱在延长炎症性肠病基金会青峰科研资助项目（CCCF-QF-2022B76-11）

◇ 爱在延长炎症性肠病基金会青峰科研资助项目（CCCF-QF-2023B46-27）

◇ 广慈临床技术启航计划（GCQH-2023-08）

◇ 国家自然科学基金面上项目（82270565）

◇ 国家自然科学基金面上项目（82370588）

◇ 国家自然科学基金青年科学基金项目（82203697）

◇ 国家自然科学基金重大研究计划集成项目（92259302）

◇ 陕西省重点产业创新项目（2023-ZDLSF-44）

◇ 上海交通大学医学院附属仁济医院临床科研创新培育基金（RJPY-LX-004）

◇ 上海市宝山区科学技术委员会科技创新专项资金项目（2023-E-13）

◇ 上海市宝山区医学重点学（专）科及特色品牌建设项目（BSZK-2023-Z06）

◇ 上海市卫生健康委员会卫生行业临床研究专项面上项目（202040110）

◇ 西京医院创新医学研究助推专项（XJZT25CX41）

◇ 肿瘤生物学国家重点实验室项目（CBSKL2022ZZ34）